Inhalt

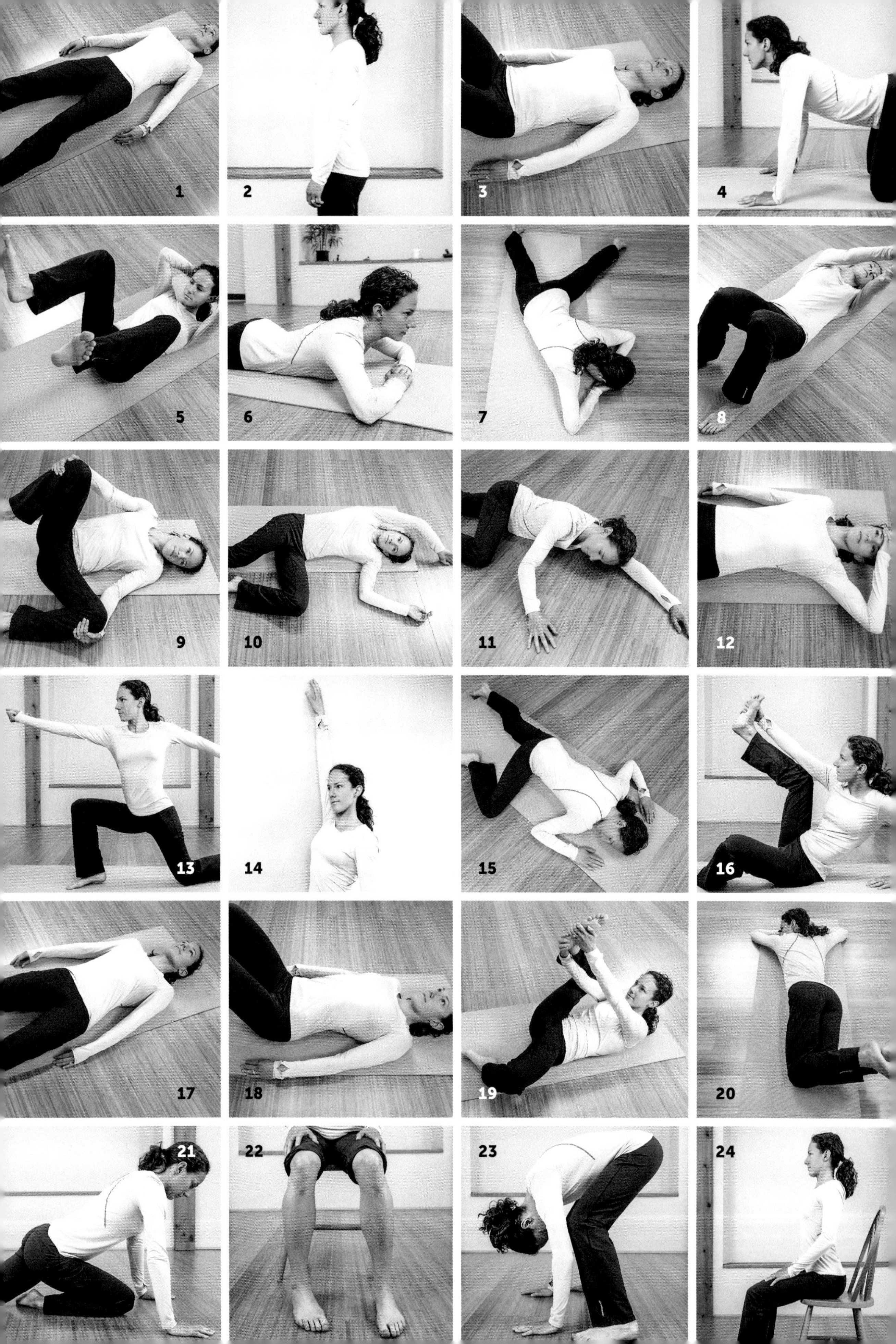
1
2
3
4
5
6
7
8
9
10
11
12
13
14
15
16
17
18
19
20
21
22
23
24

BESSER BEWEGEN

WISSENSCHAFT UND PRAXIS ***SCHMERZFREIER*** BEWEGUNG

TODD HARGROVE

Übersetzt von Thomas Colshorn
Physiotherapeut & Sportwissenschaftler M.A.

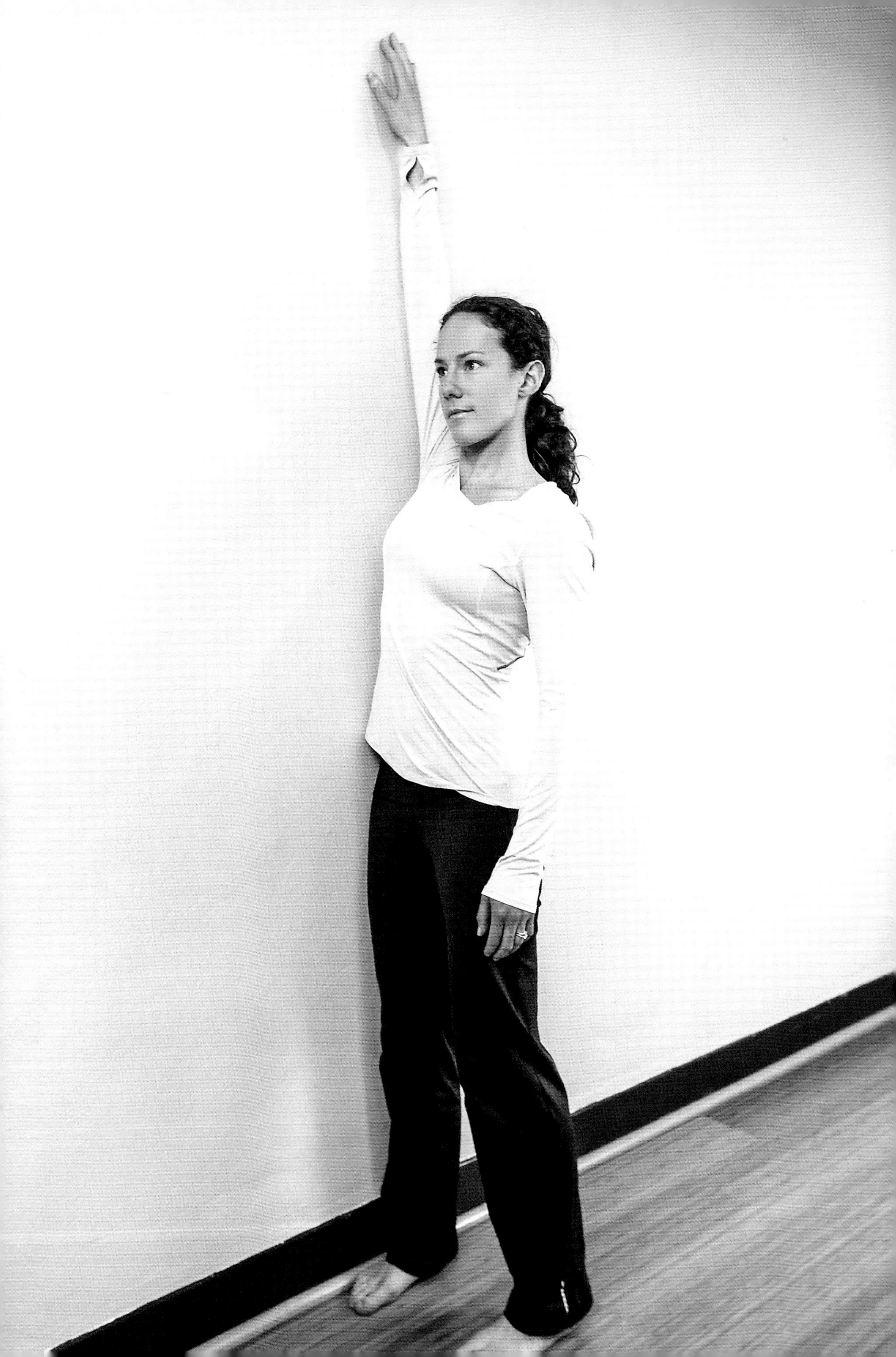

Die Übungen

Vorwort

Ich habe in meiner Jugend immer Sport getrieben, sei es in oder außerhalb eines Vereins, als Mannschafts- oder Individualsport. In der Middle School habe ich Basketball und Baseball gespielt, in der High School Fußball und auf dem College Tennis. New York ist nicht gerade das Mekka des College-Tennis, aber ich war stolz, ein paar Jahre Ranglistenerster zu sein.

Ich wollte immer wissen, warum gute Spieler eigentlich gut sind. Lag es an der Körpergröße, Schnelligkeit, Kraft, Geschicklichkeit oder Kondition? Verfügten sie über erworbene oder angeborene Fähigkeiten?

Diese Fragen begannen mich noch mehr zu interessieren, als ich auf dem College anfing Pool zu spielen. Ich weiß nicht genau warum. Vielleicht, weil einen im Pool keine offensichtlichen körperlichen Grenzen davon abhalten, wie ein Profi zu spielen. Du musst nicht groß, stark oder schnell sein. Du musst die Billardkugel nur mit der richtigen Geschwindigkeit an der richtigen Stelle treffen.

Ich war auf jeden Fall ein wenig davon besessen, auf professionellem Niveau Pool zu spielen. Ich kaufte mir jedes Buch, das ich finden konnte und sah mir stundenlang Videos von Profis an, um ihre Technik zu analysieren. Meine Freunde fanden das reichlich merkwürdig. Ich kann's ihnen nicht verübeln!

Im Laufe dieses Prozesses entdeckte ich, dass ich ein außergewöhnliches Interesse daran hatte, Bewegungen zu beobachten, zu analysieren und herauszufinden, wie ich sie nachahmen konnte. Dadurch wurde ich ein ziemlich guter Pool-Player. (Aber kein Profi!)

Ich merkte bald, dass andere Sportarten mich ähnlich stark interessierten. In meinen Zwanzigern fing ich an Squash zu spielen und gewann schließlich dreimal die A-Liga der Seattle Open.

Zur selben Zeit lernte ich nicht nur etwas über Bewegung, ich lernte unglücklicherweise auch etwas über chronischen Schmerz. In meinen Zwanzigern verbrachte ich als Jurastudent und Anwalt viel Zeit vor dem Computer, was vermutlich zu Schmerzen in meinem Nacken, meinen Schultern und meinem Kreuz beitrug. Meine Knie und Füße taten ebenfalls weh. In der Blüte meines Lebens fühlte ich mich, als würde ich alt werden.

Wenn ich Schmerzen hatte, konnte ich mich nicht auf meine Arbeit konzentrieren, an Wettkämpfen teilnehmen, das Kino oder nur eine längere Autofahrt genießen. Mein Schlaf litt darunter und ich fühlte mich nicht wohl in meinem Körper oder wirklich darin zu Hause.

Ich begann, viel Widersprüchliches darüber zu lesen, was Schmerz verursacht und wie man ihn behandelt. Ich ging zum Arzt, zur Physiotherapie, machte Yoga und Pilates. Ich las sehr viel über therapeutische Übungen, funktionelles Training, Haltung, Stretching sowie schulmedizinische und alternative Herangehensweisen der Schmerztherapie. Schon bald wurde mir klar, dass chronischer Schmerz ein faszinierendes Thema war – abgesehen von seinen Auswirkungen auf mein Leben – und dass ich mich in dieser Thematik genauso versenken konnte wie in der Analyse von Bewegungen. Ich bemerkte außerdem, dass es da einige sehr interessante Verbindungen zwischen diesen beiden scheinbar unterschiedlichen Gebieten gab.

Im Verlauf einiger Jahre machte ich dadurch stetig Fortschritte, bis ich meinen Schmerz eliminiert hatte. Das war vor mehr als zwölf Jahren. Jetzt bin ich 46, nehme immer noch an Sportwettkämpfen teil und fühle mich großartig in meinem Körper. Ab und an tut mir was weh, aber ich weiß, wie ich wieder gesund werde. Alles in allem fühle ich mich besser als in meinen Zwanzigern, was mich ziemlich zuversichtlich hinsichtlich des Potenzials an Änderungen stimmt, das wir besitzen. Ich weiß: Es geht nicht nur ums Altern.

2005 entschied ich mich, nicht mehr als Anwalt zu arbeiten und stattdessen etwas zu tun, das mehr meinen Interessen entsprach. Ich wurde Rolfer und Feldenkrais-Lehrer und betreue seitdem in Seattle meine Kunden.

2008 begann ich einen Blog zu schreiben, um meiner Familie, Freunden und Kunden zu vermitteln, was ich während meiner Arbeit und meinen Recherchen über Schmerz und Bewegung gelernt hatte. Zum Teil ging es mir darum, über verbreitete Missverständnisse aufzuklären, die ich bei meinen Schmerzpatienten sehe.

Jemand, der mit Schmerzen zum Physiotherapeuten, Hausarzt, Chirurgen, Chiropraktiker, Akupunkteur, Personaltrainer oder Masseur geht, bekommt vielleicht sieben verschiedene Erklärungen für seinen Schmerz und sieben völlig unterschiedliche Behandlungen. Zudem ist die Wahrscheinlichkeit hoch, dass viele dieser Erklärungen in keiner Weise wissenschaftlich fundiert sind. Schlimmer noch, sie widersprechen den wissenschaftlichen Erkentnissen! Ich habe erlebt, dass Leute verwirrt sowie verängstigt waren und bloß Zeit als auch Energie verschwendet haben.

In diesem Durcheinander findet sich ein roter Faden. Viele Therapeuten messen einem vermeintlichen körperlichen Defekt als Schmerzursache zu viel Bedeutung bei. Sie erklären Schmerz z. B. mit schlechter Haltung, unausgewogenem Chi, einer schiefen Wirbelsäule, einem schwachen Core, verkürzten Hüftbeugern, Muskelverhärtungen oder einer Bandscheibenvorwölbung. Gleichzeitig wird die Rolle des Nervensystems und des Gehirns ausgeblendet oder verkannt.

Ironischerweise ist es aber häufig das Nervensystem, dass sich während einer Therapie zum Positiven verändert, und nicht irgendein vermuteter körperlicher Defekt. Wenn sich jemand besser fühlt – nach einer chiropraktischen Korrektur, einer Yogastunde, Foam rolling, Akupunktur, einer Massage oder therapeutischen Übungen – ist es sehr wahrscheinlich, dass jedes Mal ähnliche Mechanismen im Spiel sind und das, obwohl die jeweiligen Fachleute vielleicht glauben, vollkommen unterschiedliche Ziele anzuvisieren. Jüngste Erkenntnisse in der Schmerzforschung sowie den Neurowissenschaften erlauben wichtige Einblicke in diese Mechanismen und wie man am effektivsten auf sie zugreifen kann.

Das Thema meines Blogs (und dieses Buches) ist also:

- Um das Beste aus jeder Übung herauszuholen, die uns helfen soll, uns besser zu bewegen und zu fühlen, müssen wir die jeweiligen Mechanismen verstehen, die dabei eine Rolle spielen.
- Das Nervensystem hat sehr viel mehr Kontrolle über Wahrnehmungen und Bewegungen des Körpers, als viele glauben.
- Sich besser zu bewegen und zu fühlen erreicht man am schnellsten über Veränderungen des Nervensystems.

Nachdem ich ein, zwei Jahre über diese Themen geschrieben hatte, überraschte es mich, dass mein Blog Aufmerksamkeit und positive Bewertungen von zahlreichen, landesweit bekannten Physiotherapeuten und Athletiktrainern bekam. Mehrere Lehrer für Physiotherapie, Yoga und Kampfsport schrieben mir, sie würden ihren Schülern meine Artikel empfehlen. Meine Beiträge wurden von einigen meiner Lieblingsbloggern verlinkt. Meine Leserschaft wuchs und ich stand in regelmäßigem Kontakt mit einem Netzwerk aus unglaublich gebildeten und intelligenten Menschen. Mein Wissen und das Engagement, korrekte und zugängliche Informationen bereitzustellen, wuchsen dadurch exponenziell.

Im Jahr 2012 entschied ich mich, dieses Buch zu schreiben, um die verschiedenen Gedanken aus meinem Blog zu strukturieren und auszubauen. Ich hoffe, Sie finden die Informationen in diesem Buch genauso faszinierend und hilfreich wie ich.

Einleitung

Wenn Sie dieses Buch lesen, sind Sie vermutlich jemand, der lernen möchte, sich besser zu bewegen und zu fühlen. Vielleicht sind Sie Athlet, Schmerzpatient oder jemand, der Spaß an geistig-körperlichen Praktiken zur Selbstverwirklichung oder Selbsterfahrung hat. Vielleicht sind Sie ein Experte, der anderen Menschen helfen will, sich zu bewegen: Physiotherapeut, Masseur, Chiropraktiker, Personaltrainer, Yoga-, Pilates- oder Kampfkunsttrainer.

Wenn dem so ist, halten Sie das richtige Buch in Händen. Es erklärt die faszinierende Wissenschaft hinter reibungsloser Bewegung und stellt praktische Strategien dafür bereit. Der Fokus dieses Buches liegt auf dem Nervensystem und darauf, wie es unsere Bewegungen sowie Gefühle kontrolliert. Ein wesentlicher Punkt ist, dass es sehr viel mehr Einfluss auf Kraft, Schnelligkeit, Beweglichkeit, Ausdauer, Schmerz und Koordination hat, als wir uns vorstellen wollen.

Ich habe versucht, dieses Buch mit ausreichend wissenschaftlichem Hintergrund zu schreiben, um Fachleute der Bewegungslehre zufriedenzustellen, gleichzeitig aber auch für Leser ohne Vorerfahrung auf diesem Gebiet zugänglich zu sein. Damit verfolge ich mehrere Ziele:

Erstens möchte ich einen wissenschaftlich begründeten und gleichzeitig allgemeinverständlichen Rahmen für das Verständnis von motorischer Kontrolle sowie ihren Zusammenhang mit Leistung, Schmerz und dem persönlichen Wohlbefinden bieten. Im Ergebnis erhoffe ich mir eine Art Linse, durch die man die riesige Menge komplexer und sich anscheinend widersprechender Informationen verschiedener Fachgebiete, die alle ihr eigenes Vokabular und ihre eigenen Prinzipien haben betrachtet und versteht. Nach der Lektüre dieses Buches werden Sie besser in der Lage sein, Konzepte verschiedener Fachgebiete zusammenzufassen, komplexe Gedanken zu vereinfachen, schwammige Gedanken zu klären und unsinnige Konzepte zu verwerfen.

Das zweite Ziel dieses Buches ist es, allgemeingültige Prinzipien zu formulieren, die jedes Bewegungsprogramm verbessern, das Schmerzen reduzieren oder die körperliche Leistungsfähigkeit steigern will. Ob Sie Yoga oder Pilates machen, Physio- oder Trainingstherapie bekommen, dieses Buch hilft Ihnen zu verstehen, warum genau das, was Sie tun, funktioniert und wie man es verbessert.

Das dritte Ziel besteht darin, einige Bewegungslektionen anzubieten, denen das Know-How und die Prinzipien zugrunde liegen, die in den vorhergehenden Abschnitten besprochen wurden. Das letzte Kapitel enthält 24 Lektionen, die auf der Feldenkrais-Methode basieren und von denen jede sich auf eine fundamentale Funktion wie Greifen, Fortbewegung oder die Koordination zwischen Beinen und Rumpf konzentriert. Wenn Sie bislang noch nichts mit Feldenkrais zu tun hatten, werden Sie die Lektionen einzigartig, interessant, kurzweilig, herausfordernd und wohltuend finden. Darüber hinaus stellen sie eine ideale Möglichkeit bereit, selber Bewegungen zu erforschen, ohne Trainer oder Lehrer.

Warum besser bewegen?

Da Sie dieses Buch ja bereits lesen, nehme ich an, dass Sie auch davon überzeugt sind, einen persönlichen Vorteil durch verbesserte Bewegungseigenschaften zu gewinnen. Falls Sie aber noch überzeugt werden müssen, nenne ich Ihnen jetzt die drei hauptsächlichen Gründe dafür, warum es sich lohnt, Effizienz, Koordination und den Wohlfühlfaktor Ihrer Bewegungen zu verbessern.

1. Leistung und Verletzungsprophylaxe

Die besten Athleten, Tänzer, Kampfsportler und Yogis sind nicht diejenigen, die am stärksten, schnellsten oder gelenkigsten sind. (Obwohl alle diese Dinge helfen!) Die Besten sind diejenigen mit der höchsten *Bewegungsqualität*, der besten Koordination und der besten Körperorganisation. Was sie besonders macht – Menschen wie Tiger Woods, Roger Federer, Leo Messi und Mia Hamm – ist nicht ihre Körpergröße, Kraft oder Schnelligkeit, sondern ihre Bewegungsintelligenz.

Bewegungsqualität hilft Spitzenathleten auch, sich vor Verletzungen zu schützen. Wenn man hart trainiert, um wirklich gut in einer Sache zu werden, unterwirft man seinen Körper einer unglaublichen mechanischen Belastung. Effiziente Bewegung hilft bei der Verletzungsprophylaxe, indem sie diese Belastung minimiert und verteilt.

2. Wohlbefinden bei alltäglichen Aktivitäten

Ihre Art sich zu bewegen beeinflusst, wie Sie sich bei alltäglichen Aktivitäten fühlen. Sogar ein hauptsächlich vom Sitzen geprägter Lebensstil ist letztlich voller körperlicher Aktivität: Sitzen, Stehen, Gehen, Atmen, Greifen, Beugen usw. Vor einem Computer zu sitzen ist also ebenfalls eine anstrengende Aufgabe, die viele Verletzungen verursachen kann, und somit sind wir letztlich alle Athleten, ob wir es wissen oder nicht.

Genau wie im Sport können alltägliche Bewegungen mehr oder weniger koordiniert bzw. effizient ausgeführt werden. Gewohnheitsmäßige hohe Anspannung oder mechanische Belastung bei diesen Bewegungen verursacht nach ein oder zwei Minuten noch keine Beschwerden, aber über Tage, Monate und Jahre aufgebaut, können die Auswirkungen beträchtlich sein. Zu lernen, sich besser zu bewegen, kann dabei helfen, chronischen Schmerz respektive Stress zu vermeiden oder zu reduzieren.

Natürlich ist der Körper sehr anpassungsfähig und nicht jede unserer Bewegungen muss biomechanisch perfekt sein, um Schmerzen zu vermeiden und gut zu funktionieren. Tatsächlich haben viele Leute mit scheinbar ineffizienten Bewegungsmustern keine Schmerzen und umgekehrt.

Dennoch ist Bewegung eine von vielen Stressquellen im Leben und Stress haben wir lieber weniger als mehr. Manchmal macht das den entscheidenden Unterschied.

3. Persönliche Entwicklung

Bei optimaler Bewegung geht es nicht nur darum, sich besser zu bewegen. Die Anteile des Gehirns, die Bewegungen kontrollieren, sind gleichsam mit den Bereichen verbunden, die Gedanken, Emotionen und sensorische Wahrnehmungen kontrollieren. Wenn Sie Ihre emotionale und mentale Verfassung ändern möchten – und damit Ihr Selbstbild –, besteht eine Möglichkeit darin, Ihre Körperwahrnehmung und Bewegung zu ändern. Bewegung ist ein konkrete Handhabe, die man nutzen kann, um die abstrakteren und nicht greifbaren Eigenschaften des Gehirns zu verstehen.

Deshalb zielen viele traditionelle Formen der Bewegungstherapie, wie Yoga, Pilates, Mixed Martial Arts, Tai Chi und die Feldenkrais-Methode, sowohl auf die geistige als auch die körperliche Gesundheit ab.

Ein gehirnbasierter Standpunkt

Dieses Buch nimmt einen „gehirnbasierten" Standpunkt ein. Das heißt, der Fokus liegt darauf, wie das zentrale Nervensystem unsere Bewegungen und Gefühle beeinflusst und was wir tun können, um seine Funktionen dahingehend zu verändern.

Das soll aber nicht heißen, dass die Körperstruktur unwichtig ist oder Bewegung „nur im Kopf stattfindet". Weit gefehlt! Aufbau und Gesundheit des muskuloskelettalen Systems sind unentbehrlich für gute Bewegung, genauso, wie man ein mechanisch intaktes Auto für sicheres Fahren benötigt.

Es gibt zwar viele Bücher darüber, wie man den Körper durch verschiedene Diäten, Training und Stressreduzierung verbessert. Im Gegensatz dazu gibt es jedoch weit weniger Bücher, in denen es darum geht, das Nervensystem zu optimieren, das den Körper kontrolliert. Viele Bewegungsexperten widmen der Rolle des Nervensystems bezogen auf Kraft, Schnelligkeit, Beweglichkeit, Ausdauer, Koordination und Schmerz zu wenig Aufmerksamkeit. Dieses Buch stellt den Versuch dar, eine dringend notwendige Balance hinsichtlich der Sichtweise von Therapeuten und Trainern auf Bewegung bereitzustellen.

Hardware und Software unterscheiden

Um einen abgestürzten Rechner in Ordnung zu bringen, muss man wissen, ob das Problem in der Software oder der Hardware liegt. Wenn man wissen will, warum es einen Autounfall gegeben hat, könnte man fragen, ob der Fehler beim Auto oder beim Fahrer lag. Ist der Wagen von der Straße abgekommen, weil die Reifen versagt haben oder weil der Fahrer nicht vorsichtig genug war? Klingt eine Gitarre schief, weil sie verstimmt ist oder weil der Gitarrist nicht die richtigen Noten spielt?

Bei der Betrachtung menschlicher Bewegung können wir uns ähnliche Fragen stellen. Wenn Ihre Hüftbeuger sich beim Laufen angespannt anfühlen, liegt es dann daran, dass sie zu kurz sind oder sich nicht richtig entspannen können? Kommt es daher, weil die Gesäßmuskulatur zu schwach oder in ihrer Funktion eingeschränkt ist? Und wenn Sie beim Laufen Hüftschmerzen haben, liegt das an einem Problem in der Hüfte oder an Ihrem Nervensystem, das überempfindlich gegenüber normaler Bewegung geworden ist? Liegt das Problem also an der Struktur oder der Funktion, am Muskel oder Nervensystem, Auto oder Fahrer, an der Hardware oder Software?

Zugegeben, wir können diese Frage nicht immer beantworten oder auch nur eine klare Linie zwischen Struktur und Funktion ziehen. Die Unterscheidung ist manchmal eher ein abstraktes Konzept als eine objektive anatomische Tatsache. Trotzdem können diese Konzepte ein nützliches Gedankenspiel sein, um zu verstehen, warum eine Bewegung Probleme macht und wo man ansetzen muss, um Verbesserungen zu erzielen.

Wie schon erwähnt, konzentriert sich dieses Buch auf Maßnahmen, die Funktionen betreffen, nicht Strukturen, also die Software und nicht die Hardware, den Fahrer und nicht das Auto, den Musiker und nicht das Instrument. Es gibt eine Reihe guter Gründe, die Funktion des Nervensystems soweit wie möglich zu verbessern, wenn wir Bewegungen verbessern wollen. Hier sind drei:

Das Nervensystem ist in hohem Maß anpassungsfähig

Das zentrale Nervensystem ist in vielerlei Hinsicht besser formbar und anpassungsfähiger als der Körper. Strukturelle Veränderungen sind zum Teil schlicht unmöglich. Knochen können ihre Form und Dichte nur im Lauf mehrerer Jahre verändern und wir sind somit weitgehend an das Skelett gebunden, das wir in unserer Wachstumsphase entwickelt haben.

Die Länge unseres Bindegewebes ist ebenfalls nicht so leicht zu ändern. Auch wenn wir uns vorstellen, dass wir beim Dehnen einen Muskel verlängern, ist es sehr viel wahrscheinlicher, dass ein größeres Bewegungsausmaß auf eine veränderte *Toleranz* des Nervensystems gegenüber Dehnung zurückzuführen ist als auf eine echte Verlängerung des Muskels.[1]

In ähnlicher Weise wirken Therapien, die auf eine Verlängerung oder Veränderung der Faszien abzielen, vermutlich nicht, indem sie deren Struktur verändern, sondern das Nervensystem beeinflussen. Wissenschaftlichen Erkenntnissen zufolge können wir mit unseren Händen, Ellbogen oder Foam-Rolling vermutlich gar nicht die nötigen Kräfte entwickeln, um erwachsenes Bindegewebe zu verformen.[2] Auch wenn Bindegewebe auf mechanische Belastung reagiert, verändert es sich nur langsam, ähnlich wie Knochen.

Im Gegensatz zum Aufbau des Körpers sind funktionelle Veränderungen nahezu unbegrenzt möglich. Wenn Sie ein besserer Basketballer werden wollen, können Sie nicht viel an Ihrer Körpergröße ändern, aber mit dem richtigen Training haben Sie enormes Potenzial, basketballerische Fähigkeiten zu erlernen. Zudem machen neu aufkommende Erkenntnisse über die Neuroplastizität deutlich, dass das Gehirn lebenslang zur Reorganisation fähig ist.

Das Nervensystem kann sich sehr schnell ändern

Die Körperstruktur ändert sich als Antwort auf zunehmende Belastung relativ langsam. Knochen, die man wiederholt an denselben Stellen belastet, nehmen im Verlauf von Jahren an Härte und Dichte zu. Bänder und Sehnen werden bei wiederholter Beanspruchung innerhalb von Monaten stärker und dicker. Ausreichend trainierte Muskeln wachsen, was zumindest einige Wochen dauert. All diese Anpassungen verbessern die Funktion und verringern Schaden aufgrund mechanischer Belastung.

So interessant und wichtig diese Veränderungen sind, so laufen sie doch geradezu nervtötend langsam und simpel ab, verglichen mit der komplexen Anpassungsfähigkeit des Nervensystems. Nimmt das Nervensystem eine übermäßige mechanische Belastung im Körper wahr, leitet es *sofort* eine breite Palette korrigierender Maßnahmen ein. Es wird unmittelbar Bewegungsmuster verändern, um Belastung von gefährdeten Bereichen weg zu verlagern. Das Nervensystem kann z. B. Schmerz auslösen, um diese Bereiche weiter zu schützen oder die Wahrnehmung verändern, um eine präzisere Bewegungskontrolle zu ermöglichen. Zudem vermag es, innerhalb nur weniger Minuten neue Bewegungen zu lernen, die sicherer und effizienter sind.

Das zentrale Nervensystem reagiert also unglaublich sensibel und schnell auf Informationen aus der Umgebung. Es ist in der Lage, sich sofort zu ändern, und das Gehirn lernt umgehend neue Fähigkeiten. Wenn Sie sich nach einer Yogastunde, nach Massage oder therapeutischen Übungen besser fühlen und leichter bewegen, ist es sehr wahrscheinlich, dass die entscheidenden Änderungen eher im Nervensystem als in Ihrer Körperstruktur stattgefunden haben.

Änderungen des Nervensystems können von Dauer sein

Funktionelle Anpassungen des zentralen Nervensystems haben einen weiteren Vorteil gegenüber physischen Adaptationen, wie etwa der Zunahme von Muskelmasse. Ist der Lernprozess des zentralen Nervensystems bis zu einem bestimmten Grad entwickelt, bleibt er dauerhaft erhalten. Auch wenn wir durch Training gewonnene Muskelmasse oder Kondition schnell wieder verlieren, wenn wir nicht ins Fitnessstudio gehen, vergessen wir nie, wie man Fahrrad fährt.

In ähnlicher Weise kommen Übungen zu Körperwahrnehmung und Koordination aus dem Yoga, den Kampfkünsten, der Feldenkrais-Methode oder anderen achtsamkeitsbasierten Bewegungstherapien dem Anwender unter Umständen langfristig zugute, vorausgesetzt, sie wurden in einem ausreichenden Maß erlernt.

Bedienungsanleitung

Schauen wir uns vor diesem Hintergrund das Buch, das aus drei Teilen besteht, doch einmal etwas genauer an: Teil I deckt die wissenschaftlichen Erkenntnisse hinter der Bewegung ab, Teil II konzentriert sich auf Schmerz sowie andere Schutzmechanismen, und in Teil III geht es schließlich darum, diese Konzepte praktisch umzusetzen. Im Folgenden zur einfacheren Orientierung eine kapitelweise Übersicht:

Teil I: Die Wissenschaft guter Bewegung

KAPITEL 1 definiert die grundlegenden Eigenschaften von Bewegungen, die biomechanisch und funktionell betrachtet am gesündesten sind.

KAPITEL 2 erörtert, wie das Nervensystem Bewegung wahrnimmt als auch kontrolliert und wie wir lernen können, sie selbst besser zu kontrollieren.

In **KAPITEL 3** geht es um „Karten" im Gehirn – neuronale Aktivitätsmuster, die den Körper repräsentieren und dabei helfen, Bewegung zu regulieren. Wir werden uns ansehen, wie sie sich ändern und warum das wichtig ist.

KAPITEL 4 betrachtet Bewegung aus entwicklungsgeschichtlicher Perspektive und sieht sich die elementaren Bewegungsbausteine an, die wir als Babys gelernt haben, sowie den Wert, den entwicklungsbezogene Körperhaltungen zur Erholung und Erhaltung grundlegender Bewegungsmuster für Erwachsene haben.

Teil II: Die Wissenschaft von einem guten Körpergefühl

KAPITEL 5 widmet sich der Rolle des Gehirns bei der Erzeugung von Schmerz, warum Schmerz nicht mit Gewebeverletzung gleichzusetzen ist und wie Schmerz durch Gedanken und Emotionen beeinflusst wird.

KAPITEL 6 behandelt Schutzmechanismen oder „zentrale Regelmechanismen", die unsere körperliche Leistungsfähigkeit begrenzen können. Steifigkeit, Schwäche, Müdigkeit und veränderte Koordination sind Möglichkeiten, mit denen uns das Nervensystem vor potenziell bedrohlichen Bewegungen schützt.

KAPITEL 7 bietet einen wissenschaftlichen Rahmen, der zu verstehen hilft, wie verschiedene geistig-körperliche Disziplinen Selbstentwicklung und emotionale Kontrolle fördern.

Teil III: Die Praxis einer besseren Bewegung und eines gesteigerten Körpergefühls

KAPITEL 8 nutzt den in den vorgehenden Kapiteln geschaffenen Hintergrund, um einige hirnbasierte Herangehensweisen darzulegen, die dabei helfen, sich besser zu bewegen und zu fühlen. Diese können in einem breiten Anwendungsspektrum genutzt werden.

KAPITEL 9 schließt mit 24 Bewegungslektionen ab, die eine mögliche Anwendung der in den vorhergehenden Kapiteln besprochenen Herangehensweisen darstellen.

Los geht's!

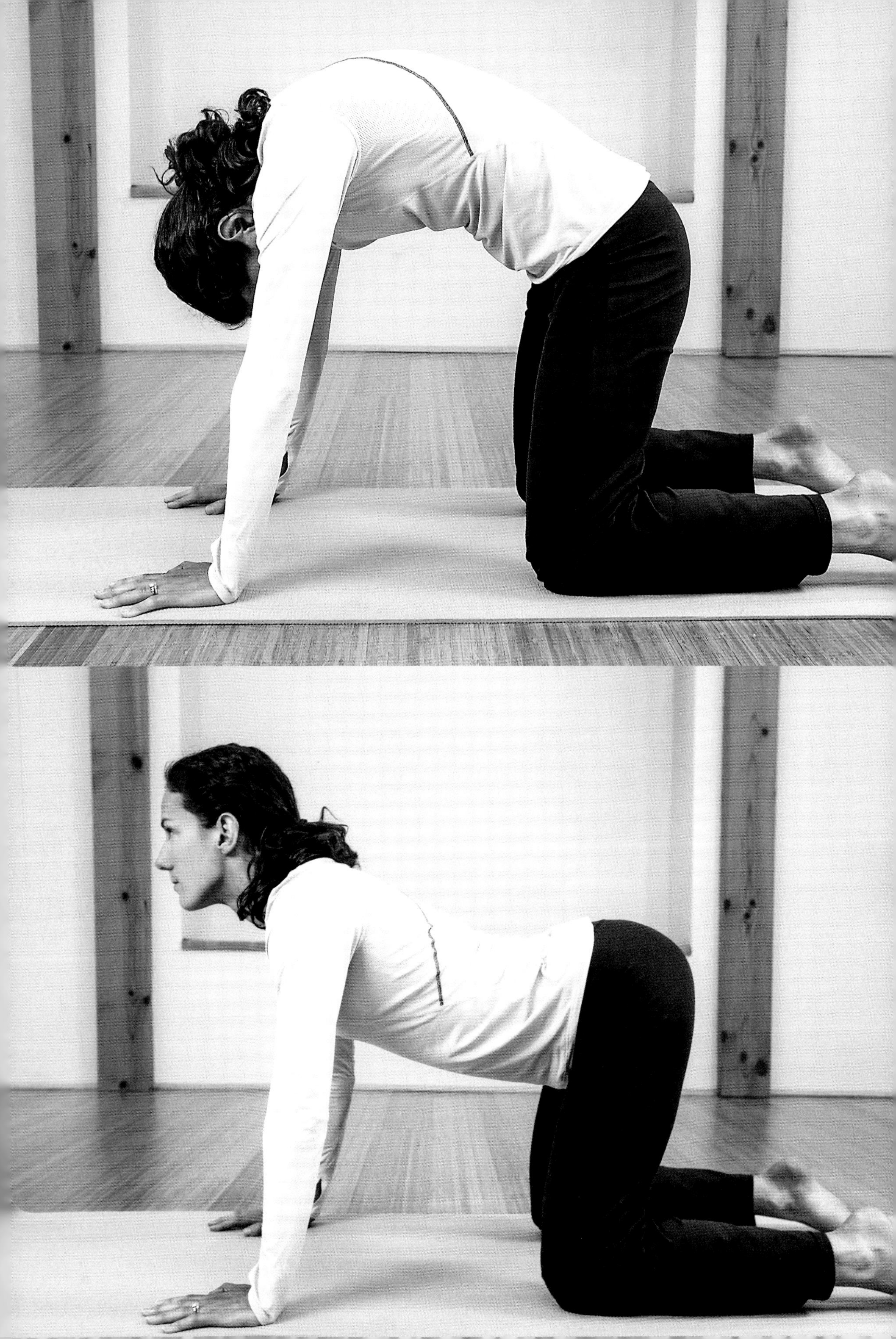

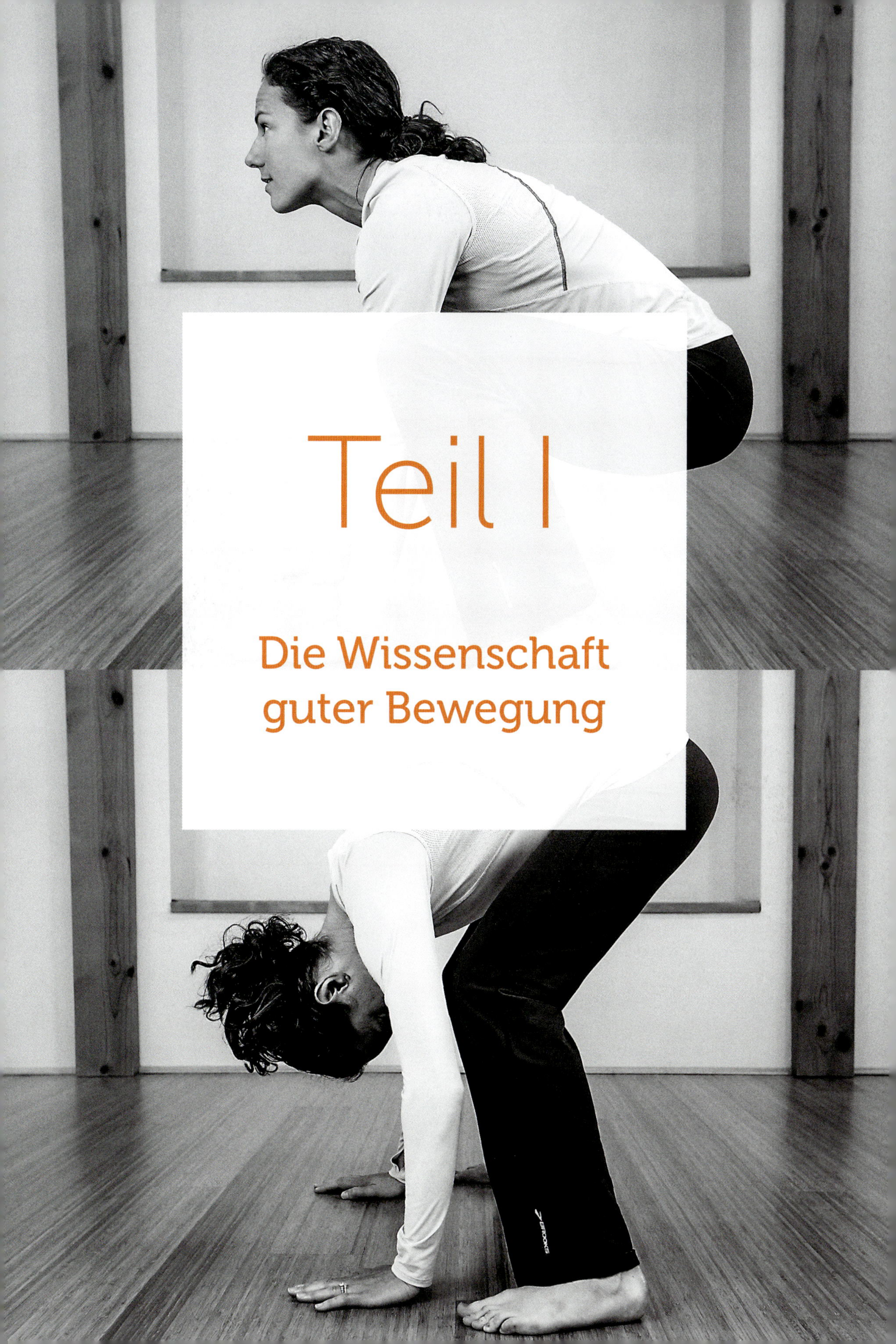

Teil I

Die Wissenschaft guter Bewegung

Kapitel 1 –

Was ist gute Bewegung?

„Eine Bewegung ist dann richtig, wenn sie optimal zu einem motorischen Problem passt, genauso wie ein Schlüssel ein Schloss öffnet."
NIKOLAI BERNSTEIN

Bevor wir versuchen, Bewegungen zu verbessern, sollten wir uns erst einmal überlegen, was eine gute Bewegung ausmacht. Welche wesentlichen Eigenschaften besitzen Bewegungen, die biomechanisch und funktionell betrachtet am gesündesten sind?

Dieses Kapitel enthält keine detaillierten Ausführungen zu Anatomie oder Assessments, die sich *speziell* auf eine *bestimmte* Bewegung oder ein *bestimmtes* Gelenk beziehen.[3] Stattdessen werden wir uns auf *generelle* Prinzipien guter Biomechanik konzentrieren, die auf fast jede Bewegung angewendet werden können, die wir machen, und auf jede Person, die sich bewegt. So sollte die mechanische Belastung einer Bewegung im Sinne einer Leistungssteigerung und Verletzungsprophylaxe grundsätzlich auf mehrere Gelenke verteilt sein, anstatt sich auf nur eins zu konzentrieren. Dieses Prinzip ist allgemeingültig, egal ob wir über den Fuß oder die Schulter reden, über das Laufen oder Gehen, Atmen oder Springen, über einen Leistungssportler oder einen alten Mann.

Vor diesem Hintergrund werde ich in diesem Kapitel versuchen, die wesentlichen Eigenschaften gesunder und funktioneller Bewegungen darzulegen. Dabei werden einige Missverständnisse hinsichtlich verschiedener Begriffe geklärt, die man üblicherweise für die Beschreibung von Bewegungseigenschaften benutzt, etwa Stabilität, Beweglichkeit, Dehnfähigkeit, Gleichgewicht, Haltung oder Ausrichtung. Ist Dehnfähigkeit wichtig? Was ist der Unterschied zu Beweglichkeit? Spielen Haltung und Rumpfstabilität eine Rolle? Gibt es „richtige" und „falsche" Arten sich zu bewegen?

Bevor wir beginnen, sollten wir klarstellen, dass Biomechanik nicht alles ist. Wir werden später noch darüber sprechen, dass viele Menschen mit chronischen Schmerzen exzellente Bewegungsmuster zu haben scheinen, während andere sich scheinbar unbeholfen bewegen, aber überhaupt keine Schmerzen haben. Hinzu kommt, dass Bewegungen und Haltungen, die für den einen höchst effizient sind, für jemand anderen vielleicht überhaupt nicht funktionieren. Jeder Mensch ist einzigartig und wird Bewegungsaufgaben auf unterschiedliche Weise lösen.

Davon abgesehen werden Bewegungen in Bezug auf Leistung, Sicherheit und physischen Belastungen, die sie auf den Körper ausüben, nicht immer in derselben Weise erzeugt. Menschen mit hervorragendem Bewegungsverhalten haben sehr viel gemeinsam hinsichtlich der Art, wie sie sich bewegen. So weisen Läufer zwar individuell unterschiedliche Gangbilder auf, in einer Gruppe von Spitzenläufern werden diese Unterschiede aber geringer ausfallen als bei Anfängern. Wie Tolstoi gesagt hat: „Glückliche Familien ähneln sich alle; jede unglückliche Familie dagegen ist auf ihre eigene Weise unglücklich." Das gilt in gewisser Weise auch für Personen, die sich gerne bewegen – sie teilen bestimmte grundlegende Eigenschaften. Vor diesem Hintergrund wollen wir versuchen zu klären, wie diese Eigenschaften aussehen.

Koordination

Jede gute Bewegung ist notwendigerweise eine Koordinationshandlung und wird als „harmonisches Zusammenspiel" definiert. Auf Bewegungen des Körpers übertragen, bedeutet Koordination, dass die unterschiedlichen Muskeln und Gelenke des Körpers *als Team* zusammenarbeiten, um ein ganz bestimmtes Ergebnis zu erzielen.

Auch die einfachste Bewegung beruht auf Teamwork – einen Fingern anzuheben erfordert die Zusammenarbeit zwischen einem Agonisten (der kontrahiert, um die Bewegung zu erzeugen), einem Stabilisator (der kontrahiert, um unerwünschte Bewegungen zu vermeiden) und dem Antagonisten (der sich entspannt, um die Bewegung zuzulassen). Egal, wie kräftig oder leistungsfähig die einzelnen Muskeln sind, wenn sie nicht koordiniert als Team arbeiten, wird keine Bewegung stattfinden.

Der Vergleich mit einer Mannschaft hilft zu verstehen, wie Koordination verbessert oder behindert werden kann. Viele Störungen im Zusammenspiel eines Teams beruhen darauf, dass die Mitspieler nicht miteinander kooperieren, nicht auf ihrer angestammten Position spielen oder ein Leistungsträger verletzt ist und auf der Bank sitzt. Stellen Sie sich vor, Sie schauen über Ihre linke Schulter. Die Gelenke im Nacken, den Schultern, den Rippen und an den Wirbeln arbeiten alle zusammen daran, sich nach links zu drehen. Was passiert, wenn eins dieser Teammitglieder sich überhaupt nicht bewegt? Andere müssen mehr arbeiten, um die Aufgabe zu erfüllen, und damit ist die Effizienz der Bewegung eingeschränkt.

Eine andere hilfreiche Analogie ist die Musik – alle Muskeln und Gelenke sind wie die Mitglieder eines großen Orchesters. Die Qualität der Musik beruht nicht so sehr auf der Lautstärke gespielter Noten oder einzelner Instrumente, sondern viel mehr auf dem harmonischen Zusammenwirken aller Teile des Ganzen. Vor allem ist es aber wichtig, dass alle dasselbe Lied spielen!

Dehnfähigkeit und Beweglichkeit

Gute Bewegung erfordert in allen Gelenken ein Mindestmaß an Beweglichkeit für alltägliche Aufgaben. Ich werde hier nicht festlegen, wie dieses Mindestmaß für jedes Gelenk aussieht (was natürlich auch von der jeweiligen Bewegung selbst abhängt), aber ich möchte darauf hinweisen, dass die Rolle der Dehnfähigkeit in diesem Zusammenhang grundsätzlich überbewertet wird. Außerdem verwechselt man sie auch mit einem anderen Begriff, der Beweglichkeit, die häufig wichtiger ist.

Auch wenn diese Begriffe von verschiedenen Experten unterschiedlich verwendet werden, definiere ich Dehnfähigkeit im Rahmen dieses Buches als *Bewegungsausmaß* in einem bestimmten Gelenk – wie weit es sich also von A nach B bewegen kann. Beweglichkeit dagegen beschreibt das Ausmaß funktioneller Kontrolle am Ende dieses Bewegungsausmaßes. Um ihre Bewegungen zu verbessern, benötigen die meisten Menschen nicht mehr Dehnfähigkeit, sondern mehr Beweglichkeit. Anders gesagt, sie benötigen kein größeres Bewegungsausmaß, sondern lediglich eine bessere Bewegungsausführung und -kontrolle am Ende ihres bereits vorhandenen Bewegungsausmaßes.

Würde man die körperlichen Eigenschaften einer Gruppe von Spitzenathleten im Labor untersuchen, würde man vielleicht feststellen, dass sie über außergewöhnliche Kraft, Leistungsfähigkeit, Ausdauer oder Gleichgewichtsfähigkeit verfügen. Ihre Dehnfähigkeit wäre aber vermutlich relativ durchschnittlich für einen gesunden Menschen. Gute Bewegung hängt nicht überwiegend vom Bewegungsausmaß ab, sondern davon, was man mit diesem Bewegungsausmaß macht.

Ein Großteil sportlicher und natürlicher Bewegung findet in einem Bewegungsausmaß statt, das für einen durchschnittlich gesunden Menschen leicht zu erreichen ist. Sie können das nachprüfen, indem Sie sich Fotos von Athleten in Aktion ansehen. Es wäre nicht sehr schwierig, die meisten der gezeigten Gelenkpositionen nachzuahmen. Aber es wäre durchaus schwierig, sich kraftvoll, geschmeidig, schmerzfrei und mithilfe des koordinativen Zusammenspiels anderer Gelenke in diese Positionen hineinzubewegen. Das hat meist wenig mit dem Bewegungsausmaß zu tun. Es sind eher Probleme der Beweglichkeit, Stabilität, Koordination, Kraft und Leistungsfähigkeit, nicht der Dehnfähigkeit.

Dehnfähigkeit scheint darüber hinaus nicht vor Verletzungen zu schützen. Starke Adduktoren schützen Hockeyspieler z. B. sehr viel besser vor Leistenzerrungen als flexible, die keinerlei Vorteil bieten.[4]

Aber wenn wir alle anderen Aspekte außen vor lassen, ist mehr Dehnfähigkeit dann nicht besser? Nicht unbedingt. Flexible Muskeln an der Körperrückseite korrelieren mit einer geringeren Laufgeschwindigkeit und schlechterer Laufökonomie.[5] Genauso, wie ein prall aufgepumpter Ball höher springt als ein schlaffer, bietet eine straffe ischiokrurale Muskulatur beim Laufen mehr Rückstoß. Wie wir später noch genauer besprechen werden, kann übermäßige Dehnfähigkeit sogar das Verletzungsrisiko erhöhen und Gelenke destabilisieren.

Natürlich gibt es Sportarten oder körperliche Betätigungen, die ein hohes Maß an Dehnfähigkeit erfordern. Viele davon enthalten ästhetische Elemente, wie etwa das Tanzen, Turnen, Turmspringen oder einige Kampfsportarten. Große Bewegungen sind einfach schön anzusehen und deshalb gehen Tänzer oder Turner so häufig in den Spagat. Allerdings sieht man einen Spagat kaum in solchen Sportarten, die keine Punkte für Ausführung vergeben. Was man stattdessen zu sehen bekommt, ist die vollkommene Beherrschung eines normalen Bewegungsausmaßes.

Stabilität

Stabilität ist derzeit schwer angesagt. Es wird darüber diskutiert, welche Muskeln dafür am wichtigsten sind, ob Beweglichkeit nicht noch wichtiger ist oder an erster Stelle stehen sollte, ob ein Mangel an Stabilität die Hauptursache für Schmerzen ist und wie man Stabilität am besten trainiert. Im selben Atemzug mit Stabilität wird häufig das Wort „Rumpf oder Core“ benutzt, ein weiterer Begriff, über den die Leute sich in die Haare kriegen. Trotz dieses Durcheinanders ist die grundlegende Bedeutung des Wortes relativ eindeutig. Stabilität bezeichnet schlicht die Fähigkeit, ungewollte Bewegungen zu vermeiden.

Koordinierte Bewegungen hängen wesentlich von der Bewegungskontrolle ab, denn der menschliche Körper ist sehr anfällig für ungewollte Bewegungen. Bedenken Sie, wie einfach sich die Bewegungen einer Tür kontrollieren lassen. Das „Gelenk“ ist in diesem Fall die Türangel, die so gebaut ist, dass die Tür sich ausschließlich öffnen oder schließen kann, und der Aufbau des Gelenks macht eine Kontrolle dieser Bewegung sehr einfach.

Die Gelenke des Körpers unterscheiden sich deutlich von Türangeln. Jedes Gelenk besitzt mehrere Freiheitsgrade und ein deutliches „Gelenkspiel“ (zusätzliche Bewegung). Somit sind fast unendlich viele verschiedene Bewegungskombinationen möglich. Die meisten davon sind weder nützlich noch sicher. Die Hauptarbeit bei der Erzeugung nützlicher und ungefährlicher Bewegungen, sowohl energetisch als auch hinsichtlich einer intelligenten Bewegungskontrolle, liegt daher in der Stabilisation, nicht der Mobilisation.

Es liegt auf der Hand, dass gelenkschädigende Bewegungen unerwünscht sind. Jede Muskelkontraktion besitzt das Potenzial, ein hartes Objekt, wie etwa einen Knochen, in empfindliche Weichteile hineinzubewegen. Jedes Mal, wenn beispielsweise das Schultergelenk Druckkräfte auffängt, könnte der Oberarmkopf aus der Gelenkpfanne und in andere Strukturen hineinrutschen. Die

Muskeln der Rotatorenmanschette müssen für Stabilität sorgen, um eine derartige ungewollte Bewegung zu vermeiden.

Stabilität wird außerdem benötigt, um eine Kraft optimal in ein Ziel zu lenken. Vielleicht haben Sie schon die Redewendung gehört: „Man kann eine Kanone nicht aus einem Kanu abfeuern." Ist das Kanu nicht stabilisiert, wird die Kraft der Kanone verschwendet, weil sie das Kanu zurückschleudert, anstatt die Kanonenkugel nach vorne abzufeuern. Dasselbe passiert, wenn das Gelenk an einem Ende eines sich bewegenden Knochens nicht stabilisiert wird. Die Energie der Muskelkraft wird darauf verschwendet, zwei Knochen zu bewegen, anstatt nur einen. Der Kanuvergleich macht außerdem deutlich, dass der zeitliche Ablauf von Bedeutung ist. Stabilität muss gegeben sein, *bevor* die Kanone abgefeuert wird, nicht erst danach.

Stabilität ist außerdem eine Voraussetzung für präzise Bewegung. Die sich nicht bewegenden Anteile zu stabilisieren, reduziert die Variablen, die das Gehirn berechnen muss, um das Ergebnis einer Muskelkontraktion vorherzusagen. Stellen Sie sich vor, wie schwierig es wäre, eine SMS zu schreiben, während Sie auf einem Pferd reiten. Fehlende Stabilität führt zu einem Autokorrektur-Desaster.

Ein Gelenk zu stabilisieren ist schwierig, weil es die Zusammenarbeit kompletter Muskelketten erfordert (manchmal auch als „Schlingen" oder „Züge" bezeichnet). Angenommen, Sie liegen auf dem Rücken und heben Ihren Kopf vom Boden, um auf Ihre Füße zu schauen. Sie können das tun, indem Sie die Muskeln an der Vorderseite Ihres Halses kontrahieren, die mit den Rippen und dem Brustbein verbunden sind. Diese Kontraktion wird Rippen und Brustbein Richtung Kopf ziehen (anstatt den Kopf zum Brustbein), so lange diese nicht von unten her durch die Bauchmuskulatur stabilisiert werden, die das Brustbein und die Rippen mit dem Becken verbindet. Eine simple Bewegung wie das Kopfanheben erfordert also eine koordinierte Stabilitätskette.

Oder stellen Sie sich vor, Sie werfen einen Ball. Der Brustmuskel wird sich zusammenziehen, um den Arm vor den Körper und zur Brust zu ziehen. Wenn die Brust aber nicht von unten her durch die Bauchmuskulatur stabilisiert wird, wird sie Richtung Arm gezogen, anstatt als Fixpunkt zu dienen und den Arm nach vorne zu ziehen. Solchen „Energie-Lecks" vorzubeugen ist ein wichtiger Aspekt in Bezug auf Koordination und Effizienz von Bewegungen.

Mehrere Autoren haben zahlreiche Muskelketten beschrieben, die bei einfachen Bewegungen zusammenarbeiten, etwa die hintere Kette (Wadenmuskulatur, ischiokrurale Muskulatur, Gesäßmuskulatur, Rückenmuskulatur im Lenden- und Brustbereich), die seitliche Kette (Hüftabspreizer, quadratischer Lendenmuskel, Zwischenrippenmuskulatur) und schräge Ketten (innere und äußere schräge Bauchmuskulatur, vorderer Sägemuskel, unterer Anteil des Trapezmuskels usw.).

Diese Ketten zeigen, dass die selbst für einfachste Bewegungen benötigte Stabilität hochkomplex ist und mit anderen Bereichen zusammenhängt. Das lässt darauf schließen, dass ein Stabilitätsverlust an einer Stelle des Körpers die Bewegungseigenschaften an fast allen anderen Stellen verändern kann.

Daher sind selbst für die einfachsten Bewegungen komplexe Stabilitätsketten der Muskeln notwendig. Gehen Sie zu einer Tür und strecken Sie Ihren linke Arm gerade aus, sodass Ihre Handfläche am rechten Türrahmen liegt. Dann üben Sie Druck aus, als wollten Sie den Türrahmen nach rechts schieben. Wie viele Muskeln in Ihrem Körper können Sie fühlen, die Ihnen dabei helfen? Sie sollten Muskelaktivität bis hinunter in die Füße spüren. Die von den Füßen und Knöcheln bereitgestellte Stabilisierung kann also bis in die Hand gefühlt werden.

Ein letzter Punkt bezüglich der Stabilität ist, dass sie keine Steifheit impliziert. In den meisten Fällen sind Gelenke, die eine stabilisierende Funktion erfüllen, nicht vollständig starr oder bewegungslos. Stattdessen ist normalerweise ein geringfügiges Ausmaß an Bewegung für eine optimale Funktion erforderlich.

Obwohl sich beispielsweise die Lendenwirbel häufig selber gegenüber ungewollten Bewegungen stabilisieren, finden doch fast immer kleine kompensatorische Bewegungen statt, um die Funktion zu optimieren. Wenn Sie etwa Ihren Arm vor den Körper heben, werden die Wirbel dadurch tendenziell aus ihrer Ausrichtung gebracht, zum einen wegen der Verlagerung des Körperschwerpunkts, zum anderen aufgrund der Aktivität in den Muskelketten, die den Arm mit dem Rumpf verbinden.

Daher muss die Rumpfmuskulatur die Wirbel stabilisieren, bevor der Arm sich bewegt. Optimale Stabilisierung heißt aber nicht, dass gar keine Bewegung in der Wirbelsäule stattfindet – stattdessen erlaubt sie geringfügige kontrollierte Bewegungen. Bei guter Stabilität, einschließlich der Rumpfstabilität, geht es daher um fein nuancierte *Kontrolle* einer Bewegung, im Gegensatz zur strikten *Vermeidung* einer Bewegung.[6]

Deshalb wirken sich anmutige Bewegungen, selbst kleine, subtile Bewegungen, auf den ganzen Körper aus. Wenn ein Tänzer seinen Arm anhebt, bleibt sein Rumpf nicht starr und bewegungslos. Stattdessen sind feine Wellen kompensatorischer Bewegungen im Rumpf und den Beinen zu beobachten. Optimale Stabilität ist reaktiv, wie ein Baum im Wind. In diesem Sinne geht es häufig mehr um Feinkoordination als um grobe Kraft.

Stellung: Gelenkzentrierung, Ausrichtung und Haltung

Interessanterweise erkennen wir eine gute Bewegung für gewöhnlich anhand eines statischen Bildes – das nicht die tatsächliche Bewegung zeigt! Das Bild verrät uns deshalb so viel, weil es relative Gelenkstellungen zeigt, und Stellungen sind entscheidend.

Die Stellung eines Gelenkes ist ein Schlüsselfaktor bezüglich seiner Fähigkeit, sicher und effizient in einem bestimmten Kontext zu funktionieren. Es ist z. B. sicherer, nach einem Sprung so zu landen, dass die Knie in dieselbe Richtung wie die Füße zeigen, als wenn sie nach innen fallen. Es ist sicherer, ein schweres Gewicht mit einer neutralen Wirbelsäule vom Boden zu heben, anstatt sich dabei nach nach vorn zu beugen. Das Schultergelenk ist außerdem zu weitaus kräftigeren und präzisen Bewegungen fähig, wenn die Hände sich vor, statt hinter dem Körper befinden.

Befindet sich ein bestimmtes Gelenk in einer optimal gesicherten und für höchstmögliche Leistungsfähigkeit in Bezug auf eine bestimmte Funktion ausgerichteten Position, können wir sagen, das Gelenk ist neutral oder zentriert. Zentrierung impliziert einen größtmöglichen Kontakt der gelenkbildenden Knochen, was die sicherste und wirksamste Kraftübertragung erlaubt. Es bedeutet außerdem, dass die Muskeln die optimale Länge für kraftvolle und koordinierte Bewegungen haben.

Wenn eine Reihe benachbarter Gelenke im Hinblick auf eine häufig ausgeführte Funktion zentriert ist, bezeichnen wir das als eine gute Ausrichtung oder Haltung. Steht z. B. jeder Wirbel im Vergleich zu seinem Nachbarn relativ neutral (also nicht gebeugt, gestreckt, gedreht oder zur Seite geneigt), ist die Wirbelsäule für eine große Anzahl an Funktionen gut ausgerichtet, auch bei einer senkrechten Gewichtsbelastung.

Schauen wir uns das etwas genauer an.

Neutral ausgerichtete Gelenke erzeugen Bewegungsoptionen

Moshe Feldenkrais sagte, eines der wichtigsten Kriterien für gute Bewegung sei die Fähigkeit, sich mit einem Minimum an Vorbereitung jederzeit in jede mögliche Richtung bewegen zu können.

Wenn ein Gelenk neutral ausgerichtet ist, besitzt es die Option, sein volles Bewegungsausmaß auszuschöpfen. Es kann sich mit der gleichen Leichtigkeit vor und zurück bzw. nach rechts und links bewegen. Wenn es dagegen bereits das Ende seines Bewegungsausmaßes in einer bestimmten Richtung erreicht hat, tendiert es stark dazu, sich in die Gegenrichtung zu bewegen und hat weniger Bewegungsmöglichkeiten – als wenn man beim Fangenspielen mit dem Rücken zur Wand steht.

Die Gelenke von Menschen, die sich gut bewegen, sind so oft wie möglich neutral ausgerichtet, um sich jederzeit die gesamte Bandbreite des vollen Bewegungsumfangs zu erhalten. Deshalb verraten selbst statische Bilder von Spitzensportlern oft Haltung und Ausgeglichenheit.

Menschen tendieren dazu, sich in Bewegung aus der neutralen Gelenkposition heraus und häufig in folgende Richtungen zu bewegen: Überstreckung des Nackens, Beugung der Brustwirbelsäule, Hochziehen und Innenrotation der Schulterblätter, Überstreckung im Übergang zur Lendenwirbelsäule, Hüftbeugung und Pronation des Fußes.

Neutral ausgerichtete Gelenke nehmen Belastung auf und übertragen Kräfte

Eine zentrierte Ausrichtung bedeutet, dass in einem Gelenk, das eine Belastung aufnimmt (etwa das Knie während einer Landung), maximaler Kontakt zwischen den beiden Knochen besteht, die das Gelenk bilden. Eine große Kontaktfläche verteilt die Belastung und beugt so übermäßigem Stress in einer kleinen Fläche vor. Eine kleine Kontaktfläche, z. B. bei X-Beinen, wird eher den äußeren Anteil der Knochen und die Innenbänder der Knie belasten. Kleine Veränderungen der Gelenkwinkel können große mechanische Auswirkungen haben.

Der Winkel zwischen zwei Knochen bestimmt, wie gut eine Kraft zwischen ihnen übertragen wird. Knochen sind dafür vorgesehen, sich gegeneinander zu bewegen. Wir können gehen, weil das Schienbein in den Oberschenkelknochen drückt, der wiederum in das Becken drückt, was den Körperschwerpunkt in die entgegengesetzte Richtung des Schubes bewegt. Gute Gelenkausrichtung stellt sicher, dass ein Knochen den anderen in die korrekte Richtung schiebt. Wenn das Gelenk nicht gut ausgerichtet ist, kann der Druck ungezielte Bewegungen bewirken, die von der eigentlichen Bewegungsbahn wegführen. Das kann zu Reibung, Scherkräften oder übermäßigem Stress in anderen Bereichen führen und kompensatorische Muskelarbeit notwendig machen.

Stellen Sie sich das großartige Gefühl vor, einen Golfball oder Baseball genau in der Mitte zu treffen. Es findet eine perfekte Kraftübertragung vom Golf- oder Baseballschläger zum Ball statt. Der Ball bewegt sich anschließend mit maximaler Geschwindigkeit in einer geraden Linie, es fühlt sich mühelos an und ohne das Gefühl eines Rückstoßes in Ihren Händen. Im Gegensatz dazu schickt ein nicht mittig platzierter Schlag ein unangenehmes Vibrationsgefühl durch Ihre Hände und Arme. Der Ball fliegt eher unberechenbar und mit geringer Geschwindigkeit.

Dieselben Kräfte sind in Ihren Gelenken am Werk, wenn sie eine Belastung aufnehmen. Wenn Sie ein schweres Objekt wegschieben, etwa eine Tür, oder einen Boxsack schlagen, wird eine gute Ausrichtung in Handgelenk, Ellbogen, Schultergelenk, Schulterblatt, Wirbelsäule und den Hüften bis hinunter zu den Füßen einen glatten Transfer der Kraft von der Hand in den Boden gewährleisten. Die Kraft geht *durch* sie hindurch. Es gibt in der Übertragung keinen Energieverlust, der Reibung, Scherkräfte oder andere Belastungen erzeugt, die die Effizienz der Bewegung beeinträchtigen oder kleinere Schäden verursachen.

Bei aufrechter Haltung erlaubt eine gute Ausrichtung der Schwerkraft, glatt durch den Körper und in den Boden zu „passieren“. Genau wie sauber aufeinander gestapelte Bauklötze der Schwerkraft widerstehen können, halten uns gut ausgerichtete Knochen mit nur einem Minimum an muskulärer Arbeit aufrecht. Sich das Skelett betreffende Verbindungen zu versinnbildlichen, ist eine interessante Möglichkeit, um Vorstellungen von effizienter Bewegungen zu vereinfachen.

Arbeitsteilung

Wie bereits erwähnt, ist Bewegung ein Mannschaftssport mit vielen Spielern, in diesem Fall den Muskeln und Gelenken. Lassen Sie uns einmal die unterschiedlichen Arten der Arbeit anschauen, die dieses Team vollbringen muss, und wie diese Arbeit optimal aufgeteilt wird.

Verteilung der Bewegung

Die meisten Bewegungen sind multisegmental – sie beinhalten der Reihe nach Bewegungen in mehrere Gelenken. Wenn Sie sich z. B. vorbeugen, um Ihre Zehen zu berühren, arbeiten viele unterschiedliche Gelenke zusammen, damit Sie sich in die erwünschte Richtung bewegen können.

Wenn jedes dieser Gelenke ein seiner Anatomie angemessenes moderates Bewegungsausmaß dazu beiträgt, muss sich auch kein Gelenk über sein angenehmes Bewegungsausmaß hinaus zwingen. Wenn allerdings aus irgendwelchen Gründen eins der Segmente wenig Bewegung beiträgt, dann müssen die anderen Gelenke ihre Komfortzone verlassen. Diese Gelenke werden sich weiter aus einer Neutralposition hinausbewegen, die ja – wie wir gesehen haben – notwendig ist, um Leistung, Gleichgewicht und Kontrolle zu optimieren.

Nehmen Sie das simple Beispiel, dass Sie sich umdrehen wollen, um hinter sich zu sehen. Sie haben 24 Wirbel in Ihrer Wirbelsäule, jeder davon ist zu einem gewissen Grad an Rotation relativ zu seinem Nachbarn fähig (einige natürlich mehr als andere). Wenn die Drehung gleichmäßig unter den Wirbeln und gemäß ihrer Rotationsfähigkeit verteilt ist, wird sich die Bewegung leicht und geschmeidig anfühlen. Wenn einige Wirbel aber nichts zu der Bewegung beitragen, werden stattdessen andere unter mechanischen Stress gesetzt.

Eine gute Bewegungsverteilung ist tatsächlich relativ leicht zu erkennen, selbst aus der Distanz. Wenn wir einen Spitzensportler bei einer ausladenden Bewegung beobachten, etwa beim Werfen eines Baseballs oder bei einer Arabesque im Ballett, sehen wir eine proportionale Bewegung über mehrere Gelenke, die das Auge erfreut. Man kann eine Linie vom Fuß zum Becken und durch die Wirbelsäule bis hin zum gegenüberliegenden Arm ziehen und sieht geschmeidige, fließende, anmutige Bögen.

Wenn die Bewegung aber nicht gut über den Körper verteilt ist, wird man Brüche sehen: Scharfe Kanten, auf die flache Linien folgen; ein Anzeichen dafür, dass einige Bereiche zu viel arbeiten, während andere gar nicht arbeiten. Deshalb sagt Dr. Eric Cobb, dass wir effiziente Bewegung erkennen, wenn wir nach „Bögen, nicht Winkeln" schauen. Es ist interessant zu bedenken, dass die abgewinkelten Wände eines antiken Gebäudes zu Ruinen verfallen sind, ein gebogener Tordurchgang aber stehen bleibt. Dasselbe gilt für den Körper – spitze Winkel, gefolgt von flachen Linien, sind ein Zeichen von Schwäche, wohingegen sanfte Bögen Stärke anzeigen.

Muster schlechter Bewegungsverteilung

Viele Bewegungsexperten stimmen darin überein, dass es vorhersehbare Muster gibt, wie Menschen von einer optimalen Arbeitsteilung in Bezug auf das Bewegungsausmaß abweichen werden. Anders gesagt, manche Bereiche neigen eher zu flachen Linien, andere zu scharfen Winkeln.

Obgleich verschiedene Modelle existieren, um derartige Abweichungen zu beschreiben (das „Joint-by-Joint"-Modell von Cook und Boyles, Sahrmans Modell der „Directional Suceptibility for Movement", das obere und untere gekreuzte Syndrom von Janda oder McGills „Spinal Hinge"-Modell), basieren sie auf mindestens zwei Vorstellungen:[7] erstens, dass übermäßige Steifigkeit in einem Gelenk zu kompensatorischer Überbeweglichkeit eines benachbarten Gelenks führt, das in derselben multisegmentalen Bewegung als Mitspieler fungiert: zweitens, dass diese Muster bis zu einem gewissen Grad vorhergesagt werden können. Interessanterweise kommen sich die verschiedenen Modelle in ihrer Annahme, welche Bereiche beweglicher und welche eher unbeweglicher werden, recht nahe.

So tendiert die Brustwirbelsäule beispielsweise dazu, unbeweglich in Richtung der Extension und Rotation zu werden. Die Lenden- und Halswirbelsäule kompensieren das, indem sie in diese Richtungen überbeweglich werden. Um den Mannschaftsvergleich heranzuziehen: Die Brustwirbelsäule sitzt während der Extension und Rotation auf der Bank, während Hals- und Lendenwirbelsäule zusätzliche Arbeit auf dem Feld verrichten und sich dabei möglicherweise verletzen. Ein häufiger Fehler beim heraufschauenden Hund aus dem Yoga ist z. B. zu viel Streckung im Nacken und der Lendenwirbelsäule, aber nicht genug im oberen Rücken. Das Gegenteil sieht man eher selten.

Ebenfalls häufig sieht man eine Unbeweglichkeit der Hüftgelenke in Beugung, Streckung und Rotation, was übermäßige kompensatorische Bewegungen im unteren Rücken, den Knien oder Sprunggelenken erfordert. Sind die Hüftgelenke zu steif, muss etwa bei einer Vorbeuge der untere Rücken zu sehr in die Beugung, um zu kompensieren. Deshalb empfehlen so viele Bewegungstherapien eine Mobilisation der Hüftgelenke und gleichzeitig eine Stabilisierung des Rumpfes. Man findet kaum eine Denkrichtung, die das Gegenteil vorschlägt.

Arbeitsteilung: Leistung contra Kontrolle

Bewegung von hoher Qualität erfordert auch eine effektive Arbeitsverteilung in Bezug auf die Produktion von Kraft. Sinn und Zweck einer Krafterzeugung durch Muskelkontraktion ist es, diese Kraft auf ein Ziel zu lenken, normalerweise über Hände und Füße. Das häufigste Ziel ist der Boden – die resultierende Reaktivkraft des Bodens versetzt unseren Körper in die Lage, sich fortzubewegen.

Die Wirksamkeit dieses Vorgangs hängt von guter Arbeitsteilung ab. Insbesondere die großen, kräftigen Muskeln sollten Kraft erzeugen, und die kleineren, besser koordinierten Muskeln die Aufgabe übernehmen, diese Kraft zu steuern und in das vorgesehene Ziel zu lenken.[8] In Analogie zum Team bedeutet das: Der Steuermann steuert und die Ruderer rudern, nicht umgekehrt.

Die größten und stärksten Muskeln befinden sich alle in der Nähe der Körpermitte – Gesäßmuskeln, Bauchmuskeln, vordere und hintere Oberschenkelmuskeln, Hüftbeuger und der Erector spinae. Es sind große und kräftige Muskeln, weil sie das Becken bewegen müssen, die größte Knochenmasse des Körpers. Bewegungen des Beckens übertragen Kräfte in die Schultern und Beine, die wiederum Hände und Füße bewegen, über die wir üblicherweise mit der Umgebung interagieren.

Die kleineren Muskeln, die den Unterarm mit der Hand oder die Wade mit dem Fuß verbinden, sind schwächer, aber zu präziseren und besser kontrollierten Bewegungen in der Lage. Damit sind sie hervorragend geeignet, Kräfte auf ihren endgültigen Bestimmungspunkt zu lenken – wie etwa den Boden, einen Fußball, einen Baseball oder einen Boxsack.

Diese Arbeitsteilung kann gestört werden. Wenn die kräftigen Hauptmuskeln in der Körpermitte mit etwas anderem als der Erzeugung von kraftvollen Bewegungen beschäftigt sind (etwa der Bereitstellung von Stabilität oder Gleichgewicht) oder aus irgendeinem Grund in ihrer Funktion beeinträchtigt werden, sind die kleineren Muskeln übermäßig zur Produktion von Kraft gezwungen. Das erschwert ihre Aufgabe der präzisen Kraftlenkung, denn Anwendung roher Kraft verhindert fein nuancierte Kontrolle.

Diese Dynamik erklärt, warum wir von Sport- und Kampfsportexperten immer wieder zu hören bekommen, kraftvolle Bewegungen sollten im Zentrum des Körpers, dem Core, Becken oder dem Dantian generiert werden. Man übersieht leicht die Bedeutung des Beckens als Energieerzeuger, wenn wir Athleten oder Tänzer beobachten, denn unsere Aufmerksamkeit neigt dazu, auf die Peripherie gelenkt zu werden, wo gewandte und komplexe Bewegungen mit hoher Geschwindigkeit absolviert werden. Aber diese Bewegungen gehen vom Körperzentrum aus. Die unglaubliche Schnelligkeit der Hände eines Spitzengolfers oder Baseballspielers beginnt mit einer kraftvollen Verschiebung und Rotation der Hüften.

Ein anderes häufiges Problem bei der Arbeitsteilung tritt auf, wenn Muskeln, die vornehmlich für lokale und segmentale Stabilität geeignet sind, gehemmt werden, während die Arbeit anderer Muskeln, die eher für globale Stabilität und große Bewegungen geeignet sind, erleichtert wird. Wir

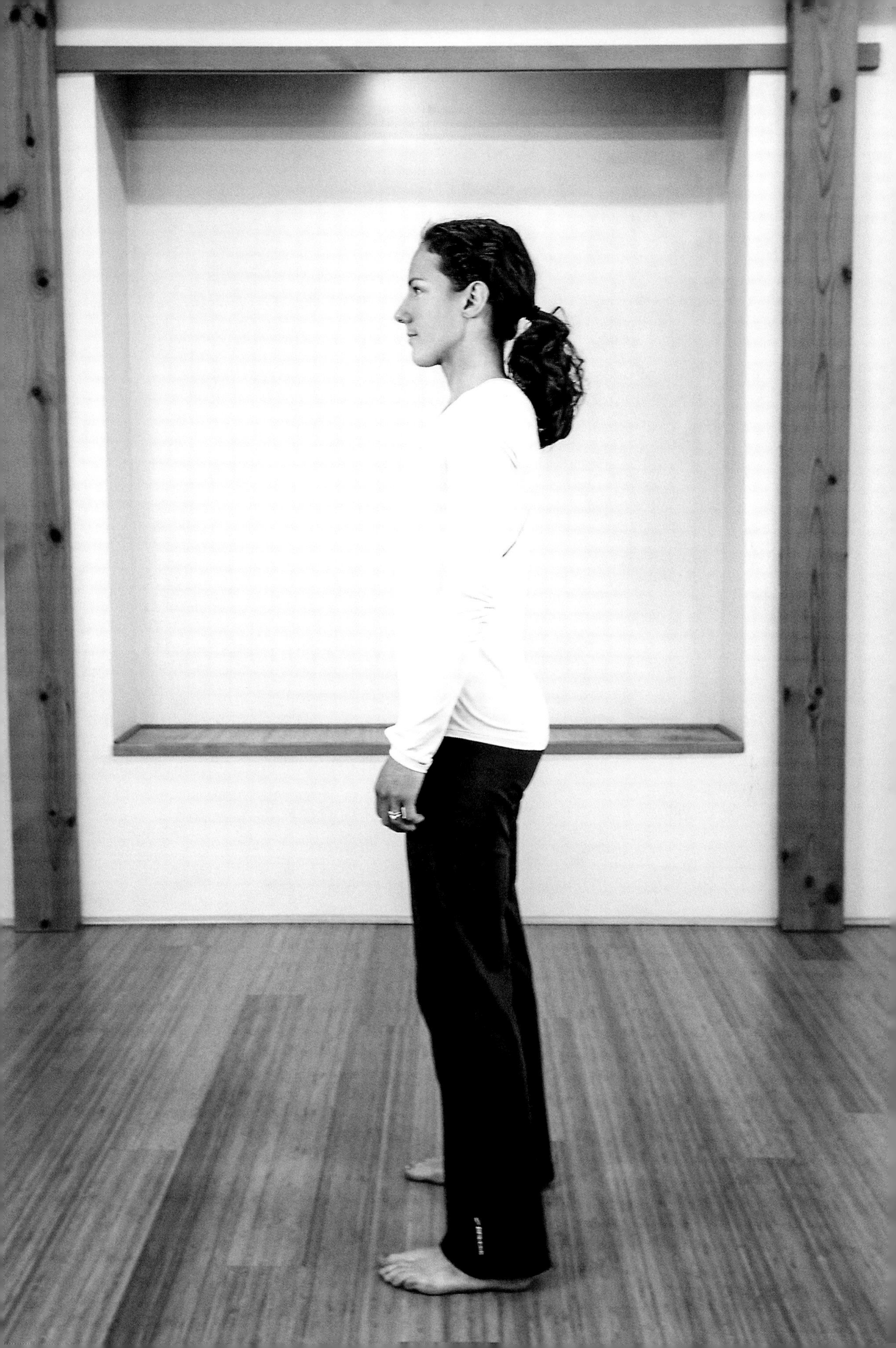

werden diesen speziellen Aspekt später noch genauer besprechen.

Gute Bewegung ist effizient

Wir können uns eine Bewegung dann als gut vorstellen, wenn sie den größten Nutzen hinsichtlich einer funktionellen Aufgabe bei geringstem *Aufwand*, bezogen auf Energie und körperliche Belastung, bietet. In diesem Sinne ist sie effizient. Die Effizienz einer Bewegung kann definiert werden als Verhältnis sinnvoller Arbeit im Vergleich zum dafür erforderlichen Aufwand (entweder energetisch oder in Bezug auf die Belastung).

Wenn Sie einem Spitzensportler oder -tänzer zuschauen, werden Sie vor allem den Eindruck haben, dass alles, was sie tun, unglaublich leicht aussieht. Stellen Sie sich einen Turner vor, der einen Rückwärtssalto absolviert, einen Shortstop (Spielposition beim Baseball), der einen Ball fängt und ihn zur First Base feuert, einen Torwart, der einen Ball fängt und ihn mit schnellem Abwurf wieder ins Spiel bringt, oder einen Skifahrer, der Slalom um die Tore fährt. Das alles sind kraftvolle Bewegungen, die eine Menge Arbeit erfordern, aber weil sie so effizient ausgeführt werden, können sie ohne Ermüdung hunderte Male wiederholt werden.

Wenn diese Bewegungen im Gegensatz dazu von jemandem ausgeführt werden, der keine so ausgeprägten Fähigkeiten besitzt, *auch wenn er sehr fit ist*, wird er nach nur wenigen Wiederholungen erschöpft sein oder sich sogar verletzen.

Professionelle Marathonläufer benötigen etwa 30 Prozent weniger Energie als ein durchschnittlicher Läufer für dieselbe Arbeit. Ihre Bewegungen sind so fließend, dass sie wie ein Perpetuum mobile wirken oder ein Ball, der einen Hügel herunter rollt. Im Gegensatz dazu sehen die meisten Läufer aus wie rollende Dreiecke. Jeder Schritt ist hinsichtlich Energie und mechanischer Belastung sehr aufwendig.

Viele Läufer glauben, man müsse nur fitter werden und mehr Energie aufwenden, um schneller laufen zu können. Sie wollen quasi einen größeren Motor ins Auto bauen. Das ist natürlich eine gute Idee, aber ein anderer entscheidender Faktor in Bezug auf Leistung ist, einfach den Fuß von der Bremse zu nehmen. Mit angezogenen Bremsen zu fahren heißt, dass man nur langsam vorankommt und dabei sein Auto beschädigt. Genauso kann ineffiziente Bewegung jemanden verlangsamen und gleichzeitig den Körper belasten.

Die Fähigkeit zu entspannen

Effiziente Bewegung erfordert die Fähigkeit zur Entspannung. Beim Sprinten etwa muss jeder Muskel, der sich kontrahiert, um einen vorwärts zu treiben, in der Phase des nächsten Bewegungszyklus entspannen und verlängern. Wenn der Muskel sich nur langsam verlängert, bremst er die Vorwärtsbewegung entscheidend ab. Daher betrachtet der weltbekannte Sprinttrainer Charlie Francis die Entspannung als wichtigstes Geheimnis höherer Geschwindigkeit. Auch wenn Entspannung heißt, absolut gesehen weniger Kraft zu generieren, kann sie doch in einem relativen Kraftüberschuss resultieren, der einen vorwärts treibt.[9]

Golfer, Tennisspieler und Baseball-Werfer würden Ähnliches über maximale Krafterzeugung erzählen. Eine gewisse Entspannung ist für maximale Schnelligkeit unerlässlich und zu harte Arbeit führt dazu, jemanden ungewollt langsamer zu machen. Auch deshalb sieht es bei Spitzenathleten so leicht aus, wenn sie enorme Kraft erzeugen, während sie gleichzeitig sehr entspannt und anmutig aussehen.

Entspannungsfähigkeit ist auch wichtig, um ausgedehnter Anspannung im Alltag vorzubeugen. Jemand, der am Computer arbeitet, muss nur seine Finger und Handgelenke bewegen. Der Arbeitsstress wird allerdings das auslösen, was Moshe Feldenkrais als parasitäre Anspannung bezeichnete – ungewollte und unnötige Muskelkontraktionen in anderen Bereichen (z. B. Schultern, Nacken und Kiefer). Wir können das so ähnlich bei anderen alltäglichen Aktivitäten beobachten, wie Greifen, Atmen, Gehen, Sitzen oder Stehen. Übermäßige Anspannung dabei wird nicht gleich nach ein paar Minuten zu Beschwerden führen, wenn sie sich aber über Tage, Wochen und Jahre ansammelt, kann sie sich beträchtlich auswirken.

Grundsätzlich ist die Hemmung von Muskelarbeit eine höher angesiedelte Fähigkeit als die Aktivierung, die dazu neigt, sich selbständig von Ort zu Ort auszubreiten. Anders gesagt, es ist relativ leicht, einen Muskel anzuspannen – schwierig wird dagegen, ihn locker zu lassen, wenn seine Nachbarn arbeiten.

Stellen Sie sich vor, Sie spielen Klavier. Jedes Mal, wenn Sie die Muskeln eines Fingers aktivieren, um eine Taste zu drücken, müssen Sie alle anderen Muskeln entspannen, um nicht die falsche Taste zu drücken. Die Hemmung ist wichtiger als die Aktivierung.

Ein Neugeborenes hat so gut wie keine Möglichkeit, die Ausbreitung der muskulären Aktivität von hier nach da zu kontrollieren. Jeder Versuch, eine lokale Bewegung zu erzeugen, tendiert dazu, alle Muskeln des Körpers zu aktivieren. Das hat zur Folge, dass die Beine strampeln, wenn es einfach nach einem Objekt greift.

In ähnlicher Weise werden viele Muskeln aktiviert, wenn ein Anfänger versucht, das erste Mal eine komplexe Bewegung auszuführen. Salsa erzeugt übermäßige Anspannung der Hände und Arme, ein Golfschwung aktiviert die Gesichtsmuskulatur.

Das passiert unter anderem deshalb, weil der Anfänger, der eine neue Fertigkeit erlernt, die Komplexität der Bewegung dadurch vereinfacht, dass er bestimmte Gelenke einrasten lässt. Das reduziert die Anzahl sich bewegender Komponenten und Variablen, die mit dieser Bewegung assoziiert sind, und vereinfacht damit die motorische Kontrolle.[10] Aber diese Strategie erfordert auch anhaltende und übermäßige Muskelspannung, was weniger effizient ist. Indem bestimmte Gelenke eingerastet werden, wird nicht das Potenzial möglicher „Teammitglieder" ausgeschöpft, deren Bewegungen Kraft und Kontrolle beisteuern könnten.

Vom Anfänger zum Profi zu werden, bedeutet, Freiheitsgrade in den Gelenken durch Loslassen muskulärer Spannung zuzulassen. Ein Basketball-Anfänger, der Dribbling lernt, wird die Interaktion von Schulter, Ellbogen und Handgelenk vereinfachen, indem er den Ellbogen einfach einrasten lässt. Je besser er wird, desto mehr Bewegung findet im Ellbogen statt. Genau so, wie der Umstieg von einem Dreirad auf ein Fahrrad die Kontrolle zusätzlicher Variablen erfordert, aber mehr Kraft, Effizienz und Genauigkeit mit sich bringt, genau so birgt auch die Ausnutzung von drei statt zwei Gelenken beim Basketball-Dribbling ähnliche Vorteile.[11]

Bei der Entwicklung von Bewegungskompetenz geht es daher häufig eher darum, die Ausbreitung neurogener Erregung zu unterbinden, als sie sie auszudehnen. In diesem Sinne *ist das Erlernen besserer Bewegung mehr Bildhauerei als Malerei.* Man macht Fortschritte, indem man etwas wegnimmt und nicht hinzufügt.

Rhythmus und Timing

Optimale Koordination erfordert die Aktivierung der richtigen Muskeln zur richtigen *Zeit* und der Gelenkbewegungen in der richtigen *Reihenfolge.* Auch wenn das richtige Timing einer Muskelaktivität spezifisch für eine bestimmte Situation ist, gibt es doch ein paar grundsätzliche Regeln zum Timing, die auf fast jede gute Bewegung angewendet werden können.

Wie bereits erwähnt, ist eine Bedingung, dass die Stabilisatoren *früher* aktiv werden als die Agonisten. In einem späteren Kapitel werden wir noch sehen, dass es interessanterweise Untersuchungen gibt, die eindeutig zeigen, dass dieser zeitliche Ablauf bei Menschen mit chronischen Schmerzen gestört ist.

Richtiges Timing ist außerdem notwendig, um zu gewährleisten, dass sich die Muskeln bei optimaler Länge kontrahieren. Die meisten Muskeln arbeiten am wirkungsvollsten und kräftigsten, wenn sie vor der Kontraktion durch leichte Dehnung in Vorspannung gebracht werden. Das erlaubt dem Muskel, aus einem elastischen Rückstoß und Dehnreflexen Nutzen zu ziehen. Während der meisten funktionellen Bewegungen werden ganze Muskelketten nacheinander verlängert und verkürzt. Gehen oder Laufen ist für diese Aktivitätsmuster das perfekte Beispiel – Extremitäten bewegen sich erst zurück, bevor sie sich dann nach vorne bewegen, sodass sich die Muskeln verlängern, bevor sie sich verkürzen. In diesem Sinne manifestiert sich gutes Timing als flüssige und fließende Welle aus Bewegung durch den Körper, die leicht zu erkennen und schön anzuschauen ist.

Hier ist ein Experiment, um zu spüren, wie die Vordehnung eine Muskelkontraktion schneller, automatischer und leichter macht: Während Sie gehen, stellen Sie sich vor, Ihr hinteres Bein hätte keine Muskeln wie das einer Stoffpuppe. Entspannen Sie es maximal. Halten Sie den hinteren Fuß so lange wie möglich am Boden, bis die Vorwärtsbewegung des Beckens die Hüftbeuger soweit dehnt, dass sie das Bein passiv nach vorne ziehen. Sie werden merken, dass das hintere Bein schnell und leicht nach vorne kommt, ohne Anstrengung oder ohne dass Sie auch nur die Absicht hatten, es zu bewegen. Das kommt daher, weil Sie die elastischen Eigenschaften der Hüftbeuger und der vorderen Oberschenkelmuskeln voll ausgenutzt haben und ihre Aktivität eher reflexhaft als bewusst war. Etwas Ähnliches können Sie beobachten, wenn Sie treppauf gehen. Stellen Sie sich vor, Sie setzen den rechten Fuß auf die obere Stufe und verlagern Ihr gesamtes Gewicht darauf. Vielleicht spüren Sie, wie Ihr linker Fuß sich vom Boden löst, ohne dass Sie ihn überhaupt anheben wollten. Die Vorwärtsbewegung des restlichen Körpers zieht das linke Bein mit sich.

Der Golfschwung ist ein weiteres gutes Beispiel. Beim Durchschwung rotiert zunächst das Becken und verschiebt sich in Richtung des Ziels. Die Beckenbewegung zieht an den Bauchmuskeln, die wiederum an den Rippen und der Wirbelsäule ziehen, was dazu führt, dass sich beide ebenfalls nach vorne drehen. Der Brustkorb zieht am Schulterblatt, das den Arm nach vorne bringt. Dann streckt sich der rechte Ellbogen und erst danach löst das Handgelenk, das schwächste, aber präziseste Glied der Kette, den Abschlag aus. Jede dieser Gelenkbewegungen erfolgt in einer fließenden, rhythmischen Abfolge. Mit jedem Schritt in der Bewegungskette werden zudem die Hebel schwächer und kleiner, bewegen sich aber schneller und mit feinerer Koordination. Wenn eins dieser Gelenke aus der Reihe tanzt (wie etwa beim sogenannten „coming over the top“, wenn die Arme sich eher bewegen als der Brustkorb), geht Leistung verloren und die Präzision leidet. Ähnliche wellenförmige Bewegungen kann man bei anderen kraftvollen Bewegungen beobachten, wie etwa Treten, Boxen, Werfen oder Sprinten.

Optimales Timing und Rhythmus hängen vom Individuum ab. Bei jedem Menschen sind Muskeln und Bindegewebe unterschiedlich lang, respektive elastisch. Daher hat jede Struktur ihren eigenen optimalen Rhythmus für große, synergistische Bewegungen.

Menschen mit kurzen Extremitäten, wie Mike Tyson oder Barry Sanders, machen charakteristische kurze, unruhige Bewegungen wie ein Kolbenmotor. Menschen mit längeren Gliedmaßen und dünneren Muskelbäuchen beginnen Bewegungen eher langsam, aber schnellen dann peitschenartig vor, wenn sich die Kräfte summieren. Denken Sie an einen langen, schlaksigen Werfer beim Baseball, der langsam Geschwindigkeit aufbaut.

Ein entscheidender Faktor für die Bewegungsqualität ist die Fähigkeit eines Athleten, den einzigartigen Rhythmus seines eigenen Körpers zu fühlen und zu pflegen. Das wird besonders deutlich beim Laufen, Sprinten, Werfen und anderen ausladenden Ganzkörperbewegungen, die eine genau aufeinander abgestimmte, rhythmische Aktivität von Muskelketten beinhalten.

Gleichgewicht

Gleichgewichtsfähigkeit heißt, den Schwerpunkt innerhalb der Unterstützungsfläche des Körpers zu halten. Wer sich gut bewegt, hat auch ein gutes Gleichgewicht.

Menschen sind einzigartig im Tierreich, da sie eine sehr kleine Unterstützungsfläche und einen sehr hoch gelegenen Körperschwerpunkt besitzen. Moshe Feldenkrais machte die interessante Beobachtung, dass Statuen von Menschen mit einer sehr schweren und breiten Basis gebaut werden müssen, damit sie nicht umfallen. Im Gegensatz dazu ist die Statue eines Tieres auf vier Beinen auch ohne äußere Unterstützung recht stabil.

Dieselben Eigenschaften, die uns Menschen im Stand vergleichsweise instabil machen, statten uns auch mit einem größeren gespeicherten Energiepotenzial aus, um uns fast augenblicklich in jede mögliche Richtung zu bewegen. Anders gesagt, jemand, der aufrecht steht, kann sich in jede mögliche Richtung bewegen, indem er seinem Körper einfach erlaubt, in diese Richtung zu fallen. Denken Sie an einen Sprinter, der beim Start nach vorne fällt.

Gutes Gleichgewicht heißt nicht, aufrecht auf einem Schwebebalken zu gehen. Auch in Situationen, in denen keine Sturzgefahr besteht, ist optimales Gleichgewicht gefordert, um die Fähigkeit zu erhalten, sich mit möglichst wenig Vorbereitung in jede denkbare Richtung zu bewegen. Wenn Ihr Körperschwerpunkt sich zu sehr auf einer Seite befindet, können Sie sich nicht mehr so schnell zur anderen Seite bewegen. Im Sport kann das den Unterschied zwischen Sieg und Niederlage bedeuten. Beim Tanzen oder in der Sportgymnastik macht es vielleicht den Bruch im Rhythmus aus, der eine Vorführung ruiniert.

Eine interessante Möglichkeit, Ihre Gleichgewichtsfähigkeit zu testen, besteht darin, zu schauen, ob Sie die Bewegungsrichtung an jedem Punkt einer Bewegungsbahn ändern können – auch in die Gegenrichtung. In diesem Sinne ist „Umkehrbarkeit" manchmal ein guter Test für Bewegungsqualität.

Ein Gesichtspunkt des Gleichgewichts, der die ästhetischen Aspekte guter Bewegung erklärt, sind Ausgleichsbewegungen. Da wir Menschen eine so kleine Unterstützungsfläche besitzen, wird jede merkliche Bewegung eines Armes oder Beines den Körperschwerpunkt aus dieser Unterstützungsfläche herausbringen. Um das Gleichgewicht zu halten, muss daher eine andere Extremität gleichermaßen in die Gegenrichtung bewegt werden. Wenn Sie von einem Spitzensportler in Bewegung eine Momentaufnahme anfertigen, werden Sie ein schönes Beispiel für den reziproken Einsatz der Gliedmaßen als Ausgleich zu sehen bekommen. Ein Tänzer, der eine Arabesque ausführt, oder ein Fußballer, der einen Schuss abgibt, sind perfekte Beispiele dafür. Tatsächlich sehen wir diese Ausgleichsbewegungen bei jedem Schritt, den wir machen – wenn sich das rechte Bein nach vorne bewegt, bewegt sich das linke gleichzeitig nach hinten und so weiter. Das zeigt wieder einmal, dass auch weit voneinander entfernte Teile des Körpers funktionell zusammengehören.

Reaktivität und Variabilität

Bei guter Bewegung geht es nicht nur um das harmonische Zusammenspiel oder die Koordination zwischen verschiedenen Körperteilen. Es geht im Wesentlichen darum, wie das System mit der Umgebung interagiert, insbesondere als Antwort auf unerwartete Veränderungen. Anders gesagt, gute Bewegung beinhaltet einen gewissen Grad an Anpassungs- und Reaktionsfähigkeit auf eine sich verändernde Umgebung.[12]

Stellen Sie sich vor, man würde einen humanoiden Roboter bauen, der mit einwandfreier Symmetrie und Anmut zu gehen vermag. Wenn der Roboter sein Gangbild aber nicht an das Gelände *anpassen* kann, wird er jedes Mal stolpern, wenn er auf einen Stein tritt, und seine Bewegungsfähigkeit wird im Grunde genommen nutzlos. Echte Bewegungsintelligenz liegt daher nicht so sehr in der Bewegung selbst, sondern in der Interaktion mit der Umgebung.

Der anmutige Schritt eines Rehs bringt ihm nichts, solange er nicht angepasst werden kann, um über einen Baumstamm zu springen oder einem Wolf auszuweichen. Eine Fußballspielerin, die beim Einzeltraining über hervorragende Ballbehandlung verfügt, unterzieht sich keiner echten Bewährungsprobe, solange sie diese Spielzüge nicht in einer Spielsituation ausführt, spontan und gegen eine Gegnerin, die aktiv versucht, sie zu stören.

Wir würden nicht von jemandem behaupten, eine Sprache fließend zu beherrschen, wenn er einen bestimmten Sachverhalt nur auf eine einzige Art und Weise ausdrücken kann, egal, wie vollendet er ihn kommuniziert. Ganz ähnlich spricht jemand auch die Sprache der Bewegung nicht fließend, wenn er nicht dasselbe Ziel auf unterschiedliche Wege zu erreichen vermag.

Jemand, der mit perfekter Gewandtheit vom Stehen zum Sitzen kommt, das aber nur auf eine bestimmte Art und Weise, besitzt weniger Einfallsreichtum als jemand, der seinen Weg auf den Boden auf vielerlei Art verändern kann. Ein Powerlifter, der eine perfekte Kniebeuge ausführen kann, ist nicht notwendigerweise auf einen Tag Gartenarbeit vorbereitet, bei der die Kniebeuge permanent an die Umgebung angepasst werden muss – etwas seitlich versetzt, mit den Füßen in unterschiedlichen Positionen. (Um fair zu bleiben: Ein Gärtner ist vermutlich nicht darauf vorbereitet, eine Kniebeuge mit 360 Kilogramm zu machen.) Wir können gute Bewegung daher nicht immer nur daran messen, ob eine ideale Ausführung eingehalten wird, sondern eher an der Fähigkeit, sich an viele verschiedene Situationen anzupassen.

Diese Adaptationsfähigkeit und der Einfallsreichtum gelten nicht nur für Wettkampfsport. Unser alltägliches Leben bietet konstant unerwartete Herausforderungen bezüglich Bewegung oder Haltung. Eine lange Flugreise in einem engen Sitz. Eine Nacht auf dem Sofa oder in einem fremden Bett. Gehen in unbequemen Schuhen. In der einen Hand unseren Einkauf tragen, während wir mit der anderen Hand das Baby ins Auto verfrachten. In jeder dieser Situationen erfordert eine Lösung des motorischen Problems ein Abweichen von dem, was man normalerweise unter „guter“ Haltung, richtiger Ausführung oder einer harmonischen Bewegung verstehen würde. Die Fähigkeit, eine Lösung für diese plötzlich auftretenden Probleme zu finden, gehört zu dem, was wir als motorische Intelligenz betrachten sollten.

Gute Bewegung fühlt sich gut an

Mit „perfekter Haltung“ zu sitzen oder mit einem tadellosem Gangbild zu laufen oder den herabschauenden Hund genau so auszuführen wie der Yoga-Lehrer, entspricht nicht guter Bewegung, wenn es sich nicht gut *anfühlt* – schmerzfrei, angenehm, echt und mühelos. Das sollte selbstverständlich sein, wird aber leicht vergessen.

Wir verbringen sehr viel Zeit damit, uns so zu bewegen, dass es den sozialen Normen der Körpersprache entspricht, uns Pokale gewinnen lässt, gut bei einer Tanzvorführung aussieht oder um den Personaltrainern, Yoga-Lehrern und Physiotherapeuten zu gefallen, die uns erzählen, wie man sich „richtig“ bewegt. Viele Menschen richten ihre Haltung in Übereinstimmung mit den Empfehlungen von Experten aus, auch wenn es sich nicht natürlich oder gut anfühlt. Andere ignorieren einfach wiederum die Rückmeldungen ihres Körpers, bis sie kaum noch wissen, ob ein bestimmter Bereich schmerzt. Das führt dazu, dass sie ihre Empfindsamkeit gegenüber sensorischen Informationen ihres Körpers verlieren, die uns helfen, die „Richtigkeit“ einer bestimmte Bewegung oder Haltung zu erkennen und intelligente Anpassungen vorzunehmen.

Mit zunehmendem Alter vergisst man leicht, dass sich bestimmte Bewegungen angenehm anfühlen können. Wenn Sie älter als dreißig sind, gibt es vermutlich einige Bewegungen, die Sie regelmäßig machen und bei denen Sie jedes Mal gewisse Beschwerden verspüren. Vielleicht wenn Sie in die Knie gehen, um etwas vom Boden aufzuheben, den Arm über den Kopf strecken oder beim Ausparken nach hinten schauen. Sind Sie nicht in der Lage, diese Beschwerden wahrzunehmen, ist es für Sie unmöglich, an Verbesserungen zu arbeiten oder sich auch nur vorzustellen, dass Verbesserungen durchaus möglich wären.

Sofern sich eine Bewegung natürlich, echt und mühelos anfühlt, kann dies als dezenter Hinweis auf die "Richtigkeit" einer bestimmten Bewegung betrachtet werden. Leider wird dies oft ignoriert. Die meisten von uns haben das großartige Gefühl erlebt, dass man plötzlich eine Bewegung so korrigiert hat, dass sie sich sehr viel leichter anfühlt. Das passiert oft, wenn man eine Sportart oder eine neue Aktivität erlernt. Was sich bislang falsch und unbeholfen anfühlte, fühlt sich mit einem Mal natürlich und richtig an. Das Alltagsgeschehen können viele Menschen nutzen, um ihre natürliche und leichte Atmung, das Aufstehen aus dem Sitz oder ihre Beckenhaltung zu verbessern. Hierbei Achtsamkeit zu entwickeln, ist ein wichtiger Schritt auf dem Weg, sich besser zu bewegen.

Individualität

Gute Bewegung ist individuell. Auch wenn ich durchaus glaube, dass es gewisse grundsätzliche Regeln für gute Bewegung gibt (darum geht es ja in diesem Kapitel!), sollte ich auch darauf hinweisen, dass sie nicht für jedermann gelten.

Jeder hat eine andere Körperstruktur und deshalb wird die beste Bewegungslösung sich von Person zu Person unterscheiden. Das gilt insbesondere für die Zentrierung von Gelenken, Haltung und Ausrichtung. Für jemanden mit Skoliose ist gute Haltung etwas anderes, als für jemanden ohne. Jemanden mit Skoliose darum zu bitten, seine Wirbel in einer geraden Linie auszurichten, bedeutet quasi, ihn darum zu bitten, seine Wirbel aus einer neutralen Position *heraus* zu bewegen.

Darüber hinaus haben viele Menschen eine Körperstruktur, die sie davon abhält, alle Gelenke zu selben Zeit und bezogen auf eine bestimmte Funktion mittig auszurichten. Wenn Sie eine Torsion im Schienbein haben, bei der das untere Ende im Verhältnis zum oberen nach innen rotiert ist, könnte es sein, dass Sie nicht in der Lage sind, während einer Kniebeuge Ihre Hüftgelenke, Knie und Sprunggelenke gleichzeitig mittig auszurichten. Für so jemanden könnte das bedeuten, dass er Bewegungen, wie beispielsweise eine Kniebeuge, auf eine Weise ausführt, die von dem abweicht, was man gemeinhin als gut bezeichnet.

Haltung

Haltung bezieht sich auf die Ausrichtung des Körpers oder der Wirbelsäule, wenn keine groben Bewegungen stattfinden, wie etwa beim Sitzen, Stehen oder wenn Sie einfach auf etwas warten. Haltung ist tatsächlich nichts anderes als eine andere Form der Bewegung – sie erfordert geschickte und koordinierte Muskelarbeit sowie eine gute Positionierung und Ausrichtung der Gelenke. Darüber hinaus umfasst Haltung immer auch ein geringfügiges Ausmaß an Bewegung – Atmen, Schwanken um einen Schwerpunkt herum, den Kopf hin- und herbewegen usw.

Weil die Beschaffenheit der Haltung von der Qualität der muskulären Organisation bestimmt wird, die für ihre Aufrechterhaltung erforderlich ist, können wir sie anhand derselben Prinzipien beurteilen, die wir für die Definiton guter Bewegung nutzen. Eine gute Haltung ist daher effizient, entspannt, koordiniert, ausgerichtet und beinhaltet eine angemessene Arbeitsteilung zwischen Halte- und Bewegungsmuskulatur.

Gute Haltung richtet die Gelenke in einer neutralen Position aus, die den leichten Übergang in eine maximal mögliche Anzahl sinnvoller Bewegungen mit minimalem Aufwand erlaubt. Gute Haltung fühlt sich gut und mühelos an. Gute Haltung reagiert auch auf die Umgebung und hängt davon ab, welche Bewegungen erforderlich sind. Eine gute Sitzhaltung hängt davon ab, ob Sie am Computer schreiben, fernsehen, zu Abend essen oder Auto fahren.

Haltung ist für jeden Menschen individuell und hängt von seinem speziellen Körperbau ab. Haltung profitiert davon, auf eine große Auswahl an Alternativen zurückgreifen zu können, wenn es

z. B. darum geht, auf welche Weise man einfach herumhängen und nichts tun kann.

Kurz gesagt, Haltung ist eine dynamische Angelegenheit, deren Qualität nach ihrer Fähigkeit beurteilt wird, sinnvolle Interaktion mit der Umgebung zu unterstützen, und nicht nach ihrer Übereinstimmung mit einem abstrakten Ideal oder einer exakten Linie.

Erstaunlicherweise und in merklichem Widerspruch zu den Behauptungen vieler Leute, die „schlechte" Haltung als Ursache für verschiedene chronische Schmerzzustände propagieren, kommen die meisten Studien, die messbare Unterschiede der Körperhaltungen von Einzelpersonen untersucht haben, zu dem Ergebnis, dass unterschiedliche Haltungen nichts über die Intensität chronischer Schmerzen aussagen.[13]

Das sollte ein ziemlich klares Alarmsignal für jeden sein, der versucht, Schmerz mit einer Abweichung der Haltung von der Norm zu erklären. Das heißt aber nicht, dass die Haltung sich nicht auf die Funktion auswirken würde. Eine optimale Koordination der Gliedmaßen setzt eine optimale Koordination und Ausrichtung der Wirbelsäule als Fundament voraus. Wie der russische Physiologe Nikolai Bernstein sagte: Zu versuchen, sich mit schlechter Haltung zu bewegen ist so, als würde man versuchen, mit einem weichen Bleistift zu schreiben.

Zusammenfassung

Hier kurz zusammengefasst die wichtigsten Punkte dieses Kapitels, gefolgt von ein paar Vorbehalten und Einschränkungen, die es zu bedenken gilt. Biomechanisch effiziente, funktionelle und gesunde Bewegung ist durch folgende grundlegende Eigenschaften charakterisiert:

KOORDINATION: Bewegung ist Teamarbeit und gute Teamarbeit zwischen Gelenken und Muskeln ist wichtiger als ihre individuelle Leistungsfähigkeit.

ANSPRACHE: Unabhängig davon, wie gut eine Bewegung koordiniert ist, bleibt sie nutzlos, wenn sie nicht auf Veränderungen der Umgebung reagieren kann.

LASTENVERTEILUNG: Die mechanische Belastung einer Bewegung sollte auf so viele Mitspieler verteilt werden wie möglich. Je mehr Mitspieler an einer Bewegung beteiligt sind, desto mehr Arbeit kann verrichtet werden. Multisegmentale Bewegungen sollten ausgewogene und wohl verteilte Bögen erzeugen, statt Ecken und Kanten.

ARBEITSTEILUNG: Muskeln sollten die Aufgabe erfüllen, für die sie vorgesehen sind: Stabilisatoren stabilisieren, Agonisten bewegen, große Muskeln erzeugen Kraft, kleine Muskeln direkte Kraftübertragung.

HALTUNG UND AUSRICHTUNG: Gelenke sind am besten gesichert und funktionieren am effektivsten, wenn sie sich in neutraler oder zentrierter Position befinden. Koordinierte Bewegung hält Gelenke so oft wie möglich zentriert und ausgerichtet.

ENTSPANNUNG UND EFFIZIENZ: Bewegungskompetenz ist dadurch charakterisiert, dass unnötige Muskelarbeit und störende Anspannung gehemmt werden. Hemmung ist eine höher angesiedelte Fertigkeit als Aktivierung.

TIMING: Stabilisatoren sollten vor den Agonisten aktiv werden. Multisegmentale Bewegungen erfordern einen korrekten Ablauf. Die meisten Bewegungen setzen voraus, dass die Muskeln sich vor der Kontraktion zunächst verlängern, um einen Vorteil aus elastischem Rückstoß, den passiven Eigenschaften des Bindegewebes und reflektorischer Muskelspannung zu ziehen.

VERÄNDERUNG: Bewegung ist wie Sprache. Kompetenz ist von Variabilität geprägt, nicht nur von Präzision.

WOHLBEFINDEN: Bewegung sollte schmerzfrei, ohne Anstrengung und natürlich vonstattengehen.

INDIVIDUALITÄT: Optimale Lösungen für Bewegungen sind immer auf das jeweilige Individuum, die Aufgabe und die Umgebung zugeschnitten.

Die Übungen im Praxisteil dieses Buches sind dazu gedacht, die Wahrnehmung und Kontrolle all dieser Qualitäten einer Bewegung zu verbessern.

Was es zu beachten gilt

Nachfolgend einige Hinweise, die man bezüglich der hier präsentierten Materie im Hinterkopf haben sollte:

- Die oben genannten Merkmale guter Bewegung sollen nicht Kriterien ersetzen, die auf exakten Messungen basieren und spezifisch für ein bestimmtes Gelenk oder eine bestimmte Bewegung sind. Stattdessen sollen sie Einblicke bieten, die man möglicherweise bei einem Ansatz übersieht, der sich überwiegend auf Messungen oder biomechanische Annahmen verlässt, die ungenau oder fehlerhaft sein können.
- Nicht jeder kann lernen, sich wie ein professioneller Athlet oder Tänzer zu bewegen, indem er sich in diese Prinzipien einarbeitet oder sie anwendet. Auch wenn es bei guter Bewegung sehr viel um Kompetenz geht, hat auch der Körperbau Einfluss. Mit einem VW-Käfer kann man nicht so fahren, wie mit einen Ferrari, egal, wie gut der Fahrer ist. Wir sollten uns nicht mit den außergewöhnlichen Menschen auf dem Spielfeld oder der Bühne vergleichen, die mit den optimalen Voraussetzungen für genau die Aufgaben geboren wurden, die sie erfüllen. Wenn unsere Bewegungen in Bezug auf die oben genannten Prinzipien also nicht perfekt sind, heißt das nicht, dass unsere Bewegungskompetenz Schuld ist. (Nichtsdestotrotz haben die meisten Menschen Raum für Verbesserungen!)
- Genauso wie Bewegung eine Fähigkeit ist, die man verbessern kann, ist sie auch eine Angewohnheit, die nur schwer abzulegen ist. Manche Veränderungen fallen leicht, aber andere erfordern wirklich Anstrengung. Wir werden im Kapitel über motorische Kontrolle noch darüber sprechen.
- Optimale Biomechanik garantiert keine Schmerzfreiheit. Wie wir im Abschnitt über Schmerz sehen werden, wird er durch Faktoren beeinflusst, die wenig bis gar nichts mit Gewebeverletzungen durch Belastung zu tun haben. Daher kann man sich scheinbar optimal bewegen und trotzdem an Schmerzen leiden und umgekehrt. Dennoch ist die Art und Weise, wie wir uns bewegen eindeutig eine Form von Stress und davon haben wir lieber weniger als mehr.

Kapitel 2 –

Wie man sich besser bewegt

„Das Gehirn widmet sehr viel mehr Anteile der Bewegung als der Sprache. Sprache ist nur ein kleines Ding, das auf diesem riesigen Ozean an Bewegung sitzt.“

OLIVER SACKS

Wie verbessern wir unsere Bewegungsfertigkeit? In diesem Kapitel werden wir uns einmal ansehen, wie das Nervensystem Körperbewegungen wahrnimmt sowie kontrolliert und wie es lernen kann, sie besser auszuführen.

Die Bewegungen eines menschlichen Körpers zu kontrollieren erfordert eine unglaubliche Leistung an Planung und Informationsverarbeitung. Das wird leicht unterschätzt, weil das meiste davon unbewusst geschieht.

Während wir gehen oder irgendetwas anderes tun, fließen Millionen Bits an Informationen über Gelenke und Muskeln von unserem Körper zum Gehirn. Diese Informationen müssen zusammengesetzt und so aufbereitet werden, dass der Körper versteht, wo sich was befindet und was es tut. Millionen von Muskelfasern muss mitgeteilt werden, wie sie sich zusammenziehen oder entspannen sollen, um eine bestimmte Bewegung auszuführen. All das geschieht außerhalb unserer bewussten Wahrnehmung.

Dafür ist ein gigantischer Aufwand an Informationsverarbeitung notwendig. Man kann das grob mit einer Marionette vergleichen, an der Millionen von Fäden mit Millionen kontraktilen Elementen verbunden sind, die hunderte Gelenke mit jeder erdenklichen Art von Bewegungsfreiheit steuern. Die Leistungen des Gehirns bei der Bewegungskontrolle sind in mehrfacher Hinsicht wesentlich beeindruckender als seine Fähigkeit zum abstrakten Denken.

Wir haben zwar ein Computerprogramm entwickelt, das die besten menschlichen Schachspieler besiegen kann, schaffen es aber nicht, einen Roboter zu bauen, der eine Spülmaschine einräumt. Computer können überzeugende Symfonien komponieren, Champions aus Quizshows schlagen und Gespräche führen, die sehr menschlich anmuten. Aber kein Roboter kann mit einem Dreijährigen mithalten, der durch die Gegend läuft, Dinge aufhebt und andere simple Bewegungen vollführt, die für uns selbstverständlich sind.

In diesem Kapitel werden wir uns die Hardware und Software anschauen, die es uns erlaubt, motorische Probleme zu lösen. Das hilft uns zu verstehen, wie wir die Software verändern können, um uns besser zu bewegen und zu fühlen.

Die Bestandteile der motorischen Kontrolle

Als motorische Kontrolle bezeichnet man den Prozess der Bewegungsorganisation und -ausführung. Dieses Kontrollsystem kann man in drei weitere Subsysteme unterteilen: Passiv, aktiv und neural.[14] Die ersten beiden umfassen die „Hardware“, mit der wir uns bewegen, das dritte die „Software“, die

Informationen sammelt, sie auswertet und Kommandos ausgibt. Nachfolgend eine Beschreibung dieser drei Subsysteme und wie sie zusammenarbeiten, um motorische Kontrolle zu ermöglichen.

Das aktive System: Muskelkontraktion

Das aktive System besteht aus den Muskeln. Jeder Muskel wiederum besteht aus mehreren tausend Muskelfasern, die in motorischen Einheiten zusammengefasst sind. Eine motorische Einheit funktioniert nach dem „Alles-oder-nichts"-Prinzip: Entweder alle Muskelfasern in dieser Einheit ziehen sich zusammen oder gar keine. In großen Muskeln enthalten die motorischen Einheiten mehr Muskelfasern als in kleinen Muskeln. In der Fingermuskulatur besteht eine Einheit z. B. aus etwa 350 Fasern, während es in der Oberschenkelmuskulatur etwa 1000 Fasern sind. Daher sind die Finger zwar schwächer als das Knie, besitzen aber eine sehr viel bessere Feinkoordination.

Muskelfasern erzeugen Spannung. Unter Spannung kann die Faser sich verkürzen (konzentrische Kontraktion), verlängern (exzentrische Kontraktion) oder gleich bleiben (isometrische Kontraktion). Bei einem Kurzhantelcurl arbeitet der Bizeps beim Anheben des Gewichts z. B. konzentrisch, in der Bewegungspause isometrisch, damit die Hantel nicht herunterfällt, und exzentrisch, um das Absenken der Hantel zu kontrollieren.

Weil die Muskelfasern die einzigen aktiven Mitspieler des Bewegungssystems sind, ist jede Bewegung durch ein bestimmtes Aktivierungsmuster der motorischen Einheiten definiert. Anders gesagt, eine Bewegung erfordert die Aktivierung der richtigen motorischen Einheiten zur richtigen Zeit, mit der richtigen Dauer und in der richtigen Reihenfolge.

Das passive System: Bindegewebe

Das passive System besteht aus der Hardware mit Ausnahme der Muskeln: Knochen, Gelenkkapseln, Knorpel, Faszien, Sehnen, Bänder und anderem Bindegewebe (auch den passiven Bestandteilen der Muskeln). Es trägt ohne Energieaufwand zu einem großen Teil zu Bewegungen bei.

Jedes Mal, wenn Sie z. B. beim Gehen Ihr Körpergewicht über das Standbein verlagern, wird die Achillessehne gedehnt, speichert dabei Energie und gibt einen Teil dieser Energie dann wieder als vorwärtstreibende Kraft ab. Sich effizienter zu bewegen heißt, das passive System mehr Arbeit verrichten zu lassen.

Es arbeitet auch auf andere Art „gratis", indem es Stabilität durch passive Einschränkung einer Bewegung erzeugt. Wenn ich z. B. meinen Kopf nach unten bewege, um auf meine Zehen zu schauen, könnte ich ihn auf zweierlei Art in dieser Position halten: Ich könnte meine Nackenmuskeln anspannen oder ich könnte diese Muskeln entspannen, sodass der Kopf passiv am Bindegewebe hängt.

Stellen Sie sich einen herumlümmelnden, gelangweilten Teenager vor: Eine Hüfte seitlich rausgeschoben, überstreckte Knie, eingefallene Brust und vorgestreckter Kopf. In dieser Haltung erzeugt er Stabilität, indem er praktisch in seinem passiven System hängt, anstatt die Gelenke über aktive Muskelarbeit auszurichten. Diese Strategie ist zwar energetisch günstig, mechanisch betrachtet kommt sie uns allerdings teuer zu stehen, da sie sehr viel Belastung auf das Gewebe des passiven Systems ausübt. Sie ist außerdem dahingehend aufwendig, weil sie schlecht auf den Übergang in eine andere Bewegung vorbereitet.

Das passive System kontrolliert zu einem gewissen Grad auch Bewegungen; diese Aufgabe müsste ansonsten das Nervensystem übernehmen. Das geschieht, indem das passive System die Freiheitsgrade eines Gelenks einschränkt, sodass eine Bewegung auf einem vorher festgelegten Pfad stattfindet, anstatt einen Weg zu nehmen, der erst durch verstandesmäßige Entscheidungen und motorische Befehle ermittelt werden müsste.

So ist beispielsweise das Sprunggelenk weit mehr passiven Beschränkungen unterworfen und besitzt weniger Freiheitsgrade als das Schultergelenk und erfordert daher auch weit weniger Muskel- und Nervenaktivität, um sich entlang einer gewünschten Bahn zu bewegen. Wenn wir uns, ähnlich wie der lässige Teenager, zu sehr auf das passive System verlassen, die Bewegungsbahn festzulegen, innerhalb derer wir uns bewegen wollen, reduziert das die Arbeit des muskulären und nervalen Systems zur Bewegungskontrolle. Andererseits wird das passive System dadurch auch übermäßig belastet.

Das Nervensystem: Informationsverarbeitung

Die Rolle des Nervensystems in der motorischen Kontrolle kann man als Informationsverarbeiter verstehen.[15] Das periphere Nervensystem sammelt Input: Informationen über den Gesundheitszustand sowie die Stellung und Bewegung einzelner Körperteile. Das zentrale Nervensystem verarbeitet diese Informationen und erzeugt zwei grundlegende Outputs: Die bewusste Wahrnehmung des Körpers und motorische Befehle, um den Körper zu bewegen.

Im Folgenden werden wir über grundlegende Schlüsselkonzepte bezüglich der Bewegungskontrolle durch das Nervensystem sprechen. Es geht um Empfindungen, Wahrnehmung sowie das Zustandekommen motorischer Befehle.

Empfindungen – Informationen sammeln

Empfindungen beschreiben den Prozess, mit dem der Körper einen Reiz wahrnimmt und ein Signal an das Gehirn sendet. (Wie wir im nächsten Abschnitt sehen werden, unterscheidet sich das Empfinden deutlich von der Wahrnehmung.)[16]

Zahlreiche Sensoren innerhalb des Körpers helfen dem Gehirn, die Stellung und Bewegung verschiedener Körperteile festzustellen. Am wichtigsten sind dabei Informationen, die aus dem propriozeptiven, visuellen und vestibulären System kommen.

Das propriozeptive System stellt Informationen aus den Mechanorezeptoren zur Verfügung, die in der Haut, den Gelenken, Bindegewebe, Bändern, Sehnen und Muskeln lokalisiert sind. Diese Mechanorezeptoren haben Namen wie Ruffini-Körperchen, Meissner-Tastkörperchen, Vater-Pacini-Körperchen, Golgi-Sehnen-Apparat und Muskelspindel. Jedes von ihnen reagiert auf andere mechanische Reize. Manche reagieren auf Dehnung, andere auf Druck, manche auf schnelle Bewegungen, manche auf kontinuierliche Bewegungen. Werden sie aktiviert, senden sie ein Signal an das Gehirn, das anzeigt, das gerade irgendetwas passiert; dass z. B. ein Band oder die Haut gedehnt, ein Gelenk zusammengedrückt bzw. ein Muskel verlängert wird.[17]

Das visuelle System stellt Informationen über die Lage des Körpers im Raum und im Verhältnis zur Umgebung zur Verfügung. Ohne unser Sehvermögen ist diese Wahrnehmung erheblich beeinträchtigt, deswegen ist es schwierig, mit geschlossenen Augen auf einem Bein zu stehen.

Das vestibuläre System (Gleichgewichtssystem) stellt Informationen zur Bewegung des Kopfes und seiner Ausrichtung relativ zur Wirklinie der Schwerkraft zur Verfügung. Ohne diese Information könnten wir kaum aufrecht stehen. Betrunkene haben unter anderem deshalb ein so schlechtes Gleichgewicht, weil Alkohol das vestibuläre System beeinträchtigt.

Wahrnehmung – sensorische Informationen verarbeiten

Auch wenn die Begriffe Empfindung und Wahrnehmung im Alltag häufig synonym benutzt werden, unterscheiden Psychologen zwischen den beiden. Diese Unterscheidung ist sehr nützlich, wenn es darum geht, Bewegung zu verstehen.

Empfindung bezeichnet das Erkennen eines Reizes und Übertragen eines Signals zum zentralen Nervensystems. Als Wahrnehmung bezeichnet man den Vorgang, diese Information zu filtern, einzuordnen und ihre Bedeutung zu interpretieren, um eine subjektive oder bewusste Erfahrung in Bezug auf die Empfindung zu erzeugen.[18]

Ein Beispiel: Durch die Sinnesempfindung geben die Ohren Informationen über Klangwellen an das Gehirn weiter und durch die Wahrnehmung hören wir Musik. Im Kontext von Bewegungen melden die Sinneseindrücke Informationen über Haltung und Position als auch das Gleichgewicht, während die Wahrnehmung uns eine bestimmte Bewegung fühlen lässt.

Es ist sinnvoll, diese beiden Begriffe zu unterscheiden, denn sie sind nicht identisch. Zahlreiche Faktoren können unsere Wahrnehmung verändern, etwa der Fokus unserer Aufmerksamkeit, unsere früheren Erfahrungen und unsere Erwartungen. Daher können zwei Menschen vollkommen identische Sinneseindrücke erfahren, sie aber völlig unterschiedlich wahrnehmen.

Sehen Sie sich das Bild an:

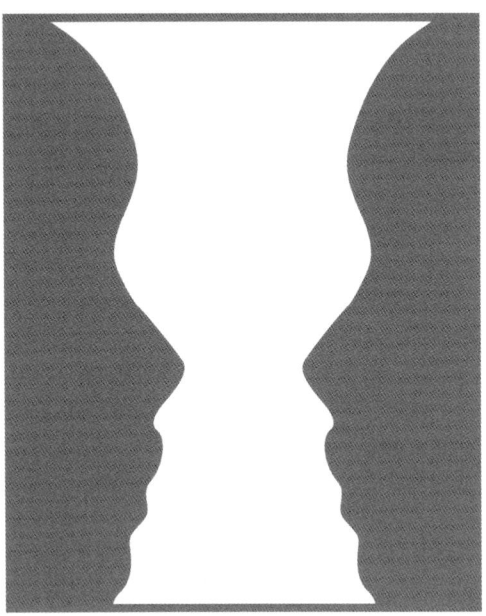

Man kann es auf zwei verschiedene Arten „sehen“: Als eine Vase oder zwei Gesichter, die sich gegenseitig anschauen. Die sensorischen Daten, die von den Augen ausgehen, bleiben dieselben, aber die Wahrnehmung des Bildes ändert sich vollständig, während das Gehirn zwischen zwei konkurrierenden Interpretationsmöglichkeiten hin und her schaltet. Beachten Sie, dass Sie nicht beide Bilder zur selben Zeit „sehen“ können!

Diese optische Täuschung zeigt, dass augenblicklich ein hohes Maß an Berechnung und Interpretation außerhalb unseres Bewusstseins stattfindet, bevor wir überhaupt etwas sehen. Unsere Erfahrung des Sehens spiegelt nicht die reale Welt wider – unser Gehirn *konstruiert* vielmehr ein Bild, von dem es glaubt, es würde die nützliche Repräsentation dessen darstellen, was wir über die Welt wissen müssen.

Hier ist eine andere interessante Illusion, um das Ganze deutlicher zu machen. Sehen Sie sich das Bild des Schachbretts an. Es sieht so aus, als hätten die Felder A und B unterschiedliche Farben, oder?

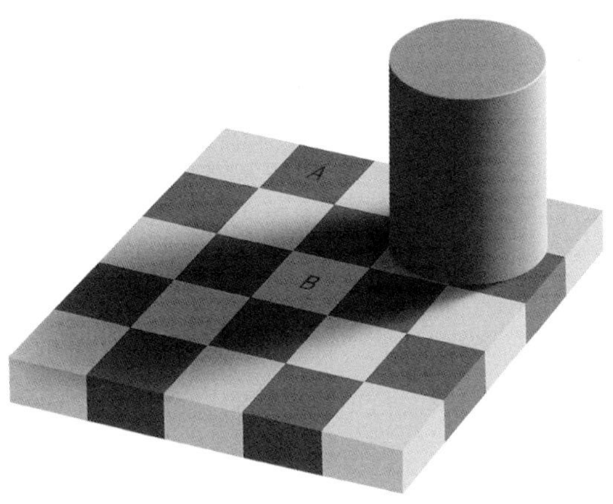

Haben sie aber nicht. Man sieht, dass sie gleichfarbig sind, wenn man sie durch einen Strich verbindet.

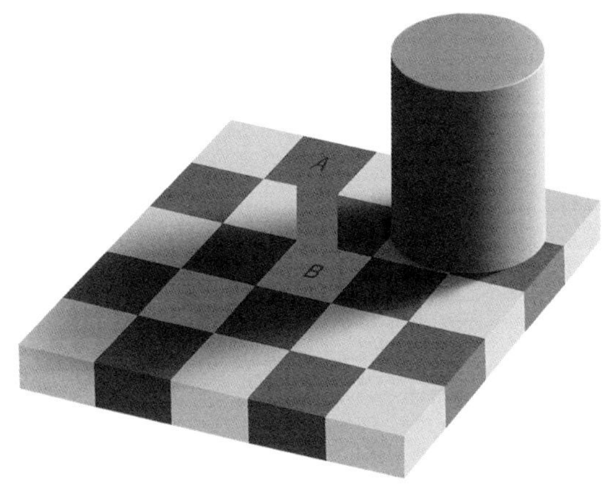

Ich wette, Sie denken, die Bilder seien irgendwie manipuliert, aber Sie können einen Finger auf den Strich zwischen den beiden Kästchen legen und zusehen, wie daraus wieder zwei verschiedene Farben werden. (Ich habe das selber viele Male gemacht.)

Warum sehen die Farben auf A und B unterschiedlich aus? Ihr Gehirn erzeugt diese Wahrnehmung, weil es den Schatten berücksichtigt, den der Zylinder wirft, sowie das Schachbrettmuster der Kästchen. Basierend auf diesen Informationen geht es davon aus, dass die scheinbare Übereinstimmung der Farben eine optische Täuschung ist. Also sorgt es dafür, dass sie unterschiedlich aussehen. Es ist höchst beeindruckend, wie sehr intelligente Entscheidungen außerhalb unseres Bewusstseins in Lichtgeschwindigkeit getroffen werden. Wir „sehen" keine Rohdaten – wir nehmen lediglich Bilder wahr, die unser Gehirn in dem Glauben konstruiert, dass sie unseren Bedürfnissen entgegenkommen.

In ähnlicher Weise ist die Wahrnehmung unseres Körpers keine Spiegelung der Körperposition, sondern eine Konstruktion, die funktionelle Ziele erfüllt. Genauso, wie man dasselbe Bild auf unterschiedliche Art sehen kann, kann man dieselbe Bewegung auf unterschiedliche Art wahrnehmen, abhängig davon, wie man die sensorischen Daten interpretiert, die von der Bewegung erzeugt werden.

Wir wissen das, denn wenn man besser in einer bestimmten Aktivität wird, ändert sich die Wahrnehmung der Körperposition deutlich, auch wenn die sensorischen Daten dieser Bewegung dieselben bleiben. Stellen Sie sich vor, Sie führen das erste Mal eine komplexe Bewegung aus, etwa einen Rückwärtssalto, eine neue Tanzbewegung oder einen Golfschwung. Ihre Körperwahrnehmung wird während der Bewegung vermutlich durcheinander sein. Anders gesagt, Sie werden buchstäblich nicht wissen, was Sie da gerade tun, und auch nicht in der Lage sein, die Auswirkungen Ihrer Bewegungen vorauszusagen.

Das liegt nicht an irgendeinem Fehler der Sinnesempfindungen oder der Qualität der propriozeptiven Informationen, die ins Gehirn gelangen. Das Problem liegt in der Wahrnehmung – der Fähigkeit des Nervensystems, die Bedeutung sensorischer Informationen zu interpretieren. Im Falle einer neuen Bewegung kann das Gehirn nicht auf zurückliegende Erfahrungen zurückgreifen, um ähnliche Informationen zu ordnen und liefert daher ziemlich schlechte Arbeit ab.[19]

Wenn Sie üben, bekommt das Gehirn Rückmeldung zur Übereinstimmung einer bestimmten Wahrnehmung mit den tatsächlichen Gegebenheiten. Wenn Sie etwa spüren, dass Ihre Füße gut für die Landung nach einem Salto ausgerichtet sind, werden Sie sofort Ihren Fehler bemerken, wenn Sie stattdessen auf dem Hinterteil landen. Je mehr Feedback Sie bekommen, desto mehr wird sich Ihre Wahrnehmung der Körperposition verbessern, bis Sie schließlich wissen, wo sich welcher Körperteil befindet und was er während der Bewegung macht.

Der Unterschied zwischen einem Spitzensportler und Otto Normalverbraucher bezüglich des Körpergefühls liegt daher vermutlich eher in der eigenen Körperwahrnehmung als der Sinnesempfindung. Beide erhalten wahrscheinlich ähnliche sensorische Informationen aus einer Bewegung, aber der Sportler kann die Bedeutung dieser Informationen sehr viel präziser und schneller einordnen und daraus funktionell verwertbare Wahrnehmungen erzeugen.

Motorische Befehle – der wichtigste Output

Sinn und Zweck der Sammlung von sensorischen Informationen und der Ausbildung von Wahrnehmungen zur Körperposition ist es, dem Körper Entscheidungshilfen zu geben, welche motorischen Befehle sinnvolle Bewegungen produzieren werden.

Aus evolutionärer Perspektive betrachtet ist es Sinn *jeder* mentalen Aktivität, bei der Ausführung der richtigen Bewegung zu helfen: Den Körper zur Nahrung und Unterkunft bewegen und weg von Feinden; Werkzeuge zu bauen; den Mund und die Stimmbänder so zu bewegen, dass Gedanken zu Freunden und Familie kommuniziert werden können.

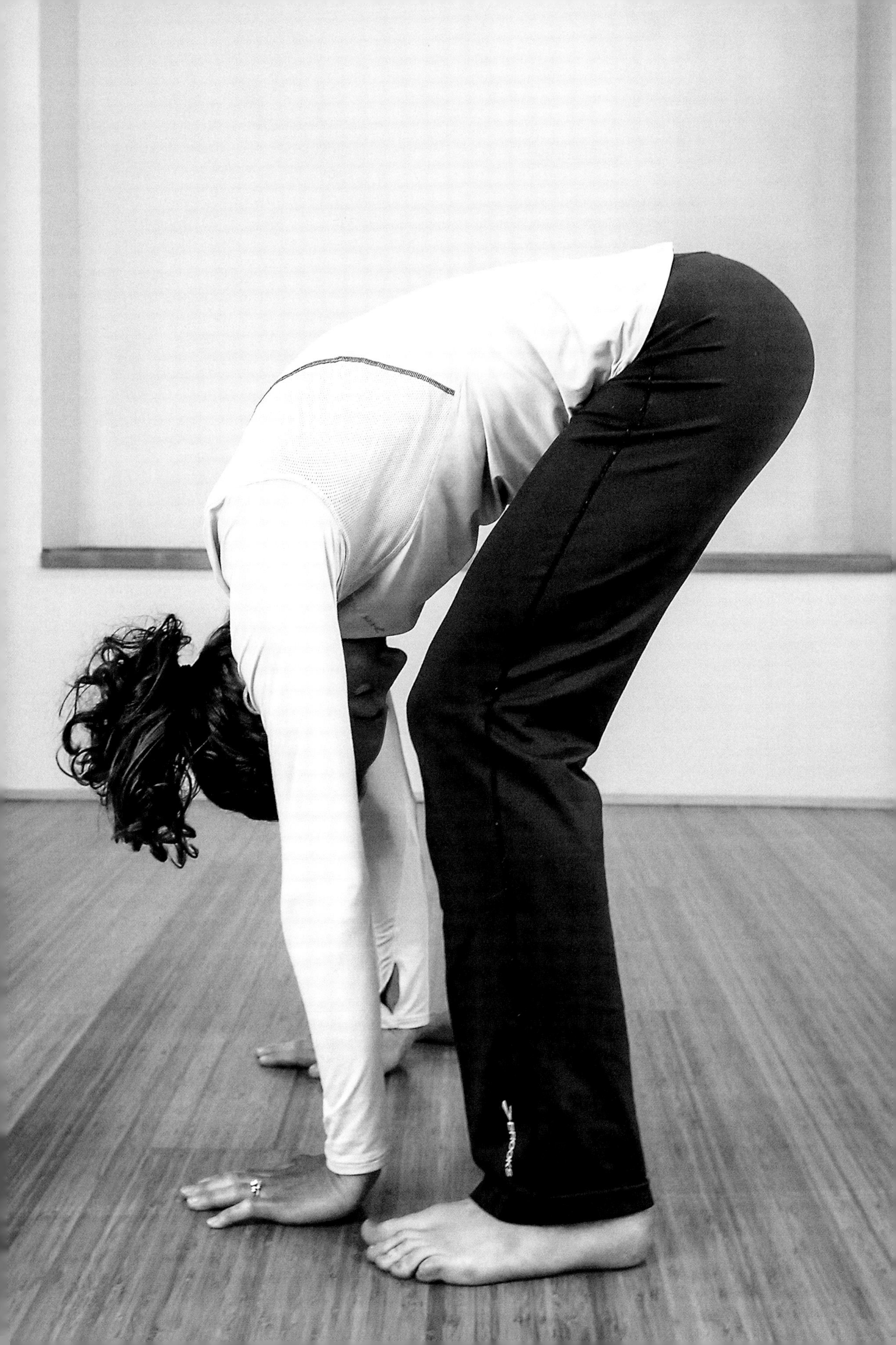

Die Nutzlosigkeit eines Gehirns in einem bewegungslosen Körper wird auf interessante Weise durch die Seescheide veranschaulicht. Sie verbringt den ersten Teil ihres Lebens als sich bewegendes Tier, im zweiten Teil hängt sie sich an einen Felsen und schlägt dort ihre Zelte als Pflanze auf. Nutzt sie die Zeit, sobald sie sich dort niederlässt, um zu meditieren oder über den Sinn des Lebens nachzudenken? Nein, sie verdaut ihr eigenes Gehirn, um daraus Energie zu gewinnen. Das sollte uns zu denken geben, was mit dem menschlichen Gehirn passiert, wenn der Körper zu viel Zeit auf der Couch verbringt.

Woher kommen motorische Befehle?

Motorische Befehle gehen von verschiedenen Bereichen des Nervensystems aus – dem Rückenmark sowie den niederen und höheren Ebenen des Gehirns. Befehle aus den höher angesiedelten Gehirnzentren können verändert werden, während sie beim Abstieg an sensorischen Signalen aus der Rückenmarkebene vorbeikommen.[20] Von welcher Ebene der Befehl ausgeht, hängt davon ab, ob er eher einem Reflex oder einer bewussten Entscheidung entspricht.

Am einen Ende des Spektrums finden sich Reflexbewegungen, wie etwa das Wegziehen einer Hand von einem heißen Ofen oder der Erhalt des Gleichgewichts als Antwort auf eine Störung. Passiert das, sendet der periphere Reiz ein Signal an das Rückenmark, das als Antwort einen motorischen Befehl ausgibt. Schnelligkeit hat hier Priorität, die Signale dürfen also nicht für eine ausgefeilte Analyse den ganzen Weg bis hinauf ins Gehirn laufen, bevor irgendein motorischer Befehl ausgegeben wird. Weil die Bewegung erfolgt, bevor der Reiz wahrgenommen wird, fühlt sie sich mühelos und unwillkürlich an. Wir machen in jeder Sekunde eine unglaubliche Anzahl stabilisierender Reflexbewegungen, um unsere aufrechte Haltung zu wahren. Normalerweise sind wir uns ihrer nicht bewusst.

Am anderen Ende des Spektrums finden sich komplexe, mehrstufige Bewegungen, wie etwa an einem vollbesetzten Tisch nach einem Weinglas zu greifen oder einen Faden in ein Nadelöhr einzufädeln. Nachdem die Bewegung begonnen hat, sucht das Gehirn nach sensorischen Rückmeldungen, um den Fortschritt der Bewegung zu überwachen und Korrekturen vorzunehmen. Das wird als „Regelkreis" (Closed Loop) oder Feedback Motor Control bezeichnet und erfordert bewusste Aufmerksamkeit und Planung.[21]

Der Nachteil dieser Art motorischer Kontrolle ist, dass sie langsam und nicht für Multitasking geeignet ist. Versuchen Sie einmal, gleichzeitig zwei verschiedene Worte mit ihrer rechten und linken Hand zu schreiben. Es ist zu schwierig, weil jede der Bewegungen Aufmerksamkeit erfordert. Regelkreise sind daher nutzlos in Situationen, in denen verschiedene Dinge zur selben Zeit erledigt werden müssen oder in denen keine Zeit bleibt, während der Bewegung Rückmeldungen zu verarbeiten und Anpassungen vorzunehmen.

Stellen Sie sich vor, sie wollen einen Baseball schlagen. Das erfordert eine bestimmte Abfolge motorischer Befehle, um den Schlag auszuführen. Erst muss das Becken in Richtung des Ziels rotieren, dann die Schultern, dann strecken sich die Arme und so weiter. Aber der Schlag muss vollendet sein, bevor das Gehirn Zeit hat, zwischen diesen einzelnen Schritten Korrekturen vorzunehmen. Daher müssen alle Befehle aus den höheren Ebenen, die die unterschiedlichen Schritte der Bewegung ausführen, im Voraus erteilt werden. Das wird als offener Kreislauf (Open Loop Control) oder Feed-Forward-Bewegung bezeichnet und von einem Bewegungsprogramm verwaltet.[22]

Dieses Programm wird durch motorisches Lernen erstellt. Im Anfängerstadium erfordert die Ausführung einer Reihe koordinierter motorischer Befehle erhebliche bewusste Kontrolle und ausgedehnte Aktivität des Kortex. Bei weiterer Übung wird die Bewegung in zunehmendem Maße von gezielter neuraler Aktivität in den niedriger angesiedelten Zentren des Gehirns kontrolliert. Die Bewegung wird mehr und mehr automatisiert, läuft effizienter als auch schneller ab und vermischt sich weniger mit anderen, gerade ablaufenden Aktivitäten wie Gehen, Denken oder Sprechen.

Wenn wir beginnen, Autofahren zu lernen, müssen wir deshalb ziemlich darauf achten, was unsere Füße machen und wohin sich unsere Hände bewegen, um zu schalten und so weiter. Haben wir aber ein entsprechendes Programm erarbeitet, das für diese Fertigkeiten zuständig ist, können wir gleichzeitig andere Dinge tun, etwa das Radio einstellen oder ein leckeres Getränk genießen. Wie großartig!

Wir sehen also, dass eher reflexhafte und automatisierte motorische Befehle mehrere Vorteile haben – sie sind schnell, effizient und erlauben Multitasking. Von Nachteil ist, dass sie stereotyp und formelhaft ablaufen und weniger auf Veränderungen der Umgebung ansprechen. Motorische Befehle aus den höheren Gehirnzentren haben genau die entgegengesetzten Vor- und Nachteile.[23]

Eine spezielle Fähigkeit zu erlernen, beruht in vielerlei Hinsicht darauf, ihre Ausführung zunehmend zu automatisieren und effizienter zu machen sowie die Zuständigkeit dafür aus den höheren in die niederen Steuerungszentren zu verlagern. Auf der anderen Seite ist die motorische Entwicklung im Kleinkindalter ein Prozess, bei dem gerade die höher angesiedelten Zentren die primitiven Reflexe der niederen Zentren hemmen, um differenziertere Antworten auf einen Reiz zu ermöglichen. Um die Sache noch komplizierter zu machen, werden motorische Befehle, die aus fertigen Programmen des Gehirns stammen, von eingehenden sensorischen Informationen auf der Ebene des Rückenmarks modifiziert, um besser auf veränderte Umweltbedingungen reagieren zu können.

Wenn das verwirrend klingt, haben Sie begriffen, worauf ich hinauswill. Die für die motorische Kontrolle verantwortliche Intelligenz ist über das gesamte Nervensystem verteilt, vom Rückenmark bis zu den höher angesiedelten Zentren des Gehirns. Der Austausch zwischen diesen unterschiedlichen Ebenen kann hierarchisch und sequenziell oder parallel und simultan erfolgen. Die Beschaffenheit dieser Interaktionen ist in erster Linie *komplex*: Wie in einem Ökosystem oder der Marktwirtschaft entspringt Ordnung nicht zentral aus einem bestimmten Bereich, sondern entsteht aus der vergleichsweise simplen Interaktion von Billionen unterschiedlicher sich bewegender Teilchen.[24]

Angesichts dieses Ausmaßes an Komplexität ist es eine gute Idee, nach einem Blickwinkel zu suchen, der die Sache vereinfacht! Wenn wir die Intelligenz des Systems verstehen wollen, indem wir jedes Teil einzeln betrachten, werden wir uns verzetteln. Wir können z. B. etwas über den monosynaptischen Dehnreflex lernen, die Aufgabe des Kleinhirns und sein Zusammenspiel mit dem motorischen Kortex. Das kann interessant und nützlich sein, aber es lässt die wesentlichen Anteile tausender anderer sich bewegender Komponenten dieser Maschine außer Acht. Viele davon müsste man jahrelang erforschen, um sie zu verstehen, und von noch viel mehr anderen wissen wir wahrscheinlich überhaupt nicht einmal etwas.

Das Nervensystem aus der Mikroebene zu betrachten und das Zusammenspiel seiner unterschiedlichen Anteile macht es vermutlich schwieriger für uns, das große Ganze zu sehen. Wir versuchen auch nicht, den Inhalt eines Films zu verstehen, indem wir uns die einzelnen Farbpixel auf dem Bildschirm anschauen. Genauso ist es einfacher zu verstehen, wie das Nervensystem Bewegung kontrolliert, indem wir uns höhere Abstraktionsebenen anschauen.

Die kortikalen Karten liefern ein nützliches „Gesamtbild", das die Komplexität motorischer Kontrolle ein wenig vereinfachen kann, weil sie in mehrfacher Hinsicht eine objektive Repräsentation der Intelligenz des gesamten Systems darstellen. Wir werden uns diese Karten im nächsten Kapitel ansehen.

Bevor wir das tun, gibt es hier aber noch einmal eine kurze Zusammenfassung dessen, was wir in diesem Kapitel besprochen haben.

Zusammenfassung

- Einen Körper zu kontrollieren, der einen großen Umfang an Bewegungsfreiheit besitzt, ist eine der erstaunlichsten Leistungen des Gehirns.
- Das motorische Kontrollsystem kann man als informationsverarbeitende Maschine betrachten. Den Input stellen kleine Happen sensorischer Information aus dem Körper dar. Der Output ist die Wahrnehmung von Bewegungen des Körpers sowie motorische Befehle, die Bewegung zu erzeugen. Wir sind uns der unglaublichen Intelligenz dieses Prozesses nicht bewusst, weil er fast ausschließlich unbewusst und blitzschnell abläuft.
- Empfindung ist der Prozess grober Datensammlung aus dem Körper, ob nun visuell, vestibulär, propriozeptiv oder interozeptiv.
- Wahrnehmung ist der Prozess der Interpretation und Zuordnung sensorischer Informationen, um bewusste oder subjektive Erfahrungen zu erzeugen, die funktionellen Zielen dienen. Anders als die Empfindung ist die Wahrnehmung eine Fertigkeit, die sich mit zunehmendem Training verbessert.
- Motorische Kontrolle ist unglaublich komplex und entsteht aus parallel und hierarchisch ablaufenden Interaktionen zwischen verschiedenen Ebenen des Nervensystems: dem Rückenmark, den subkortikalen Bereichen des Gehirns und dem Kortex.

Kapitel 3 –

Das Gehirn bildet den Körper ab

„Überall, wo man im Gehirn nachschaut, gibt es reichlich Karten."
V. S. RAMACHANDRAN

Eine der faszinierendsten Entdeckungen der modernen Neurowissenschaften ist, dass unsere bewussten Erfahrungen von Aktivitätsmustern im Gehirn erzeugt werden. Diese Muster bezeichnet man häufig auch als Karten.

Jeder Gedanke, jede Emotion, jede Absicht ist das Produkt des physischen Zustandes des Gehirns. Wenn man Ihren Kopf öffnen und das Aktivitätsmuster für das Essen von Schokolade, einen Wespenstich oder eine Fingerbewegung anregen könnte, würden Sie diese Ereignisse erleben, als wenn sie tatsächlich passieren würden. Wenn Sie folglich bewusst die Position oder Bewegung eines bestimmten Körperteils wahrnehmen, gibt es auch ein neuronales Aktivitätsmuster, das diese Wahrnehmung erzeugt.[25]

Diejenigen Neuronen, die den Körper wahrnehmen und motorische Befehle ausgeben, sind oft in separaten Bereichen zusammengefasst. Es gibt z. B. einen Anteil Ihres Gehirns, der in erster Linie für die Wahrnehmung Ihres Mittelfingers zuständig ist. Dieser Anteil wird aktiv, wenn er sensorische Informationen aus dem Finger erhält. Mehr noch, könnte man diesen Bereich künstlich reizen, würde es sich anfühlen, als wenn jemand Ihren Finger berührte.

Wenn Sie sich entscheiden würden, Ihren Mittelfinger zu bewegen, würde ein bestimmter Bereich Ihres Gehirns aktiv und den entsprechenden motorischen Befehl ausgeben. Im Gegenzug würde sich Ihr Mittelfinger bewegen, wenn man diesen Teil Ihres Gehirns künstlich stimulierte.[26]

Anteile des Gehirns, die für die Bewegung oder Wahrnehmung bestimmter Körperteile zuständig sind, bezeichnet man als kortikale Karten oder Körperkarten. Sie werden manchmal auch als sensomotorische Karten, kortikale Körpermatrix oder Körperschema bezeichnet.

Die relativ neue Entdeckung dieser Karten stellt einen wichtigen Fortschritt für unser Verständnis davon dar, wie wir den Körper wahrnehmen und bewegen. So helfen die Körperkarten etwa dabei, das Rätsel des Phantomschmerzes zu lösen – das seltsam reale Gefühl, eine amputierte Gliedmaße sei noch immer da. Auch wenn die Gliedmaße amputiert wurde, sind die Karten, die das *Gefühl* für diese Gliedmaße erzeugen, noch immer intakt und können aktiviert werden.[27] Wie der Schmerzforscher Robert Melzack sagte: „Wir brauchen keinen Körper, um einen Körper zu fühlen." Alles, was wir brauchen, ist eine Aktivierung der Körperkarten. Das ist eine Schlüsselerkenntnis. Wenn die Körperwahrnehmung auf den Karten beruht, hat der Zustand der jeweiligen Karte große Auswirkungen darauf, wie wir uns bewegen und fühlen.

Neuroplastizität: die Karten können sich verändern

Eine extrem interessante Eigenschaft dieser Karten ist, dass sie ihre Form, Größe und Struktur mit der Zeit ändern können, und diese Änderungen stehen in Beziehung dazu, wie wir uns bewegen und den Körper wahrnehmen.

Die Fähigkeit des Gehirns, sich zu verändern, bezeichnet man als Neuroplastizität. Sie stellt ein revolutionäres Konzept dar, das erst kürzlich die bisherige Ansicht ersetzt hat, die interne Organisation des Gehirns sei relativ unveränderlich. Wir wissen jetzt vielmehr, dass das Gehirn ständig seine Anatomie und Physiologie anpasst, um die ihm gestellten funktionellen Anforderungen zu erfüllen.

Forscher untersuchen die Neuroplastizität, indem sie die Größe und Aktivität der kortikalen Karten messen und dann schauen, wie sie sich unter bestimmten Bedingungen verändern. Messungen werden mit verschiedenen Techniken vorgenommen, etwa funktionelle MRT oder Mikroelektroden. Das erlaubt den Forschern, Veränderungen des Gehirns über einen gewissen Zeitraum als auch damit verbundene Verhaltensänderungen zu verfolgen. Diese Forschung liefert wesentliche Erkenntnisse dafür, wie wir das Gehirn verändern können, um uns besser zu bewegen und zu fühlen. Wie z. B. ändert sich das Gehirn als Reaktion auf eine Verletzung, das Trainieren einer körperlichen Fertigkeit oder chronischen Schmerz? Wir haben bezüglich dieser Fragen schon einige Erkenntnisse gewonnen. Lassen Sie uns das im Folgenden genauer anschauen.

Gute Bewegung erfordert eine gute Karte

Die Qualität einer Bewegung und Wahrnehmung für eine bestimmte Körperpartie wird teilweise durch die Größe und Qualität der sensomotorischen Karte für eben diese Partie festgelegt. Wenn Sie eine sehr detaillierte Karte für einen bestimmten Bereich besitzen, können Sie diesen Bereich präzise wahrnehmen und bewegen. Ist die Karte weniger gut definiert oder „unscharf“, sind Wahrnehmung und Bewegung weniger genau.

Wir wissen das, weil Körperteile mit einem größeren Bewegungs- und Wahrnehmungsbedarf auch größere Karten im Gehirn beanspruchen. Die Hand ist z. B. zu extrem komplexen sowie differenzierten Bewegungen und Wahrnehmungen fähig. Konsequenterweise räumt das Gehirn ihrer Wahrnehmung und Kontrolle einen sehr großen Bereich ein.

Im Gegensatz dazu verwendet das Gehirn nicht so viel Raum, um Bereiche mit weniger Bewegung oder Sinneseindrücken abzubilden, wie etwa die Rückenmitte oder den Ellbogen. Genauso, wie man eine sehr große und detaillierte Karte bräuchte, um sich in New York City zurecht zu finden – verglichen mit einer Kleinstadt in Iowa – braucht man auch eine größere und genauere Karte, um die Hand zu benutzen, als dies beispielsweise beim Ellbogen der Fall ist. Schauen Sie sich das Bild auf der nächsten Seite an. Es stellt einen Querschnitt durch den Bereich des Gehirns dar, der den Körper wahrnimmt, mit den Körperteilen im Verhältnis zur Größe ihrer Karten. Beachten Sie, dass alle Körperteile, die für sehr präzise Wahrnehmung benutzt werden, etwa Hände und Lippen, überproportional groß sind.

Ein weiterer Hinweis dafür, dass gute Karten wesentlich für das Bewegungs- und Körpergefühl sind, liegt darin, dass sie größer werden, wenn man sie beansprucht. Wenn Sie lange genug üben, um ein Musikinstrument spielen zu können oder eine für irgendeine andere Tätigkeit, die hohe Präzision in Beherrschung und Koordination der Bewegung der Finger erfordert, werden die für Ihre Finger zuständigen Karten sichtbar wachsen.[28] Das kann recht schnell geschehen – vier Tage Training in Blindenschrift reichen aus, um (zeitweilig) Veränderungen im Gehirn herbeizuführen.[29]

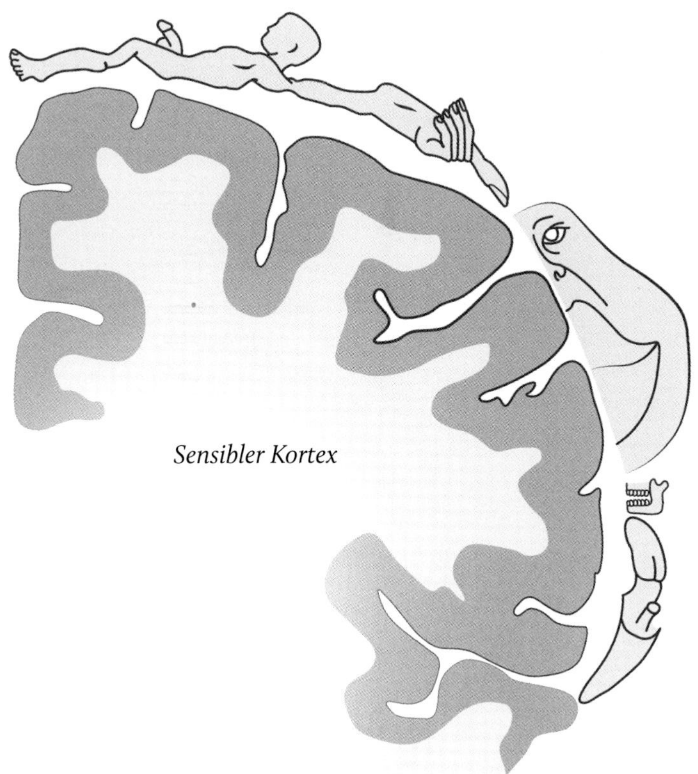

Querschnitt durch den sensomotorischen Kortex. Die Körperteile sind proportional zur Größe ihrer entsprechenden Karte abgebildet.

Karten und Bilder

Es gibt einen interessanten Beweis für die Wichtigkeit der Körperkarten in Bezug auf Bewegungskompetenz. Sich eine Fertigkeit auch bloß vorzustellen, wird diese bereits verbessern. Es wird außerdem tatsächliche Veränderungen der Karten bewirken, die für diese Fertigkeit zuständig sind. Sich z. B. vorzustellen, Klavier zu spielen, Darts zu werfen oder Gewichte zu heben, kann die Leistung häufig bis zu einem Grad verbessern, der mit tatsächlichem Training vergleichbar ist.[30]

Das funktioniert, weil dieselben Karten, die eine Bewegung ausführen, auch dafür genutzt werden, sie sich vorzustellen. Auf neuronaler Ebene ist es daher kaum ein Unterschied, ob wir eine Bewegung wirklich ausführen oder nur an sie denken. Versuchen Sie sich vorzustellen, Sie würden Ihren Namen mit Ihrer dominanten Hand in die Luft schreiben. Im Anschluss versuchen Sie es mit der nicht dominanten Hand. Hat es das zweite Mal länger gedauert? Das liegt daran, dass die Fähigkeit zur Vorstellung in derselben Karte liegt wie die Bewegungskontrolle.

Die Verbindung zwischen einer Bewegung und dem Denken an eine Bewegung spiegelt eine weitere Thematik wider, die ständig bei der Untersuchung von Körperkarten auftaucht – unsere Fähigkeit, eine Bewegung zu kontrollieren, ist eng mit der Fähigkeit verbunden, sie wahrzunehmen. Wie Michael Merzenich, einer der Vorreiter der revolutionären Neuroplastizitätsforschung sagt: „Gefühle von und Gedanken in Bezug auf eine Bewegung sind nicht von der Bewegung selber zu trennen."[31]

Karten entstehen durch Bewegung

Die Rohdaten, mit denen die Karten erstellt werden, stammen aus Sinneseindrücken. Man kann den Effekt der Mechanorezeption auf die Karten mit einem einfachen Experiment nachempfinden. Versuchen Sie sich die exakte Position Ihres linken Schlüsselbeins vorzustellen – an welcher Stelle es mit dem Brustbein verbunden ist und wie es beim Übergang zum Schultergelenk geformt ist. Wie klar ist das Bild vor Ihrem inneren Auge?

Jetzt fahren Sie das Schlüsselbein mit den Fingern der rechten Hand vom Brustbein zur Schulter ab. Fühlen Sie seine Ober- und Unterseite, bis Sie seine Form und Kontur umrissen haben. Dann nehmen Sie Ihre Hand weg und versuchen, es sich noch einmal vorzustellen.

Sie werden vermutlich feststellen, dass es jetzt einfacher ist, das linke Schlüsselbein im Vergleich zum rechten zu spüren. Das liegt daran, weil Sie es berührt haben; Sie haben seine Mechanorezeptoren gereizt. Diese haben Signale an die Anteile des Gehirns geschickt, die das Schlüsselbein abbilden, und in dieser Karte ist wenigstens für einen kurzen Moment neuronale Aktivität aufgeflammt. Die Reizung dieser Karte machte es für Sie einfacher, die Position des Schlüsselbeins wahrzunehmen.[32]

Das hält natürlich nur kurze Zeit an. Um die Karten langfristig zu verändern, müssen Sie sie immer wieder über einen gewissen Zeitraum fordern. Wenn eine bestimmte Bewegung wiederholt auf eine bestimmte Art ausgeführt wird, erfolgen physische Änderungen in der Karte, die diese Bewegung kontrolliert.

Karten werden durch Bewegungsmangel unscharf

Werden die neuronalen Karten nicht benutzt, werden Sie irgendwann für andere Aufgaben herangezogen. Blinde Personen etwa benutzen ihren visuellen Kortex nicht für die Datenverarbeitung, sodass er sich schließlich an der Verarbeitung anderer sensorischer Daten des Hörens und Sehens beteiligt. (Das kann zu scheinbaren Superkräften führen, wie Echolokation – die Fähigkeit, seine Umgebung wahrzunehmen, indem man Laute ausstößt und nach dem Echo lauscht.)

Der Zustand der neuronalen Karten folgt also derselben Regel wie andere Strukturen des Körpers: benutzen oder verlieren (*use it or lose it*). Sensorische Karten werden ungenau, wenn sie nicht mit hinreichend Daten aus der Peripherie gefüttert werden. Und die motorischen Karten werden weniger präzise und differenziert, wenn wir keine präzisen und differenzierten Bewegungen ausführen.

In einer viel beachteten Studie, die dieses Prinzip verdeutlichte, nähten die Wissenschaftler zwei Finger eines Affen zusammen, sodass diese nur zusammenarbeiten konnten. Nach einiger Zeit ergab die Messung mit Mikroelektroden, dass diese beiden Finger im Gehirn als zusammenhängende Einheit abgebildet waren anstatt als zwei.[33]

Die Lektion lautet also: Wenn Sie eine bestimmte Bewegung oder Wahrnehmung über einen gewissen Zeitraum nicht benutzen, wäre es tatsächlich möglich, dass Sie vergessen, wie Sie diese Bewegung oder Wahrnehmung erreichen könnten. Das wird manchmal auch als „sensomotorische Amnesie" bezeichnet.

Bestimmte Körperteile tendieren im heutigen Leben dazu, „zusammengenäht" zu werden, ähnlich den Fingern des Affen. Viele Menschen bewegen einen aus mehreren Segmenten bestehenden Abschnitt ihrer Wirbelsäule als einzigen Block anstatt als Kette mit differenzierten Bewegungen in jedem einzelnen Segment. Nach einer gewissen Zeit werden diese Bereiche im Gehirn … als ein einziger großer Block repräsentiert. Komplexere und präzise Bewegungen in diesem Bereich werden unmöglich, denn es gibt keine Karten, um sie wahrzunehmen und zu kontrollieren. Wenn wir unsere Wirbelsäule Bewegungen ausführen lassen, die wir längere Zeit nicht gemacht haben, stellen wir uns vielleicht vor, unsere Bewegungen würden sich verbessern, weil wir „verklebte" und aneinanderhaftende Bereiche physisch durchbrechen. Aber eine bessere Erklärung könnte sein, dass wir das Gehirn einfach daran erinnern, wohin es sich bewegen kann.

Schmerz und Körperkarten

Menschen mit chronischen Schmerzen haben veränderte kortikale Karten. Sie schneiden außerdem ziemlich schlecht bei Aufgaben ab, mit denen die

Körperwahrnehmung und Bewegungen getestet werden: etwa beim der Zwei-Punkt-Diskriminationstest oder der bewussten Kontrolle des Lenden-Becken-Bereichs.

Es gibt einige gute Gründe dafür, warum Schmerz dazu neigt, die sensomotorischen Karten zu „verwischen". Erstens, Schmerz hält einen davon ab, sich zu bewegen, was die propriozeptiven Signale reduziert. Zweitens, die Nozizeption (Signale, die auf eine Gewebeschädigung hinweisen) konkurriert mit der Propriozeption um die Aufmerksamkeit des Gehirns. Das kann zu „sensorischem Gating" führen, was bedeutet, dass bestimmte sensorische Informationen ignoriert werden, wenn sie als weniger wichtig erachtet werden als andere sensorische Informationen.

Wenn Sie z. B. mit dem Fuß umgeknickt sind, werden Sie ihn vermutlich weniger bewegen, was wiederum heißt, dass weniger sensorische Signale über bestimmte Gelenkpositionen an das Gehirn gesendet werden. Darüber hinaus werden jegliche propriozeptiven Signale eher ausgeblendet, weil das Gehirn seine Aufmerksamkeit auf die Nozizeption fokussiert. Die Karten für den Fuß werden damit unklarer, was die Koordination vermindert und dazu führt, dass der Fuß eventuell wieder umknickt. Dieser Teufelskreis sorgt also dafür, dass das Gehirn schließlich sehr gut darin wird, Schmerzen im Fuß wahrzunehmen, aber schlechter darin, Gelenkspositionen wahrzunehmen und Bewegungen zu kontrollieren.

Schmerz kann nicht nur die Karten verändern, auch Veränderungen der Karten können Schmerzen auslösen. Das deutlichste Beispiel dafür sind Menschen, die nach einer Amputation Phantomschmerzen verspüren. Auch wenn die Gliedmaße nicht mehr da ist, existiert sie weiterhin virtuell im Gehirn und kann von Überlagerungen benachbarter neuronaler Aktivität stimuliert werden.[34] Das führt häufig zu starken Schmerzen. Eine großartige Behandlungsmöglichkeit für Phantomschmerzen ist, die andere verbleibende Gliedmaße so in einer Spiegelbox zu positionieren, dass dem Gehirn vorgegaukelt wird, die amputierte Gliedmaße sei gesund und munter! Ein fantastisches Beispiel dafür, dass die Gesundheit des virtuellen Körpers genau so wichtig ist wie die des wirklichen Körpers.

Forscher haben herausgefunden, dass sie durch ungewöhnliche sensorische Illusionen mithilfe von Spiegeln und anderen Wahrnehmungstricks Schmerzen auslösen können. Auf der Basis dieser und anderer Experimente glauben viele Experten, dass „Schmutzflecken" auf den Karten zu vielen chronischen Schmerzzuständen beitragen und das Beheben dieser Probleme eine potenzielle Behandlungsmöglichkeit darstellt. Wir werden darüber noch genauer im Kapitel über Schmerz sprechen.

Da wir jetzt erfahren, warum wir exakte Karten für Bewegung und Wahrnehmung benötigen, lassen Sie uns einmal schauen, wie wir sie zum Besseren verändern können.

Warum verändern sich die Körperkarten?

Das Nervensystem ändert sich ständig und passt sich während unseres Lebens an, um zu lernen und seine Funktionsweise zu verbessern. Aber auch, wenn das Gehirn dazu da ist, auf seine Umgebung zu reagieren, wird es nicht durch jeden neuen Input wie ein Stück Ton modelliert. Natürlich kann es sich unerwünschten Veränderungen in seinem Aufbau widersetzen.

Angenommen, die derzeitige Struktur der sensomotorischen Karten einer Person spiegeln *ohnehin schon* das lebenslange Bestreben wider, sie auf optimale Art und Weise zu arrangieren, um funktionelle Ziele zu erreichen. Wir würden nicht erwarten, dass sie sich ohne Grund noch weiter verändern. Schauen wir uns einmal die Faktoren an, die wahrscheinlich für eine Änderung der sensomotorischen Karten sorgen.

Wiederholung, Gewohnheiten und Lernen

Wir wissen aus einfachen Experimenten, dass Wiederholung ein Schlüsselfaktor beim Lernen, der Erlangung von Fähigkeiten, Erinnerungen und der Entstehung von Gewohnheiten ist. Wird das Gehirn wiederholt dazu aufgefordert, eine bestimmte Aufgabe auszuführen (inklusive der Auswertung sensorischer Informationen oder einer Bewegungsausführung), wird es sich umorganisieren, um seine Leistung zu verbessern. Es gibt ein paar vereinfachte Regeln der Neuroplastizität, die helfen zu verstehen, was auf der neuronalen Ebene geschieht, während das Gehirn sich als Reaktion auf wiederholte Reize umstrukturiert.

Die Fähigkeit eines Neurons, ein anderes zu erregen, hängt von der Stärke ihrer synaptischen Verknüpfung ab. Die wiederholte Nutzung einer Verknüpfung verstärkt sie. Die komplexe Physiologie, die die Ausprägung der neuronalen Verbindungen reguliert, wird manchmal zu folgender Regel vereinfacht: „Neuronen, die gemeinsam aktiviert werden, verbinden sich." (*neurons that wire together, fire together* – dieser Vorgang und ähnliche andere Vorgänge werden auch als Langzeitpotenzierung oder Hebb'sche Lernregel bezeichnet.)

Diese Regel bedeutet: Je häufiger wir ein bestimmtes neuronales Muster aktivieren, desto mehr stärken wir dieses Muster. Neurowissenschaftler glauben, dass dieser Vorgang grundlegend für das Lernen, das Gedächtnis und die Ausprägung von Gewohnheiten ist.

Die Förderung einer neuronalen Leitungsbahn, die aus Wiederholung resultiert, kann man mit einer Spur vergleichen, die man bei der Skiabfahrt in den Schnee zieht. Beim ersten Mal sind alle Wege den Berg hinab gleich wahrscheinlich. Aber beim zweiten Mal wird man mit größerer Wahrscheinlichkeit dieselbe Spur nutzen wie bei der ersten Abfahrt. Je häufiger man dieselbe Spur befährt, desto tiefer wird sie und desto leichter ist es, dieser Spur zu folgen.[35]

Bezogen auf Bewegung heißt das, je häufiger wir für die Kontrolle einer Bewegung ein bestimmtes Muster neuronaler Aktivität nutzen, desto mehr wird dieses Bewegungsmuster automatisiert und desto weniger Reize sind notwendig, um es auszulösen.

Bewegungsgewohnheiten

Automatisierte Bewegungen haben Vor- und Nachteile. Von Vorteil ist, dass ein Bewegungsmuster mit minimalem Aufwand und ebenso wenig bewusster Kontrolle aufgerufen und instand gehalten werden kann. Es ist ziemlich sinnvoll für einen Tennisspieler, wiederholt denselben Schlag automatisch ausführen zu können, ohne dabei jedes Mal sämtliche Aspekte der Bewegung bewusst kontrollieren zu müssen.

Von Nachteil ist, dass dieser Automatismus es schwieriger macht, etwas zu verändern, wenn derselbe Spieler seine Technik variieren möchte, um Schmerzen vorzubeugen oder seine Leistung zu verbessern. Das Problem liegt dann nicht nur darin, eine neue Routine zu erstellen, sondern auch die alte zu unterdrücken. Deshalb ist es vielen Trainern wichtig sicherzustellen, dass ihre Schüler eine korrekte Technik anwenden, *bevor* sie so oft wiederholt wurde, dass sie gleichsam zur Gewohnheit wurde und damit schwieriger zu ändern ist. Um die Analogie zum Skifahren zu verwenden: Die Skilehrer stellen also sicher, dass ihre Schüler die richtige Abfahrt nehmen, bevor sie tief eingefahren ist.

Dieselben Regeln bezüglich Wiederholung und Gewohnheit gelten auch für die Wahrnehmung. Je öfter das Gehirn eine bestimmte Information auf eine dezidierte Art und Weise interpretiert, desto wahrscheinlicher wird es dieselbe Interpretation auch in Zukunft vornehmen. Die Wahrnehmung wird zusehends automatisiert und effizient, damit das Gehirn die Bedeutung dieser Information schneller und mit weniger Aufwand erkennt.

Auch das hat Vor- und Nachteile. Eine erfahrene Tänzerin kann die Schritte ihres Partners nach einem halben Schritt vorausahnen, weil sie tausend Mal gesehen hat, was nach diesem halben Schritt geschieht. Ein guter Quarterback kann das gesamte Spielfeld mit einem kurzen Blick lesen. Je besser wir darin werden, die Bedeutung sensorischer Informationen zu erfassen, desto weniger Pixel benötigen wir, um damit ein detailliertes und sinnvolles Bild zu erstellen.

Aber dieselben Abkürzungen und Automatismen, die uns schnelle Einschätzungen erlauben, können uns auch in die Irre führen. Indem wir Muster abschätzen, bevor sie vollständig durch sensorische Daten gestützt werden, können wir getäuscht werden. Zauberer nutzen unsere Gewohnheiten und Wahrnehmungsabkürzungen, um uns Dinge sehen zu lassen, die nicht da sind.

Wie wir im Kapitel über Schmerz ausführlicher besprechen werden, können wir auf ähnliche Weise Gewohnheiten bezüglich der Wahrnehmung von körperlichen Gefahren entwickeln, sodass ohne Vorliegen einer echten Gefahr Schmerz auftreten kann.

Veränderung vollzieht sich in zwei Stufen

Die neuronalen Spuren oder begünstigten Aktivitätsmuster des Gehirns, die dem Gedächtnis und unseren Gewohnheiten zugrunde liegen, werden nach der Beschreibung des namhaften Neuroplastizitätsforschers Alvaro Pascual-Leon in einem zweistufigen Prozess geformt.[36]

Auf der ersten Stufe, wenn eine neue Fähigkeit erlernt wird, nutzt das Gehirn *bestehende* neuronale Verknüpfungen und verstärkt sie, um das gewünschte Aktivitätsmuster zu erzeugen. Das führt zu einer zeitweiligen Förderung dieser Leitungsbahnen und einer leichten Verbesserung der Fähigkeiten.

Auf der zweiten Stufe werden durch Aussprossung und Verzweigung der Nervenfortsätze *neue* Verbindungen geschaffen. Dieser Vorgang erfordert mehr Zeit, Energie und Übung, führt aber zu größeren und länger anhaltenden Veränderungen der Funktion. Die Tätigkeit kann schneller, effizienter und mit weniger bewusster Aufmerksamkeit ausgeführt werden.[37] Die neuen Karten sind darüber hinaus beständig. Die gesteigerte Effizienz und Beständigkeit der Fähigkeit ist zum Teil der Tatsache geschuldet, dass das Gehirn für ihre Ausführung eine maßgeschneiderte neuronale Karte angefertigt hat.[38] Diese neue Karte bewegt sich aus den höher gelegenen Hirnregionen, die zielgerichtete Aufmerksamkeit und Entscheidungsfindung beinhalten, in die subkortikalen Bereiche. Sie wechselt auch von weit verteilter hin zu mehr fokussierter Gehirnaktivität.[39]

Das Zwei-Stufen-Modell stimmt mit der herkömmlichen Theorie des Bewegungslernens überein, der zufolge die Entwicklung von Fertigkeiten in Stufen erfolgt. In der sogenannten kognitiven Stufe erfordert die Ausführung der Fähigkeit hohe mentale Anstrengung und bewusste Aufmerksamkeit. Nach ausreichendem Training wird die Fähigkeit schließlich „automatisiert" und erfordert so gut wie keine bewusste Aufmerksamkeit oder Anstrengung mehr.

Dieses zweistufige Modell lässt sich auch in alltäglichen Erfahrungen wiedererkennen. Wenn wir z. B. für einen Test büffeln, können wir relativ schnell so viel Wissen anhäufen, dass es ausreicht, den Test zu bestehen, aber wir werden das Wissen schnell wieder vergessen. Es war in neuronalen Strukturen kodiert, die für andere Zwecke entwickelt wurden und die Verknüpfungen verblassen schnell wieder. Die Karten bestanden nur vorübergehend.

Demgegenüber wird jede Fähigkeit, die wir bis zu einer hohen Könnensstufe entwickeln, etwa das Sprechen einer anderen Sprache oder die Beherrschung eines Instruments, immer bis zu einem gewissen Grad erhalten bleiben. Auch nach Jahren der Vernachlässigung wird die Basis Bestand haben und wir erreichen die vorherige Könnensstufe relativ leicht wieder, wenn wir das Ganze ein wenig aufpolieren. Die Karten sind einigermaßen dauerhaft angelegt.

Wenn wir verstehen wollen, wie wir die Gehirnaktivität verbessern, die unsere Bewegungen und Gefühle steuert, ist es sinnvoll, die Konzepte des Spurziehens, der Gewohnheiten und Lernstufen im Hinterkopf zu behalten. Das kann uns helfen zu ermessen, welche Art der neuronalen Anpassung und welche Trainingslevel notwendig sind, um verschiedene Bewegungsziele zu erreichen.

Wenn wir eine neue Sportart erlernen wollen, liegt es auf der Hand, dass wir vollständig neue Karten erstellen müssen, um die entsprechenden Fähigkeiten auf hohem Niveau ausführen zu können. Das kann erwartungsgemäß etwas dauern und Mühe erfordern. Wenn wir dagegen nur ein paar eingerostete Fähigkeiten aufpolieren wollen, die bereits durch dauerhaft angelegte Karten gestützt werden, sind schnelle Fortschritte zu erwarten. Für andere Ziele müssen wir vielleicht schlechte Angewohnheiten ablegen, die wir früher einmal angenommen haben, und das kann eine der schwersten Aufgaben sein, denen man sich stellen muss.

Basierend auf diesem Konzept können wir vier verschiedene Bewegungsziele unterscheiden, die mit vier verschiedenen Veränderungen der Karten assoziiert sind:

1. Eine Routine erhalten
2. Eine verlorengegangene Routine wiederfinden.
3. Eine neue Spur ziehen
4. Eine schlechte Routine ablegen

Diese Gedanken sind natürlich eher spekulativ und metaphorisch zu verstehen, aber ich denke, sie sind nützlich, um einige Konzepte zu vereinfachen, die sonst zu komplex wären. Im Folgenden einige weitere Details zu den vier Kategorien.

1. Eine Routine erhalten: Aktivierung der Karten

Der schnellste (und kurzlebigste) Weg, die sensorischen Karten zu beeinflussen, besteht darin, sie zu reizen. Rufen Sie sich die Übung vom Anfang des Kapitels ins Gedächtnis, bei der es darum ging, das Schlüsselbein zu berühren, seine sensorischen Karten anzuregen und damit für eine gewisse Zeit besser in der Lage zu sein, seine genaue Lage im Raum wahrzunehmen.

Diese Art der Anregung ist ein wichtiger Aspekt, um sich für eine spezielle Tätigkeit aufzuwärmen. Viele Trainer beziehen „Aktivierungsübungen" in das Aufwärmprogramm mit ein. Diese Übungen sind häufig darauf ausgelegt, verstärkt bestimmte Muskeln zu aktivieren (z. B. die Gesäßmuskeln), von denen man annimmt, dass sie eher dazu neigen, gehemmt zu sein. Zum Teil werden dabei die neuronalen Karten „aktiviert", die für die Regulierung der Bewegung zuständig sind. Bezug nehmend auf die Analogie mit der Skispur werden diese Übungen keine *neue* Spur ziehen, helfen einem aber dabei, für das, was man vor hat, in die *richtige* Spur zu kommen.

Im alltäglichen Leben helfen diese kurzen Aktivierungen auch, die Karten intakt zu halten, da diese, genau wie der Körper, nach dem Motto „use it or lose it" arbeiten. Wenn Sie Ihre jetzige Fähigkeit zur Kniebeuge erhalten wollen, überkopf zu greifen, die Brust herauszustrecken oder die Wirbelsäule zu drehen, müssen Sie diese Bewegungsmuster mindestens ab und an ausführen, um sie vor dem Einrosten zu bewahren. Vorbeugen ist besser als heilen, also wird das nur einen geringen Arbeitsaufwand erfordern. Für die meisten Menschen reichen vermutlich ein paar Minuten täglich aus.

2. Eine verlorengegangene Routine wiederfinden: alte Karten reparieren

Stellen Sie sich vor, Sie wollen wieder mit einer Aktivität beginnen, in der Sie einmal sehr gut waren, z. B. das erste Mal seit Jahren eine Sprache wieder sprechen, ein Instrument erneut spielen oder nach längerer Zeit an einem Sportwettkampf teilnehmen. Ihre Fähigkeiten sind vermutlich etwas eingerostet, aber mit ein wenig Übung machen Sie schnell Fortschritte – so als ob Sie einfach etwas Unkraut von den ausgetretenen neuronalen Leitungsbahnen entfernen, die Sie sich vor vielen Jahren erarbeitet haben.

Eine verlorengegangene Routine wiederzufinden, kann während der Reha nach einer Verletzung geschehen. Stellen Sie sich eine gesunde und athletische Person vor, die sich den Knöchel verstaucht hat und jetzt an Rückenschmerzen leidet. Vielleicht hat das Humpeln zu einer kompensatorischen Schutzbewegung oder Anspannung im Rücken geführt, die ihn jetzt reizt.

Vielleicht muss diese Person lediglich wieder auf ihre gut ausgebildeten sensomotorischen Muster zurückgreifen, die sie jahrelang genutzt, aber dann für ein oder zwei Monate auf Eis gelegt hatte, während der Knöchel ausheilte. Ihr könnte jede Art von Bewegung helfen, die sie dabei unterstützt, diese alten Muster wieder aufzurufen – Yoga, Pilates, Laufen, Mobilisierungsübungen. So wie ein Computerproblem, das man durch einen einfachen Neustart beseitigt, gibt es zahlreiche Möglichkeiten, die ihr helfen können.

Diese rasche Wiederherstellung guter Bewegungsmuster ist ein Beispiel dafür, was Gray Cook als „Reset" oder Thomas Hanna als Behebung „sensomotorischer Amnesie" bezeichnen würde. Sie ist für den schnellen und leicht zu erreichenden Erfolg bei der Verbesserung von Bewegungen verantwortlich, die wir bei unterschiedlichen Maßnahmen sehen.

3. Eine neue Spur ziehen

Wenn Sie etwas Neues lernen, sind Sie nicht in der Lage, es automatisiert und effizient auszuführen, solange Sie nicht den zeitaufwendigen Prozess abgeschlossen haben, neue Karten zu erstellen. Eine neue Sprache zu erlernen, neue sportliche Fertigkeiten zu entwickeln oder Geige spielen zu können, erfordert Zeit.

Im therapeutischen Kontext versuchen wir normalerweise nicht, *neue* Bewegungen zu vermitteln, sondern alte Bewegungen in ihrer ursprünglichen Qualität wiederzuerlangen, wie Kniebeugen, Atmen, Greifen oder Laufen. Das alles sind Bewegungen, die zu einem früheren Zeitpunkt in Ihrem Leben vermutlich gut funktioniert haben, also müssen wir gute Karten dafür erstellt haben. Warum können diese nicht immer genauso leicht wieder hergestellt werden, wie das bei einer vernachlässigten Sprache oder einem Instrument der Fall ist?

Ein Grund dafür ist, dass sich die Körperstruktur während der Pause verändert hat. Wenn das obere Sprunggelenk sich aufgrund von Nichtgebrauch oder einer Verletzung nicht vollständig beugen lässt, dann ist ein altes Kniebeugemuster, dass auf eine Beugung des Sprunggelenks angewiesen war, nicht mehr allzu nutzbringend, ganz egal, wie gut die Muskeln daran gewöhnt sind, die Bewegung auszuführen.

Oder nehmen wir an, jemand hat seit zwanzig Jahren keinen Baseball mehr geworfen. In der Zwischenzeit hat sich das Schultergelenk vermutlich sehr verändert. Die Muskelmasse hat abgenommen, Knochensubstanz wurde abgebaut oder es gibt Einrisse in der Rotatorenmanschette. Das Gehirn hat Zugang zu den Karten für eine sichere und effektive Wurfbewegung, aber diese Karten wurden für die Wahrnehmung und Kontrolle einer weit jüngeren Schulter erstellt! Sie bedürfen also einer grundlegenden Korrektur, um der veränderten Struktur angepasst zu werden. Wie man so sagt: Das Gehirn erinnert sich, aber der Körper vergisst. Eine neue Wurfroutine muss erarbeitet werden, die dem Zustand der Schulter Rechnung trägt. Das dauert länger, als wenn man nur eine alte Fertigkeit aufpolieren muss. Die Sache läge vermutlich anders, wenn die Person über die Jahre hinweg wenigstens ab und zu einmal einen Ball geworfen hätte. Das Gehirn hätte sich den graduellen Veränderungen der Schulter durch ebensolche graduellen Korrekturen der sensomotorischen Karten angepasst.

Grundsätzlich kann man sagen: Je länger bestimmte Bewegungsmuster vermieden wurden und je mehr strukturelle Veränderungen in dieser Zeit erfolgt sind, desto mehr Arbeit muss dafür aufgewendet werden, die zugehörigen Karten anzupassen und zu optimieren. Wenn wir dagegen aktiv bleiben, wird das Gehirn kontinuierlich kleine Anpassungen vornehmen, die notwendig sind, um den fortlaufenden strukturellen Veränderungen Rechnung zu tragen.

4. Eine schlechte Routine ablegen

Wir alle wissen, dass es schwer ist, eine schlechte Gewohnheit abzulegen. Bei vielen unserer schwersten Kämpfe im Leben dreht es sich darum, Süchte, Triebe oder tief verwurzelte Verhaltensweisen zu durchbrechen. Etwas zu verlernen, kann schwieriger sein, als es zu lernen, denn die Herausforderung liegt darin, Verbindungen im Gehirn zu hemmen, die sich bereits verfestigt haben. Was sagen die grundlegenden Konzepte der Neuroplastizität uns darüber, wie wir schlechte Bewegungs- oder Wahrnehmungsgewohnheiten ändern können?

Die logische Konsequenz aus der Regel „Neurons that fire together, wire together“ ist: „Neurons that fire apart, wire apart“ („Neuronen, die getrennt aktiviert werden, trennen sich auch“). Diese Regel gibt einen Hinweis darauf, wie eine Gewohnheit durchbrochen werden kann.

Stellen Sie sich vor, jedes Mal, wenn Sie nach der Computermaus greifen, spannen Sie Ihren Nacken an. Nach kurzer Zeit werden die beiden Karten, die diese separaten Bewegungen kontrollieren, eine enge Verbindung eingehen. Genauso, wie der Pawlow'sche Hund jedes Mal anfing zu sabbern, wenn die Essensglocke klingelte, wird sich Ihr Nacken anspannen, wenn Sie nach der Maus greifen. Schlimmer noch, falls Sie dabei jedes Mal einen leichten Schmerz verspüren, werden sich die für den Schmerz verantwortlichen neuronalen Karten mit denen der Greifbewegung verbinden. Am Ende ist das Greifen nach der Maus so eng mit der Anspannung im Nacken und dem Schmerz verbunden, dass die Bewegung zwingend die anderen beiden hervorruft.

Moshe Feldenkrais hätte die Nackenspannung als „parasitäre Bewegung“ bezeichnet. Sie ist wie ein Reflex – es gibt keine Möglichkeit, sie zu unterbinden und vielleicht nicht einmal das Bewusstsein dafür, dass sie stattfindet. (Nebenbei, nicht alle parasitären Bewegungen stellen ein Problem dar. Michael Jordan hat jedes Mal die Zunge rausgestreckt, wenn er einen Basketball warf, aber der Ball landetet immer noch häufig genug im Korb.)

Auf der neuronalen Ebene unterbinden wir die unerwünschte Verbindung zwischen der parasitären Karte und ihrem Wirt, indem wir die eine aktivieren, während die andere stumm bleibt. Damit werden die Karten getrennt aktiviert („fire apart“) aber auch voneinander getrennt („wire apart“). Bezogen auf das Beispiel mit dem Pawlow'schen Hund würde das bedeuten: Wir läuten die Glocke, ohne Essen anzubieten. Nach ausreichend häufigem Klingeln ohne Essen beginnt die Verbindung zu bröckeln und der Hund hört schließlich auf zu sabbern, wenn er die Glocke hört.

Um die parasitäre Verbindung zwischen dem Greifen nach der Maus und der Nackenspannung zu hemmen, müssten wir das Greifen so oft wie möglich ohne die Anspannung durchführen. Das kann sehr langsame und achtsame Bewegungen mit einem hohen Grad bewusster Aufmerksamkeit und Kontrolle erfordern. Nach ausreichend vielen Wiederholungen wird die parasitäre Verbindung geschwächt – aber alte Gewohnheiten sind hartnäckig!

Diese Regel gilt auch für Wahrnehmungen. Wenn Ihr Gehirn eine starke Verbindung zwischen der Kopfdrehung nach links und Schmerzempfindung hergestellt hat, können Sie diese Verbindung durchbrechen, indem Sie irgendeine Möglichkeit finden, den Kopf schmerzfrei nach links zu drehen. Vielleicht müssen Sie dazu Ihre Hände benutzen, Ihre Schultern statt des Kopfes drehen oder den Kopf auf dem Boden herumrollen, in einer anderen Relation zur Schwerkraft. Solange eine dieser Methoden eine schmerzfreie Kopfdrehung erlaubt, kann sie dazu dienen, neuronale Verknüpfungen zwischen der Bewegung und der Empfindung einer Gefahr zu durchbrechen. Viele der Übungen im Praxisteil dieses Buches basieren auf dieser Strategie.

Der Schlüsselfaktor Aufmerksamkeit

Aufmerksamkeit ist ein wichtiger Faktor der Neuroplastizität, denn sie hat einen starken Einfluss darauf, welche Informationen aus dem Körper voraussichtlich Änderungen im Gehirn bewirken.

Das Gehirn wird ständig mit Informationen über Lage und Bewegung des Körpers bombardiert und besitzt nicht die Kapazität, all das zu verarbeiten. Glücklicherweise ist das meiste überflüssig oder irrelevant für die Ausführung funktioneller Zwecke. Daher filtert das Gehirn den größten Teil der sensorischen Informationen heraus und verarbeitet lediglich diejenigen Anteile, die es für die Ausprägung von als sinnvoll erachteten Wahrnehmungen benötigt.

Ein Beispiel für derartiges Filtern ist das Phänomen der Unaufmerksamkeitsblindheit (engl. *inattentional blindness*), mit der die Unfähigkeit beschrieben wird, deutlich sichtbare Objekte im

Blickfeld wahrzunehmen. Eine berühmte Studie forderte Versuchspersonen dazu auf, sich das Video eines Basketballspiels anzusehen und die Anzahl der Pässe zu zählen. Weil sie ihre Aufmerksamkeit auf diese Aufgabe richteten, übersah fast die Hälfte der Teilnehmer einen Mann im Gorillakostüm, der mitten durch das Bild lief. Logischerweise waren sie völlig verblüfft, als sie den Gorilla in der Wiederholung entdeckten und konnten nicht glauben, dass sie ihn beim ersten Mal nicht gesehen hatten.[40] Zauberer sind Experten darin, die Unaufmerksamkeitsblindheit zu nutzen, um ihr Publikum davon abzuhalten zu sehen, wie ein Trick funktioniert, was häufig ziemlich deutlich wird, wenn man seine Aufmerksamkeit auf die richtige Stelle lenkt. Die tragische Folge der Unaufmerksamkeitsblindheit ist hingegen ein Autounfall wegen Telefonierens während der Fahrt.

Diese Beispiele zeigen, dass die Ausrichtung der Aufmerksamkeit in dramatischer Weise beeinflusst, welche Teile sensorischer Daten herausgefiltert und welche zur Basis bewusster Sinneseindrücke werden.[41] Weil Aufmerksamkeit eine begrenzte Ressource darstellt, nehmen wir nur einen kleinen Prozentsatz dessen wahr, was in einem bestimmten Moment wahrgenommen werden könnte.

Die meisten von uns haben den sogenannten Cocktailparty-Effekt erlebt, bei dem wir uns in verschiedene Unterhaltungen ein- oder aus ihnen ausklinken können, je nachdem, wohin wir unsere Aufmerksamkeit richten. Sobald wir beginnen, einer Unterhaltung zu folgen, können wir keiner anderen mehr folgen.

Genauso können wir uns in verschiedene Datenströme mit sensorischen Informationen einklinken, die ständig aus all unseren verschiedenen Körperbereichen entspringen. Nur sehr wenige dieser sensorischen Signale lösen tatsächlich eine bewusste Wahrnehmung aus, aber Sie können diese Wahrnehmung in jedem Körperbereich erzeugen, indem Sie Ihre Aufmerksamkeit dorthin lenken.

Beispielsweise können Sie sich genau jetzt auf folgende Wahrnehmungen konzentrieren:

- der Luftzug, der beim Atmen durch Ihre Nasenlöcher strömt
- der Kontakt Ihres linken Sitzbeins mit dem Stuhl
- die Art und Weise, wie Ihr Shirt den Rücken berührt

Sensorische Informationen, die vorher ignoriert wurden, werden nun verarbeitet.[42] Das regt die neuronale Aktivität in jenen Hirnregionen an, die für die Wahrnehmung dieser Bereiche zuständig sind – daher nehmen Sie jetzt Dinge wahr, die Sie vorher nicht wahrgenommen haben.

Deshalb ist gezielte Aufmerksamkeit eine der Hauptbedingungen für Übungen, die Neuroplastizität und damit verbundenes motorisches Lernen steigern. Die Art tiefer Versenkung oder eines Flow-Zustandes, die die größten Lernfortschritte produziert ist dadurch gekennzeichnet, dass man einen Tunnelblick auf die durchzuführende Aktivität entwickelt.[43] Spitzensportler sind außergewöhnlich gut dazu in der Lage, sich lange in einem solchen Zustand aufzuhalten. Menschen hingegen, die ihre Aufmerksamkeit weniger gut fokussieren können, lernen langsamer. Interessanterweise behaupten einige Fachleute, dass das, was ein angeborenes Talent für eine bestimmte Aktivität zu sein scheint, tatsächlich eher der natürlichen Fähigkeit zuzuschreiben ist, sich tief in diese Aktivität versenken zu können.

Wir wir später noch sehen werden, ist die Fähigkeit zur Fokussierung der Aufmerksamkeit und zur bewussten Filterung von Informationen trainierbar. Das haben Studien über Meditation gezeigt. Zudem gibt eine Reihe traditioneller Bewegungspraktiken, wie etwa Tai Chi, Yoga und Martial Arts, die eben diese fokussierte Aufmerksamkeit auf das sensorische Feedback einer Bewegung nutzen, um die geistige und körperliche Gesundheit zu verbessern. Die Steuerung der Aufmerksamkeit ist ein wichtiger Bestandteil der Übungen im Praxisteil dieses Buches.

Ausrichtung der Aufmerksamkeit

Die Richtung, in der sich die Aufmerksamkeit fokussiert, ist ebenfalls für das motorische Lernen wichtig. Viele Forschungsarbeiten deuten darauf hin, dass unter den meisten Umständen ein *externer* Fokus zu schnellerem Lernen führt als ein *interner* Fokus.[44]

Wo liegt der Unterschied? Interner Fokus heißt, dass der Teilnehmer während der Ausführung einer Aufgabe an die Bewegungen seines Körpers denkt. Externer Fokus heißt, dass der Teilnehmer seine Aufmerksamkeit auf die Auswirkungen seiner Bewegungen in der Umgebung richtet.

Während eines Strecksprunges etwa könnten Sie daran denken, Ihre Hüft- und Kniegelenke zu strecken (interner Fokus), oder daran, Ihre Füße in den Boden zu drücken (externer Fokus). Bei einem Curl-Up könnten Sie daran denken, Ihre Bauchmuskeln zusammenzuziehen, oder daran, den Kopf anzuheben, um auf Ihre Füße zu schauen. Wenn Sie Darts werfen, könnten Sie an die Flexion in Ihrem Handgelenk denken oder sich einfach darauf konzentrieren, das Ziel zu treffen.

Der Großteil der wissenschaftlichen Arbeiten, die internen und externen Fokus miteinander verglichen, stellte fest, dass ein externer Fokus schnelleres motorisches Lernen begünstigt. Dennoch deuten einige Arbeiten und Expertenmeinungen darauf hin, dass Anfänger unter bestimmten Umständen mehr von internen Hinweisen profitieren.[45] Die Logik hinter der Verlagerung der Aufmerksamkeit nach extern bei automatisierten Fähigkeiten stimmt mit dem Stufenkonzept des motorischen Lernens überein, bei dem die motorische Kontrolle anfänglich erhebliche, sehr bewusste Aufmerksamkeit erfordert und dann zu mehr automatisierten Stadien der Ausführung übergeht.

Meiner Ansicht nach rufen externe Signale Bewegungsmuster hervor, die bereits gut gelernt wurden, während interne Signale eher zu neuen Bewegungsmustern ermutigen. Obwohl externe Signale in den meisten Fällen also bevorzugt werden sollten, könnten interne Signale dabei helfen, schlechte Bewegungsmuster abzulegen oder neue zu bilden.

Ob Sie sich also während einer Bewegung für einen externen oder internen Aufmerksamkeitsfokus entscheiden, hängt davon ab, ob Sie ein bereits gut etabliertes Bewegungsprogramm perfektionieren, ein neues Bewegungsmuster lernen oder ein altes durchbrechen möchten. Als Richtlinie sollten externe Signale im Leistungskontext bevorzugt werden und interne Signale eher in der Rehabilitation.

So oder so – die Aufmerksamkeit ist ein Instrument, das sich unterschiedlich auswirkt, je nachdem, worauf sie gerichtet wird. Der beste Ansatz ist, damit zu experimentieren und die Aufmerksamkeit in verschiedene Bereiche zu lenken, um anschließend die Ergebnisse zu vergleichen.

Neue Ablenkungen

Neuer sensorischer Input erregt die Aufmerksamkeit des Gehirns.[46] Ein Großteil der propriozeptiven Informationen aus dem Körper ist redundant gegenüber anderen sensorischen Informationen, inklusive derer, die nur ein paar Sekunden vorher aus demselben Bereich übermittelt wurden. Eine Veränderung in diesem Informationsfluss deutet allerdings auf etwas Interessantes hin.

Stellen Sie sich vor, Sie sitzen eine Stunde lang auf einem Stuhl. Die Hautrezeptoren Ihres Rückens sind konstant aktiviert und melden dem Gehirn, dass sie Kontakt zur Stuhllehne haben. Ein paar Sekunden, nachdem Sie sich gesetzt haben, wird diese Information überflüssig und das Gehirn beginnt sie vermutlich zu ignorieren. Es wird sich erst wieder dafür interessieren, wenn eine *Veränderung* eintritt. Angenommen, ein Käfer krabbelt über Ihren Rücken. Dieser neuartige sensorische Reiz erregt die Aufmerksamkeit des Gehirns und führt dazu, dass Sie die Situation deutlich wahrnehmen und vermutlich ein paar schnelle korrigierende Bewegungen ausführen. Der Käfer hat allerdings nicht das *Ausmaß* der vom Rücken stammenden Informationen verändert – was sich verändert hat, ist die *Bedeutung*, die das Gehirn dieser Information beimisst.

Das deutet darauf hin, dass neue Bewegungen eher die Aufmerksamkeit des Gehirns erregen und die Körperkarten stärker stimulieren, als bereits bekannte Bewegungen. Interessanterweise beinhaltet fast jede therapeutische Intervention zur Schmerzbehandlung und Bewegungsverbesserung neue Stimuli: Ultraschall, Massage, Manipulationen, Kinesiotape, Bindegewebemassage, Training mit der Faszienrolle, Gelenkmobilisationen, Yogastellungen, Stretching, Akupunktur und Trainingstherapie umfassen Bewegungen, Haltungen oder Berührungen, die ungewohnt sind.

Funktionelle Relevanz

Auch wenn eine neuartige sensorische Information für einen Augenblick die Aufmerksamkeit des Gehirns erregt, sind keine langfristigen Änderungen der Körperkarten zu erwarten, solange sie zu keiner Funktionsverbesserung führen. Ultraschall etwa mag dem Gehirn eine Zeit lang interessant erscheinen und der behandelte Bereich fühlt sich vielleicht anders an oder lässt sich anders bewegen. Allerdings sind diese Veränderungen sehr wahrscheinlich nur von kurzer Dauer, wenn diese neuartigen Informationen für die Ausführung funktioneller Aufgaben nicht relevant sind. Hat das Gehirn erst einmal entschieden, dass der neue Input nur eine Ausnahme darstellt und keine wesentlichen Daten zur Lösung eines Bewegungspuzzles enthält, wird es diese Information nicht mehr zur Reorganisation der sensomotorischen Karten heranziehen.

Aus diesem Grund zeitigen passive Behandlungen, wie etwa Massagen, häufig kurzfristige Effekte, die wieder abklingen, wenn man sich an den Reiz gewöhnt und er an Neuartigkeit verliert.[47] Wie in einer bedeutungslosen Beziehung wird die Behandlung entzaubert und man sucht nach neuen Ablenkungsmöglichkeiten. Der Chiropraktiker und Bewegungscoach Dr. Eric Cobb bezeichnet das als „Parkplatz-Effekt“. Patienten fühlen sich großartig, wenn sie die Praxis nach einer chiropraktischen Justierung verlassen, aber sobald sie ihr Auto erreicht haben, bewegen sie sich schon wieder schlechter.

Anders ist es bei Therapien, die auf aktiver Bewegung basieren, was dem Gehirn hilft, Funktionen zu verbessern.[48] Sie können Ausgangspunkt für einen langfristigen Veränderungsprozess bezüglich Wahrnehmung und Bewegung eines bestimmten Körperteils sein.

Erinnern Sie sich einmal an das großartige Gefühl, das erste Mal eine schwierige Bewegung richtig ausgeführt zu haben – Fahrrad zu fahren, einen Golfball mittig zu treffen, eine einwandfreie Kurve auf der Skipiste zu fahren. Die sensorische Erfahrung dieser Bewegung hinterlässt einen starken Eindruck; nicht weil sie *neu* ist, sondern weil sie mit einem bedeutenden Fortschritt hinsichtlich einer Funktion assoziiert ist. Sie stellt einen „Aha“-Moment dar, da das Gehirn unmittelbar den Nutzen der Bewegung erkennt. Das mit der Bewegung verbundene sensorische Feedback kann jetzt als Referenz genutzt werden, um die Genauigkeit zukünftiger Bewegungen zu beurteilen. Der Kernpunkt hier ist, dass ein mit einer Funktion assoziierter sensorischer Input mit sehr viel höherer Wahrscheinlichkeit neuroplastische Veränderungen ermöglicht als ein Input, der bloß neu und interessant erscheint.

Diese Regel der funktionellen Auffälligkeit konnte in Untersuchungen nachgewiesen werden, in denen die sensorische Unterscheidungsfähigkeit trainiert wurde, um bei Patienten, die am komplexen regionalen Schmerzsyndrom (Complex Regional Pain Syndrome, CRPS) leiden, Schmerzen zu reduzieren. Bei diesen Patienten sind die sensorischen Karten gestört und sie können nicht so gut zwischen verschiedenen Arten taktiler Reize unterscheiden. Es ist für sie z. B. schwierig, eine Stiftkappe von einem Korken zu unterscheiden.

Eine Studie kam zu dem Ergebnis, dass ein taktiles Differenzierungstraining zu einer signifikanten Reduzierung der Schmerzen und Einschränkungen bei CRPS-Patienten führte. *Eine Stimulation durch Berührung alleine zeitigte dagegen keinerlei Effekt in einer Kontrollgruppe.* Beide Gruppen erhielten also denselben neuartigen sensorischen

Input, aber nur die Patienten, die eine derartige Information als relevant für die Verbesserung einer bestimmten Funktion betrachteten, waren in der Lage, ihre Körperkarten zu verändern und einen Nutzen daraus zu ziehen.[49]

Bezüglich der Ausführung von Bewegungen zur Koordinationsverbesserung können wir vermuten, dass diese effektiver sind, wenn sie in Verbindung mit einer Funktion stehen, die das Gehirn als sinnvoll erachtet.[50] Viele passive Maßnahmen, wie Massage oder ein Training mit der Faszienrolle, erscheinen dem Gehirn eine gewisse Zeit vielleicht interessant, allerdings unterbreiten sie keine Lösung für Bewegungsprobleme. Im Gegensatz dazu ist eine anders ausgeführte Kniebeuge nicht nur neu, sondern kann Teil der Lösung für eine alltägliche Bewegungsaufgabe sein.

Feedback

Die Verbesserung motorischer Kontrolle und die damit verbundenen Änderungen der motorischen Karten erfordern die Rückmeldung, ob eine bestimmte Bewegung erfolgreich das beabsichtigte Ziel erreicht hat. Wenn ich meinen Freiwurf im Basketball verbessern möchte, muss ich wissen, ob der Ball ins Netz gegangen ist.

Das Nervensystem erhält ständig Feedback bezüglich der Ergebnisse motorischer Befehle. Dieses Feedback kann mit dem vorausgesagten Feedback verglichen werden, um zu bewerten, ob die Bewegung erfolgreich war und um aus Fehlern zu lernen.[51] Jede Bewegung ist also ein Experiment – es wird eine Hypothese aufgestellt, Daten werden gesammelt und es wird analysiert, ob die Bewegung erfolgreich war. So lernen wir.

Häufig erhält man sehr schnelle und brauchbare Rückmeldung dazu, ob eine Bewegung erfolgreich ausgeführt wurde und in diesen Fällen ist es sehr einfach, seine Fähigkeiten durch bloße Wiederholung zu verbessern. Wenn wir nach einem Baseball schlagen, wissen wir sofort, ob wir den Ball getroffen haben. Wenn wir die Saite einer Gitarre anschlagen, wissen wir, ob es sich richtig anhört. Das unmittelbare und offensichtliche Feedback dieser Aktivitäten führt dazu, dass wir uns durch Üben rasch verbessern, selbst wenn wir schlampig üben.

Aber es gibt andere Kategorien von Bewegungen, die kein sofortiges, offensichtliches und objektives Feedback erzeugen und in diesen Fällen ist es schwieriger, Fortschritte zu machen. *Unglücklicherweise sind das genau die Arten von Bewegungen, die häufig im therapeutischen Kontext von Bedeutung sind.*

Betrachten wir z. B. einmal die Ziele bezüglich Bewegung oder Haltung, die häufig Gegenstand von Physiotherapie oder Trainingstherapie sind. Vielleicht geht es um die Änderung von:

- Atemmustern
- Haltung
- Gangbild
- Aktivitätsmustern der stabilisierenden Muskulatur
- richtige Zentrierung oder Ausrichtung der Gelenke während einer Bewegung
- Arbeitsteilung zwischen Gelenken, um ein multisegmentales Bewegungsausmaß zu erreichen

In jedem dieser Fälle führt die relative „Richtigkeit" der fraglichen Haltung oder Bewegung nicht zu einer objektiven Ausprägung, die auch sichtbar ist. Ob eine Haltung gut oder schlecht ist, die Atmung tief oder flach oder eine Überkopfbewegung mehr den Serratusmuskel oder den Schulterblattheber nutzt – es existieren keine offensichtlichen Auswirkungen auf die Umgebung, die uns verraten, ob die Bewegung „richtig" oder „falsch" ausgeführt wurde. Mit anderen Worten: Wir sehen nicht, ob der Ball im Korb landet.

Ohne einen Coach, der Feedback gibt, ist es schwieriger, diese Bewegungen zu verbessern. Eine Möglichkeit wäre, Bewegung einzuschränken, was den Unterschied zwischen richtig und falsch deutlich macht. Wenn Sie etwa beim Hochschauen mehr die Streckung in der Brustwirbelsäule als im Nacken fördern wollen, können sie das tun, indem sie die Hände hinter dem Kopf verschränken. Die Strategie der Einschränkung kommt in den Übungen am Ende des Buches zur Anwendung und wird im Kapitel über Bewegungsentwicklung eingehender besprochen.

Ein anderer Ansatz ist es, dem sensorischen Feedback aus dem Körper mehr Beachtung zu schenken, um feine Unterschiede in der Annehmlichkeit oder der Effizienz einer Bewegungsausführung zu erkennen. Wir nehmen vielleicht nicht wahr, dass wir flach oder angestrengt atmen, wenn unsere Aufmerksamkeit auf etwas anderes gerichtet ist, aber wenn wir ein paar Minuten sorgfältig auf die Unterschiede wechselnder Arten der Atmung achten, könnte das unser Bewusstsein dafür verstärken. Vielleicht ist die eine Art entspannter, erfordert weniger Anstrengung oder unterbindet leichte Schmerzen im Nacken bei der Einatmung. Das alles sind feine Unterschiede, die man ohne eine fokussierte Aufmerksamkeit leicht übersieht.

Wenn Sie Ihre bevorzugte Methode gefunden haben, entweder durch Selbsterfahrung oder konkrete Anweisungen durch einen Trainer, kann das mit dieser Methode assoziierte Feedback zukünftig zur Einschätzung einer guten Atmung genutzt werden. Es bildet den neuen Standard, an dem Atmung gemessen wird und der das Nervensystem auf Fehler aufmerksam macht, die es zu korrigieren gilt. Natürlich muss dieser Prozess unbewusst ablaufen, um effektiv und nachhaltig zu sein.

Die Übungen in diesem Buch sind eine Möglichkeit, bevorzugte Arten der Bewegung ohne Trainer zu lernen, der permanent Feedback gibt. Die Absicht dahinter ist zum einen, zur Erforschung unterschiedlicher Bewegungen zu ermutigen, die Aufmerksamkeit auf die feinen Unterschiede zwischen diesen Bewegungen zu richten und diejenigen Bewegungen zu wiederholen, die sich am besten anfühlen. Erwartungsgemäß steigert das die Fähigkeit, internes Feedback zur Verbesserung von Annehmlichkeit und Funktion heranzuziehen.

Training, Belohnung und Motivation

Auch wenn dieses Buch eine „gehirnbasierte" Perspektive einnimmt und der Schwerpunkt auf „Top-Down"-Methoden zur Bewegungsverbesserung liegt, muss man anerkennen, dass Gehirn und Körper zusammenarbeiten und sich gegenseitig beeinflussen. Tatsächlich ist körperliches Training einer der größten Faktoren zur Förderung der Neuroplastizität. Sogar, wenn es stumpfsinnig ist!

Zahlreiche Forschungen zeigen, dass Training, insbesondere aerobes Training, im Gehirn zur Ausschüttung von Chemikalien führt, die das Wachstum neuer neronaler Leitungsbahnen unterstützen.[52] Entsprechend haben Studien auch nachgewiesen, dass verschiedene Formen des Lernens und Auswendiglernens sich nach körperlicher Belastung verbessern.

Das Vorhandensein einer Belohnung scheint einen ähnlichen Effekt zu haben. Das Belohnungssystem des Gehirns vermittelt uns ein gutes Gefühl, wenn wir Tätigkeiten ausüben, die sinnvoll für das Überleben und die Fortpflanzung sind. Deshalb fühlen sich Essen, Training, Sex und ein erfülltes Sozialleben von Natur aus gut an. Es überrascht nicht, dass wir schneller lernen, wenn wir uns während des Lernprozesses belohnt fühlen. Ähnlich wie beim Training erleichtern auch die Chemikalien, die beim Erleben einer Belohnung ausgeschüttet werden, die Neuroplastizität. Das ist einer der Gründe, warum Spielen uns schneller lernen lässt. (Spielen besprechen wir eingehender im Kapitel über Entwicklung.)

Zusammenfassung

Die Informationen dieses Kapitels können wir zu ein paar Kernpunkten zusammenfassen:

- Wahrnehmung und Bewegung werden zum Teil durch die sensomotorischen Karten im Gehirn kontrolliert, die aus neuronalen

Aktivitätsmustern bestehen. Diese treten oft in eigenständigen Arealen auf.

- Die sensomotorischen Karten, die Wahrnehmung und motorische Kontrolle regulieren, sind eng miteinander verbunden und wechselseitig voneinander abhängig. Körperwahrnehmung und -kontrolle sind daher direkt miteinander verbunden.

- Aufbau und Funktion der sensomotorischen Karten passen sich das ganze Leben über an, um die Ausführung funktioneller Ziele zu optimieren. Diese Anpassungsprozess wird als Neuroplastizität bezeichnet.

- Ein grundlegendes Prinzip der Neuroplastizität ist, dass Neuronen, die gemeinsam aktiviert werden, sich mit der Zeit verbinden („Cells that fire together wire together“) und Neuronen, die getrennt voneinandern aktiviert werden, trennen sich auch. Wenn also zwei Karten immer gleichzeitig aktiviert werden, werden sie stärkere Verbindungen ausprägen. Wenn sie getrennt voneinander aktiviert werden, schwächen die Verbindungen sich ab. Das trägt dazu bei, dass wir lernen und Gewohnheiten entwickeln – und Gewohnheiten durchbrechen.

- Neuroplastizität findet in einem zweistufigen Prozess statt. Auf der ersten Stufe, die zeitlich begrenzt ist, werden neuronale Verbindungen „aufgedeckt“ und verstärkt, um das erwünschte neuronale Aktivitätsmuster zu erzeugen. Diesen Prozess zu durchlaufen, erfordert bewusste Aufmerksamkeit.

- Auf der zweiten Stufe werden neue Verbindungen erzeugt, die länger halten. Diese Verbindungen herzustellen, erfordert Anstrengung und Wiederholung, wird am Ende aber in Leistung resultieren, die wenig bis keine bewusste Aufmerksamkeit erfordert.

- Die gesteigerte Automatisierung und der hohe Wirkungsgrad tief eingefahrener sensomotorischer Karten hat Vor- und Nachteile. Sie erlauben uns, bestimmte Bewegungen oder Wahrnehmungen schneller sowie wirkungsvoller und automatisierter zu gestalten. Allerdings können sie auch zu Gewohnheiten führen, die Alternativbewegungen und Wahrnehmungsoptionen wirksam verhindern.

- Bestehende Karten lassen sich schnell und einfach instand halten. Sie müssen nur hin und wieder mit einer entsprechenden Tätigkeit aktiviert werden.

- Karten auf den neuesten Stand zu bringen oder alte Fertigkeiten wieder aufzufrischen, erfordert mehr Arbeit als die Instandhaltung, ist aber noch immer einfacher, als gänzlich neue Karten von Grund auf zu erstellen.

- Viele der Bewegungen, die wir mit physikalischer oder Trainingstherapie wiederherstellen wollen, waren an einem bestimmten Punkt unseres Lebens tief eingefahren. Wie viel Arbeit wir aufwenden müssen, um sie wieder zu erlangen, hängt davon ab, wie lange sie vernachlässigt wurden und wie sehr sich die Körperstruktur in der Zwischenzeit verändert hat.

- Die größte Herausforderung bei der Verbesserung von Bewegung oder Wahrnehmung liegt darin, tief verwurzelte Gewohnheiten aufzubrechen. Das kann sehr lang anhaltende und konstante Arbeit erfordern.

- Der Fokus der Aufmerksamkeit hat starken Einfluss darauf, welche sensorischen Informationen das Nervensystem verarbeiten und interpretieren wird, statt sie zu filtern und zu ignorieren. Die Fokussierung auf sensorische Informationen, die aus Bewegungen entstehen, ist daher eine gute Möglichkeit, die Wahrnehmung und motorische Kontrolle in Bezug auf diese Bewegung zu verändern.

- Neue Bewegungen oder Sinneseindrücke werden mit höherer Wahrscheinlichkeit vom Körper berücksichtigt als überflüssige oder bekannte Bewegungen und Sinneseindrücke.
- Sensorische Informationen, die für die Bewältigung funktioneller Ziele von Bedeutung sind, werden mit höherer Wahrscheinlichkeit zu einem Lernprozess führen.
- Wir lernen uns besser zu bewegen, indem wir Bewegungsexperimente durchführen, in denen das sensorische Feedback mit den Vorhersagen über die Auswirkungen bestimmter Bewegungen verglichen wird. Sofortiges, objektives und korrektes Feedback zur Bilanz einer Bewegung ist daher wesentlich für motorisches Lernen.
- Unter bestimmten Umständen ist es einfach, Feedback zur Richtigkeit einer bestimmten Bewegung oder Wahrnehmung zu erhalten, weil sie sichtbar ist. Derartige Aktivitäten verbessern sich ganz natürlich durch stetige Wiederholung, auch ohne tiefergehendes Training.
- Andere Bewegungen, einschließlich alltäglicher Aktivitäten wie Körperhaltung oder Atmung, bieten kein offensichtliches externes und objektives Feedback zur Richtigkeit der Bewegung. Ohne Coaching sind diese Tätigkeiten schwieriger und nicht allein durch Wiederholung zu verbessern. Ein für Verbesserungen notwendiges Feedback erfordert Übungen, die einem angemessene Einschränkungen und tieferes Know-how aufzwingen, sowie eine gesteigerte Aufmerksamkeit bezüglich der sensorischen Informationen, die Anstrengung, Annehmlichkeit und Effizienz erkennen lassen.
- Training, Belohnung und Motivation erleichtern das Lernen.

Wir werden in Kapitel 7 besprechen, wie man diese Konzepte nutzen kann, um sinnvolle Bewegungsstrategien zu entwickeln.

Kapitel 4 –

Motorische Entwicklung und grundlegende Muster

„Kein Phänomen kann verstanden werden,
ohne die gründliche Überlegung, wie es entstanden ist."
NIKOLAI BERNSTEIN

Während der ersten beiden Lebensjahre entwickeln sich Babys von einem strampelnden Bündel auf dem Boden zu Wesen, die sich umdrehen, sitzen, krabbeln, hinhocken, gehen, mit Dingen hantieren und ihre Eltern in den Wahnsinn treiben können. Das Lerntempo ist unglaublich hoch und beeindruckend. Kleinkinder gehen mit der Perfektion eines olympischen Gewichthebers in die Kniebeuge und ihre Bewegungen besitzen die Anmut und Einfachheit eines Zen-Mönchs. Das Erstaunliche daran ist, dass diese Bewegungsmuster sich ohne jegliche Anleitung entwickeln.

Wir sollten uns also fragen, wie ein Neugeborenes so schnell und gut lernt, sich zu bewegen. Vor diesem Hintergrund schauen wir uns einmal ein paar Aspekte der frühkindlichen motorischen Entwicklung an, die uns als Erwachsene beim Versuch der Bewegungsverbesserung helfen können.

Entwicklungsmuster sind Bausteine

Kleinkinder entwickeln Bewegung, indem sie Schritt für Schritt eine Abfolge grundlegender Bewegungsmuster erlernen, die als Bausteine für komplexere Bewegungen dienen.

Durch Liegen auf dem Boden oder Sitzen in unterschiedlichen Positionen lernt das Kleinkind beispielsweise, seinen Kopf zu stabilisieren und die Umwelt wahrzunehmen. Die Bewegungsmuster für die Kopfstabilisation werden zu einem Baustein für die Kontrolle der Körperhaltung, die beim Stehen und Gehen benötigt wird.[53] Wenn es nach Dingen greift, die sein Interesse wecken, erlernt es Arm-Rumpf-Koordinationsmuster, die es später beim Krabbeln und Gehen und schließlich beim Werfen sowie Klettern benutzt.

Wenn das Kleinkind sich vom Rücken auf den Bauch dreht, bietet ein Bein Unterstützung, während das andere durch den Raum bewegt wird; eine Fähigkeit, die grundlegend für die Fortbewegung ist. Beim Krabbeln benutzt es diagonale Bewegungsmuster der Extremitäten, die auf das Gehen übertragen werden, und beim Hinhocken nutzt es Streck- sowie Beugemuster in den Knien, den Hüften als auch dem Rumpf, die wesentlich für fast jede kraftvolle Bewegung aus dem Stand sind.[54]

Die grundlegenden Bewegungsmuster, die man als Baby lernt, werden unterschiedlich bezeichnet: Grundmotorik, Synergien, primäre Bewegungs- oder Entwicklungsmuster. Man kann sie sich als neuronale Kontrollprogramme vorstellen, die auf verschiedene Weise miteinander kombiniert werden können, um ein großes Bewegungsrepertoire zu generieren.[55]

In diesem Sinne ist Bewegung wie Sprache. Die grundlegenden Bewegungsmuster stellen dabei

Buchstaben oder einfache Worte dar, die sich kombinieren lassen, um komplexere Sätze zu bilden. In gesprochener Sprache sind wir in der Lage, eine unendliche Vielfalt an Gedanken mit relativ wenigen Worten auszudrücken. Auf ähnliche Weise können die komplexen und unterschiedlichen Bewegungen in Sport und Tanz alle auf ein paar wenige Basismuster heruntergebrochen werden: Gehen, Hocken, Greifen, Drehungen usw. Eine Arabesque beim Tanz sieht ganz ähnlich aus wie die Ausholbewegung eines Fußballers beim Freistoß, weil sie beide aus denselben grundlegenden motorischen Funktionen zusammengebaut werden.

Dieses Kombinationssystem macht es hinsichtlich der neuronalen Kontrolle einfacher, komplexe Strukturen zu bilden.[56] Wenn wir für jeden Gedanken, den wir denken könnten, ein anderes Wort bräuchten, wäre unser Gehirn mit dem Problem überfordert, das richtige Wort für jeden Gedanken zu speichern und wieder abzurufen. Es ist sehr viel einfacher, sich an eine begrenzte Menge an Worten zu erinnern und sie zu kombinieren. Stellen Sie sich vor, wie viel einfacher es ist, sich die Telefonnummern von sieben Personen zu merken, anstatt einer Nummer mit 49 Ziffern.

Das Gleiche gilt für Bewegung. Für das Nervensystem ist es einfacher, sich auf eine kleine Anzahl grundlegender Bewegungsmuster zu verlassen, die zu komplexeren Bewegungen zusammengesetzt werden können.

Das hat zur Folge, dass der gesamte Überbau leidet, wenn ein Baustein fehlt oder beschädigt ist. Wenn Sie ein paar wesentliche Worte oder Buchstaben ihrer Sprache verlieren, bekommen Sie bei der Bildung der meisten Sätze Probleme. Genauso sind viele alltägliche Bewegungen gefährdet, wenn in Ihrem Vokabular eine oder mehrere wichtige motorische Grundlagen fehlen.

Wenn Sie also die Wahl hätten, eine bestimmte Bewegung zu verbessern, sollten Sie eine wählen, die einen breiten Transfer auf andere Bewegungen ermöglicht, im Gegensatz zu einer, die hochspezialisiert ist. Wenn ich etwa meine Kniebeuge verbessere, werde ich vermutlich auch meinen Golfschwung verbessern, meinen Sprungwurf im Basketball und meinen Tennisaufschlag, weil all diese Bewegungen sich auf ein grundlegendes Kniebeugemuster stützen. Ich werde außerdem besser bei alltäglichen Aktivitäten zurechtkommen, weil ich mich häufig setzen oder Dinge vom Fußboden aufheben muss. Eine bessere Kniebeuge kann die mechanische Belastung auf die Hüftgelenke, Kniegelenke und den unteren Rücken reduzieren.

Wenn ich dagegen eine spezifische Fähigkeit verbessere, etwa meinen Tennisaufschlag, werde ich zwar darin besser ... aber vermutlich bei nichts anderem. Wenn wir Bewegung trainieren wollen, ist es gut, grundlegende Bewegungen zu trainieren anstatt hochkomplexe und spezialisierte Abläufe, die nur für einen bestimmten Kontext wichtig sind. Daher überrascht es nicht, dass bei therapeutischen Übungen, in der Physiotherapie und dem funktionellen Training üblicherweise eben jene grundlegenden Bewegungen betont werden.

Welche Bewegungen sind entwicklungsbezogen? Eine augenfällige Auswahl wäre Atmen, Kopfkontrolle, Greifen, Hocken, Rollen, Krabbeln und Kriechen. Wenn ein Erwachsener seine diesbezüglichen Fähigkeiten auf die Probe stellt, ermutigt er sein Gehirn damit, ein paar grundlegende Bewegungsmuster abzurufen und aufzupolieren, die vielleicht vernachlässigt wurden.

Babys haben hingegen diese Bewegungsmuster nicht durch Ausprobieren oder bewusstes Ausführen gelernt. Die Muster entstanden im Zusammenhang mit einem bestimmten Prozess. Ich würde behaupten, dass es für einen Erwachsenen sehr viel sinnvoller wäre, diesen Prozess nachzuempfinden, anstatt Bewegungen zu wiederholen, die aus diesem Prozess entstanden sind.

Es gibt mindestens drei Aspekte dieses Entwicklungsprozesses, die für einen Erwachsenen nützlich sein könnten:

1. Entwicklungsbezogene Positionen wie Rückenlage, Bauchlage oder Vierfüßlerstand einnehmen
2. Entwicklungsbezogene Bewegungen ausführen, wie Greifen, den Kopf ausrichten oder sich von einer Position in die nächste zu bewegen

3. Sich spielerisch, neugierig, erforschend und experimentell bewegen

Schauen wir uns diese unterschiedlichen Aspekte der frühkindlichen motorischen Entwicklung der Reihe nach an.

Die Bedeutung entwicklungsbezogener Haltungen

Elementare Bewegungsmuster werden in entwicklungsbezogenen Haltungen erlernt – Rückenlage, Bauchlage, Vier- und Dreifüßlerstand, schräges Sitzen, Knien, Einbeinkniestand Hocken usw. Diese Haltungen bieten dem Kleinkind mehrere potenzielle Vorteile, wenn es darum geht, sinnvolle entwicklungsbezogene Bewegungsmuster zu lernen und – noch wichtiger – dem Erwachsenen, der diese Muster wiederherstellen und aufpolieren möchte.

Verringerung der Anforderungen an Stabilität und Gleichgewicht

Zuallererst einmal reduzieren entwicklungsbezogene Haltungen im Vergleich zum Stand drastisch die Anforderungen an die Stabilität. Am Boden hat man es mit weniger bewegten Körperteilen zu tun, daher ist die motorische Kontrolle einfacher. Im Stand muss man z. B. die Knöchel, Knie, Hüftgelenke, Wirbelsäule usw. kontrollieren. In einer knienden Haltung fallen die Knöchel und Füße aus der Gleichung heraus. Darüber hinaus liegt der Körperschwerpunkt tiefer und näher an der Unterstützungsfläche, was die Stabilität erhöht.

Wenn Sie noch weiter Richtung Boden gehen und sich auf den Rücken legen, reduzieren sich die Anforderungen an die Stabilität nahezu auf null. In dieser Position ist es für Sie vielleicht einfacher, eine für die Hocke erforderliche volle Hüftbeugung zu erreichen, weil Ihre Hüftmuskulatur nicht damit beschäftigt ist, Ihr Körpergewicht zu tragen und das Gleichgewicht zu erhalten.

Entwicklungsbezogene Haltungen reduzieren außerdem die Angst vor Stürzen und gleichzeitig damit verbundene Schutzmechanismen wie Steifigkeit, Schwäche, Unbehagen und veränderte Koordination. (In Kapitel 6 erfahren Sie mehr über Schutzmechanismen.) Auch wenn die meisten Menschen nicht bewusst Angst davor haben hinzufallen, während sie gehen oder sich hinhocken, ist ein gewisser Anteil des Nervensystems unbewusst immer damit beschäftigt, einem Sturz vorzubeugen. Dies könnte z. B. durch übermäßige Anspannung und die Einschränkung unkontrollierter Beweglichkeit erreicht werden. In dem Maß, wie eine entwicklungsbezogene Haltung diese Schutzmechanismen reduziert, kann sie die Wiederherstellung motorischer Muster besser ermöglichen als im Stand.

Erhöhter propriozeptiver Input: mehr Reize aus dem Körper

Ein weiterer Vorteil der entwicklungsbezogenen Haltungen ist der durch den Bodenkontakt erhöhte propriozeptive Input, d. h. durch eine größere Auflagefläche gelangen mehr Reize ins Nervensystem. Es ist z. B. einfacher, die Form und Bewegungen der Wirbelsäule und Rippen wahrzunehmen, wenn man auf dem Boden liegt als im Stand. Auf dem Rücken liegend können Sie eine Beugung in der Lendenwirbelsäule spüren, indem Sie diesen Bereich der Wirbelsäule in den Boden pressen. Im Stand ist dieses Feedback nicht gegeben.

Mehr Einschränkung: weniger schlechte Auswahl

Entwicklungsbezogene Haltungen können unter anderem deshalb zu einer Bewegungsverbesserung beitragen, weil sie Bewegungsmöglichkeiten *limitieren*.[57] Sich auf den Boden zu begeben, schränkt die Freiheitsgrade so ein, dass die Anzahl an Bewegungsmustern für eine bestimmte Aufgabe *reduziert* werden. Damit sind viele, potenziell „schlechte" Muster nicht mehr möglich, während die „guten" bleiben. Man kommt leichter auf ein Entwicklungsmuster, wenn sie eine von wenigen Möglichkeiten für eine Bewegungsaufgabe sind.

Beim Krabbeln etwa gibt es weniger Möglichkeiten die Arme zu benutzen als beim Gehen, weil ein Arm immer dabei helfen muss, das Körpergewicht zu stützen. Da die Hand damit am Boden fixiert ist, bewegen die Armmuskeln den Körper relativ zum Arm anstatt den Arm relativ zum Körper. Der Stützarm arbeitet mit dem gegenüberliegenden Bein zusammen, sodass ein Überkreuzmuster der Extremitätenbewegung entsteht.

Beim Gehen sollte dasselbe Überkreuzmuster erhalten bleiben, aber weil die Arme zusätzliche Freiheitsgrade besitzen, ist es nicht länger *erforderlich*. Die Arme müssen kein Gewicht tragen, also können sie sich unabhängig vom gegenüberliegenden Bein bewegen. Die Muskeln des Führungsarmes müssen den Körper nicht mehr nach vorne „ziehen" wie beim Krabbeln – stattdessen können sie die Hand nach hinten ziehen.

Um nachzuempfinden, wie sich beim Gehen das Gefühl einer „geschlossenen Kette" der Arme beim Krabbeln erhalten lässt, stellen Sie sich einfach vor, Sie würden mit Skistöcken gehen. Die Hand, die sich vorwärts bewegt, wird in gewisser Weise zu einem „Fixpunkt" im Raum, von dem aus die Muskeln zwischen Arm und Rumpf den Körper vorwärtsziehen. Wenn Sie so gehen, fühlt es sich vielleicht so an, als seien die Arme mehr mit dem Körper verbunden.

Das Gehen kann also dazu führen, ein primäres Fortbewegungsmuster zu vernachlässigen, das eher beim Krabbeln gefordert ist. Wenn diese Vernachlässigung zu einer sensomotorischen Amnesie führt, kann Krabbeln vielleicht Teil der Heilung sein, da es die Auswahl an spezifischen, komplexen Bewegungsmustern eliminiert und nur die einfachen, grundlegenden Muster erhält.

Ein weiteres Beispiel: Stellen Sie sich vor, Sie wären ein Baby, das flach auf dem Rücken liegt. Sie wollen nach einem Objekt greifen, das einen Meter entfernt an einem Faden vor Ihrer Brust hängt. Es gibt nur wenige Bewegungskombinationen, die dafür in Frage kommen. Jede mögliche Lösung wird vermutlich beinhalten:

- eine Schulterflexion auf 90°
- ein Nach-vorne-Ziehen des Schulterblattes
- eine Rotation des Brustkorbes nach links (beim Griff mit der rechten Hand)

Das Zusammenspiel von Schulterflexion, Protraktion des Schulterblattes und Rotation des Brustkorbes stellt ein grundlegendes Greifmuster dar, das als Baustein in vielen anderen Kontexten genutzt werden kann, etwa beim Werfen, Schlagen, Schieben, Laufen, Gehen usw.

Bedenken Sie jetzt einmal Ihre Möglichkeiten, im Stand nach etwas zu greifen, wenn Sie mehr Freiheitsgrade zur Verfügung haben. Angenommen, Sie greifen nach einem Glas auf dem Tisch. Sie könnten das ursprüngliche Muster nutzen – Schulterflexion, Schulterblattprotraktion und Rotation des Brustkorbes – oder Sie könnten alle diese drei Bewegungen vollständig vermeiden und nach dem Glas greifen, indem Sie sich aus der Hüfte heraus nach vorne abknicken und den Ellbogen beugen. Sie könnten sich aber auch umdrehen und hinterrücks nach dem Glas greifen. Selbst diese Muster lösen die Aufgabe, sind aber sehr speziell sowie eigenartig und, von wenigen Ausnahmen abgesehen, nutzlos. Das ursprüngliche Muster ist also nicht zwingend.

In der Rückenlage ist die optimale Greifbewegung dagegen tatsächlich der einzige Weg, um die Bewegungsaufgabe zu lösen. Unter anderem weil diese Position dazu tendiert, ein angemessenes Greifmuster auszulösen, sind Turkish-Get-Ups eine beliebte therapeutische Übung.

Wir könnten uns noch mehrere andere Beispiele ausdenken. Wenn Sie auf dem Boden sitzen und sehen wollen, was sich hinter Ihnen befindet, benötigen Sie eine gemeinschaftliche und ganzheitliche Rotation des Nackens, Brustkorbes, des unteren Rückens und des Beckens. Im Stand können Sie die Bewegung der Brustwirbelsäule und/oder des Beckens vermeiden und dies

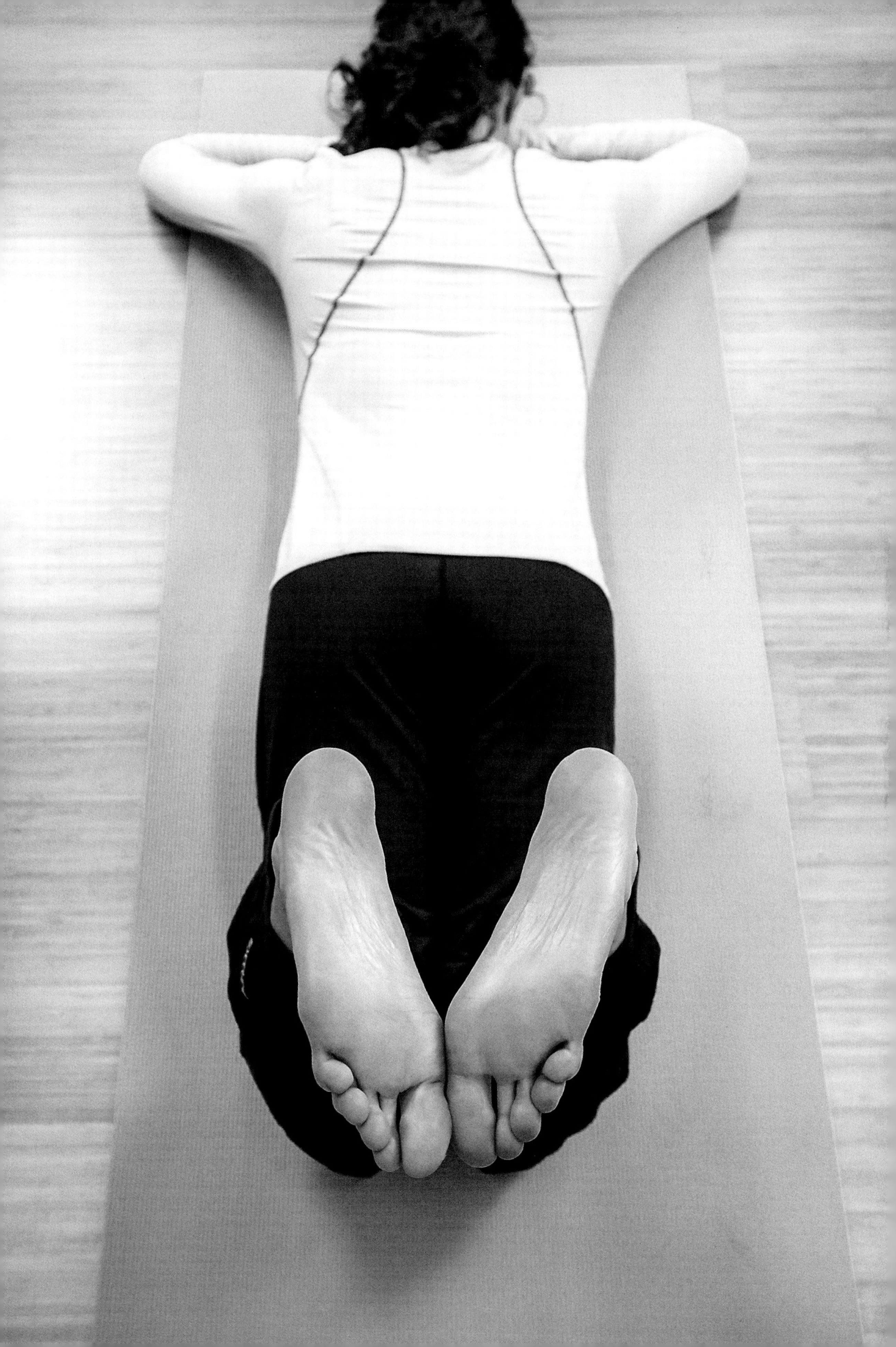

mit den Knien, Sprunggelenken und Füßen kompensieren. Wenn Sie aus der Bauchlage heraus Ihre Umgebung sehen wollen, muss die Brustwirbelsäule sich erheblich strecken als auch drehen können und Schulterblätter sowie Nacken müssen zusammenarbeiten. Im Stand können Sie sich relativ leicht umschauen, ohne großartige Bewegung im Brustkorb, dafür aber wieder mit kompensatorischen Bewegungen in den Sprunggelenken und den Knien.

In jedem Fall können die im Stand verfügbaren zusätzlichen Freiheitsgrade dazu führen, dass grundlegende Bewegungsmuster vernachlässigt werden, die in entwicklungsbezogenen Haltungen zwingend sind. Stattdessen benutzen wir ein sehr spezielles und spezifisches Muster, das zwar zum gewünschten Ergebnis führt, aber weniger effizient ist, die Belastung nicht proportional verteilt und die Pflege eines wichtigen Bausteins gesunder Bewegung vernachlässigt. Die Rückkehr zu entwicklungsbezogenen Haltungen ist daher eine Möglichkeit, die Nutzung ursprünglicher Bewegungsmuster zu fördern, die im Alltag vielleicht verloren gehen.

Es gibt einige zusätzliche Faktoren, die Kleinkinder im positiven Sinne einschränken und die Erwachsene *nicht* einfach durch die Rückbesinnung auf entwicklungsbezogene Haltungen reproduzieren können. Relativ zum Erwachsenen hat ein Baby weniger Kraft und damit weniger Möglichkeiten, Schwung oder ballistische Bewegungen zu nutzen, um von einer Position in die nächste zu kommen. Ein Baby, das vom Bauch auf den Rücken rollen möchte, muss dafür ein sehr spezielles motorisches Programm benutzen. Ein Erwachsener kann Schwung nutzen und „schummeln". Er vermeidet die eleganten, koordinierten Bewegungen, die für ein Kleinkind zwingend sind.

Daher ist es häufig sinnvoll, durch entwicklungsbezogene Haltungen eine Bewegung künstlich einzuschränken, damit sie mit einem Minimum an muskulärer Arbeit und Schwung ausgeführt wird. Ein Test für die Abwesenheit von Schwung ist die Fähigkeit, die Bewegung mit wenig oder ohne Verzögerung umzukehren. Daher betrachtete Moshe Feldenkrais die „Umkehrbarkeit" als wichtigen Aspekt guter Bewegung.

Widerstand ist Hilfe

Es ist interessant, dass die Hinzunahme von Widerstand ähnliche Effekte hat wie das Einnehmen einer entwicklungsbezogenen Haltung, da er die zur Verfügung stehenden Bewegungsmuster einschränkt. Diese Einschränkungen regen dazu an, grundlegende Bewegungsmuster zu nutzen, die ein breites Anwendungsspektrum aufweisen, im Gegensatz zu spezifischen Mustern, die nur in einem ganz bestimmten Kontext sinnvoll sind.

Um z. B. etwas vom Boden aufzuheben, das nur ein Pfund wiegt, gibt es buchstäblich hunderte verschiedener Bewegungen, die ans Ziel führen. Sie könnten auf Ihren Zehenspitzen stehen, einen Arm hinter Ihrem Rücken haben oder sich seitlich nach unten beugen – die Möglichkeiten sind endlos. Die meisten beinhalten Kombinationen von Gelenkbewegungen, die Sie wahrscheinlich nie wieder benutzen werden.

Wenn allerdings Gewicht ins Spiel kommt, grenzt das Ihre Möglichkeiten ein, bis Sie schließlich dazu gezwungen sind, ein grundlegendes, kraftvolles und entwicklungsbezogenes Kniebeugemuster zu nutzen, das sich nicht großartig von dem unterscheidet, das ein Baby benutzt, um ein schweres Spielzeug aufzuheben.

Viele Trainer haben festgestellt, dass die Kniebeugetechnik Ihrer Kunden sich häufig durch die Hinzunahme von Gewicht *verbessert*. Trainer Dan John etwa ist ein Verfechter des Goblet Squat, um eine schlampige Kniebeugetechnik zu verbessern. Dabei wird das Gewicht vor dem Körper platziert und stellt damit eine Einschränkung dar, die eine schlechte Technik bereinigt. Denn auch wenn das Gewicht einen *Widerstand* für die Muskulatur darstellt, ist es gleichzeitig eine *Hilfestellung* für das Nervensystem, das beste Bewegungsmuster zu finden.

Eine weitere Einschränkung, die entwicklungsbezogene Muster fördert, sind Bewegungen, die Schnelligkeit und Kraft erfordern. Sie können eine breite Palette an Bewegungsmustern nutzen, um zwei Zentimeter hoch zu hüpfen – auf einem Bein, mit gekreuzten Beinen, gestreckten anstatt gebeugten Hüftgelenken. Wenn Sie aber Ihre volle Sprungkraft nutzen wollen, müssen Sie eine klassische Power-Squat-Position einnehmen, die so ähnlich aussieht wie jene, um ein schweres Objekt vom Boden aufzuheben. Viele Trainer versuchen deshalb, für ihre Kunden die optimale Fußposition im Squat zu finden, indem sie dazu auffordern, so hoch wie möglich zu springen.

Fortbewegungsmuster können im positiven Sinne eingeschränkt werden, indem man sie beschleunigt. Wenn Sie langsam gehen, können Sie im Passgang statt im Kreuzgang gehen. Sie bewegen also den linken Arm synchron mit dem linken Bein vor und zurück anstatt mit dem rechten Bein. Wenn Sie aber beginnen, schneller zu gehen, können Sie dieses Bewegungsmuster nicht aufrechterhalten und der Kreuzgang wird sich von selbst einstellen. Mit zunehmender Geschwindigkeit werden die entwicklungsbezogenen Muster zwingend.

Was wir daraus mitnehmen können: Wenn Sie sich ständig in einer Umgebung mit sehr wenig Einschränkungen bewegen – wo eine Bewegung so gut wie jede andere ist, um eine Aufgabe zu erfüllen – gibt es keine Notwendigkeit für den Einsatz grundlegender Muster, die das Fundament Ihrer Funktionalität und Gesundheit darstellen. Wenn Sie sich allerdings in Situationen begeben, die Sie mehr zu grundlegenden Bewegungsmustern zwingen – entwicklungsbezogene Positionen oder Bewegungen, die Kraft, Schnelligkeit und Leistung erfordern – dann müssen Sie sich diese Muster erhalten und sie verfeinern.

Die Rückbesinnung auf entwicklungsbezogene Positionen ist unter diesen Möglichkeiten der einfachste und sicherste Weg, Bewegungen nutzbringend einzuschränken, denn anders als bei kraftvollen oder schnellen Bewegungen wird hier das Gefühl einer Bedrohung vermindert anstatt verstärkt und damit auch die mit diesem Gefühl einhergehenden Schutzmechanismen.

Wenn Sie dagegen schmerzfrei sind, ist die Arbeit an und mit Bewegungen, die höchste Schnelligkeit, Kraft und Leistung bewirken – wie Kreuzheben, Kniebeugen, Ausfallschritte, Sprints, Sprünge, Würfe und Tritte – eine Möglichkeit, gute Bewegungsmuster zu erhalten oder sogar zu verbessern. Und Sie werden dabei fit!

Der Wert entwicklungsbezogener Aufgaben

Welche Bewegungen sind entwicklungsbezogen? Wie bereits erwähnt, wären einige offensichtliche Wahlmöglichkeiten Atmung, Kopfkontrolle, Greifen, Hocken, Rollen, Krabbeln, Kriechen und die Handhabe von Objekten.

Eine andere Perspektive auf Entwicklungspositionen erhält man, wenn man über die Ziele nachdenkt, die Kleinkinder erreichen wollen und aus welchen Positionen heraus sie dies tun. Babys sind relativ einfach gestrickt und haben normalerweise nur zwei grundsätzliche Interessen: Dinge sehen und anfassen. Sie wollen einen guten Blick auf ihre Umgebung haben – ihre Augen und Ohren auf interessante Gesichter, Objekte und Geräusche richten; und sie wollen in der Lage sein, diese Objekte zu greifen, sie in ihren Händen zu bewegen und in den Mund zu stecken. Zudem wollen sie sich selber umherbewegen, um noch mehr interessante Sachen zu entdecken und auch die in den Mund zu stecken. Damit haben sich ihre funktionellen Bewegungsziele erschöpft!

Ausgehend davon ist es interessant zu bedenken, wie viele Grundbewegungen mit der einfachen Absicht ausgeführt werden, eins oder beide dieser Ziele zu erreichen. Die Kopfkontrolle entsteht aus dem Versuch heraus, den Kopf in Richtung Mama zu orientieren, während man auf dem Bauch oder in einer anderen Position liegt. Das Herumrollen entwickelt sich aus der Intention, zu sehen und nach etwas zu greifen, Kniebeugemuster aus der Absicht, aus der Rückenlage heraus die Füße in den Mund zu stecken.

Hier ist eine einfache Übung, um das zu verdeutlichen: Begeben Sie sich in eine beliebige Entwicklungshaltung und versuchen Sie dann, so viele Dinge wie möglich aus dieser Position heraus zu sehen oder nach ihnen zu greifen; genau wie ein Baby das tun würde. (Schummeln Sie nicht, indem Sie mehr Kraft aufwenden, als ein Baby haben würde.) Sie werden feststellen, dass Sie sich spontan in viele unterschiedliche Entwicklungspositionen begeben, auch wenn Sie das nicht bewusst beabsichtigt haben.

- Wenn Sie aus der Bauchlage heraus sehen wollen, was sich hinter Ihnen befindet und nur Ihre Arme zum Abstützen benutzen, bewegen sich Ihre Beine vermutlich in einem echsenartigen Kriechmuster.
- Wenn Sie auf dem Rücken liegen und nach einem Objekt greifen, rollen Sie vielleicht zur Seite.
- Wenn Sie im Sitzen Ihre Hand auf dem Boden nach vorne schieben, um nach etwas zu greifen, gehen Sie irgendwann in den Vierfüßlerstand über.
- Wenn Sie aus dem Vierfüßlerstand heraus nach unten, oben, rechts oder links schauen, mobilisiert das die gesamte Wirbelsäule sowie das Becken in allgemeine Flexions-, Extensions-, Seitneigungs- und Rotationsmuster.
- Aus dem Vierfüßlerstand heraus nach vorne zu greifen, um ein Objekt zu erfassen, fördert den Übergang zum Krabbeln.
- Um aus dem Bärenstand auf Händen und Füßen nach oben zu schauen, damit man sieht, was sich vor einem befindet, werden Sie in eine Kniebeugeposition gehen. Eine Hand auf dem Boden oder im Raum in so viele Richtungen wie möglich zu strecken, ist ein immenser Test für das Gleichgewicht und die ganzheitliche Koordination der Kniebeuge.

Das Interessante an dieser Übung ist: Die Übergangsbewegungen, die aus der bloßen Absicht entstehen, nach etwas zu greifen oder zu sehen, sind meist flüssiger, ganzheitlicher und besser koordiniert als dieselbe Bewegung wäre, wenn man sie absichtlich ausführen würde. Das verdeutlicht, dass Babys Bewegungen nicht erlernen, indem sie versuchen sie zu lernen. Sie erlernen Bewegungen, indem sie versuchen, funktionelle Aufgaben zu bewältigen und die Bewegungen entstehen aus diesem Prozess heraus. Bewegungsmuster entwickeln sich daher nicht aus einem Top-down-Prozess, der genau vorschreibt, wie die Bewegung auszuführen ist, sondern aus einem organischen und evolutionären Bottom-up-Prozess, und wesentlich für diesen Prozess ist das Spielen.

Spiel

Kinder erlernen grundlegende Bewegungsmuster nicht durch Arbeit oder Anleitung. Sie lernen über Spielen, Erforschen und Experimentieren.

Als Spielen bezeichnet man im Allgemeinen eine Aktivität, die Spaß macht, freiwillig geschieht, improvisiert ist, die Aufmerksamkeit fesselt und keinen offenkundigen Zweck verfolgt.[58] Spielen kann auch als Gegenteil von langweiliger Arbeit verstanden werden, die mit einem bestimmten Ergebnis, unter Stress und mit Willensanstrengung ausgeführt wird.

In der ursprünglichen Welt ist das Spiel ein essenzieller Bestandteil jedes wichtigen Lernprozesses. Alle intelligenten Tiere spielen und je intelligenter sie sind, desto mehr spielen sie: Schimpansen, Delphine und Hunde spielen mehr als Schlangen, Schildkröten oder Käfer. Der Mensch ist das intelligenteste Tier und spielt am häufigsten.

Tiere spielen zumeist, wenn die erzieherischen Anforderungen am höchsten sind, etwa um die körperlichen Fähigkeiten zur Jagd oder die sozialen Fähigkeiten für die Paarung und Gruppenzugehörigkeit auszubilden. Wird einem intelligenten Tier das Spielen vorenthalten, verläuft seine Entwicklung nicht normal und es erfährt schwerwiegende Probleme beim Lernen und im Sozialverhalten.

Basierend auf diesen Erkenntnissen ist es offensichtlich, dass Spielen wesentlich für das Lernen ist und außerdem die beste Lösung für erzieherische Probleme, die die Evolution finden konnte. In diesem Sinne ist Spielen eine Art Paradoxon. Warum ist es so wirkungsvoll in Bezug auf erzieherische Ergebnisse, wenn es seine grundlegende Natur ist, das Ergebnis zu ignorieren und sich stattdessen auf den Prozess zu fokussieren? Wie kann es uns letztlich helfen, so schnell wie möglich ans Ziel zu kommen, wenn es eigentlich doch eher zu Umwegen ermutigt? Warum fördert das Spielen den Lernprozess? Im Folgenden ein paar mögliche Antworten.

Neuroplastizität und Spiel

Spielen beinhaltet fokussierte Aufmerksamkeit, es ist bereichernd und fördert die Entwicklung neuer Bewegungen und Wahrnehmungen. All das sind wichtige Voraussetzungen für Neuroplastizität. Spielen aktiviert außerdem den Wachstumsfaktor BDNF (eng. Brain-Derived Neurotrophic Factor), der auf die Nerven einwirkt und deren Wachstum anregt.[59] Zudem scheint es einen umfassenderen Effekt auf das Gehirn zu haben als Arbeit. Zwingt man Ratten, sich den Weg durch ein Labyrinth zu erarbeiten, ist in genau dem Teil des Gehirns neuronales Wachstum festzustellen, der für diese Aufgabe erforderlich ist. Bei Ratten, die sich in einer vermehrt spielerischen Umgebung befinden, erfährt dagegen das ganze Gehirn Nutzen – sie haben einen dickeren Kortex.[60]

Spielen hilft, sich außerhalb der Gewohnheiten zu bewegen

Manche Wissenschaftler glauben, Säugetiere hätten einen Spieltrieb entwickelt, weil er das Element der Zufälligkeit und Kreativität in eine Problemlösung einbringt.[61] Da Spielen Abwechslung und Neuerung als Selbstzweck wertschätzt, stellt es sicher, dass man konstant mit neuen Möglichkeiten experimentiert und in neuen Wegen denkt.

In Bezug auf Bewegung kann man sich das Spielen als Sicherungsmaßnahme vorstellen, die davor schützt, gewohnheitsmäßig immer dasselbe Bewegungsmuster für ein bestimmtes Problem zu nutzen und damit bessere Lösungen zu ignorieren.

Um wieder die Analogie der Skiabfahrt heranzuziehen folgendes Beispiel: Eine fachmännische und zielorientierte Denkweise würde dazu anregen, die ausgefahrenste Spur zu benutzen. Ein mehr spielerischer Ansatz würde dagegen dazu ermutigen, alternative Wege zu erforschen, von denen einige vielleicht schneller zum Ziel führen (nachdem man sie ein paar Mal geübt hat).

Wir können unseren Spieltrieb daher als natürlichen Anreiz betrachten, mit neuen Lösungsansätzen zu experimentieren, auch wenn sie auf den ersten Blick vielleicht nicht besser erscheinen. Wir können das Spielen auch als „Rückkehr ans Zeichenbrett“ betrachten oder als kompletten Neustart für ein motorisches Problem – ohne vorgefertigte Ideen von richtigen oder falschen Bewegungen.

Spielen fördert Einfallsreichtum und Anpassungsfähigkeit

Wissenschaftler haben ebenfalls festgestellt, dass spielerisches Verhalten uns einer breiten Palette neuer Umstände auf eine Weise aussetzt, die Anpassungsfähigkeit und Einfallsreichtum schult.[62]

Um nochmals auf das Beispiel Skifahren zurückzukommen: Jemand, der motiviert ist, den gesamten Berg kennenzulernen, wird eine Vielzahl unterschiedlicher Loipen und Pisten befahren. Das begünstigt Kreativität und Reaktionsfähigkeit, was in einer realen Welt voller neuer Herausforderungen von Nutzen ist.

Michael Merzenich glaubt, einer der wichtigsten praktischen Kernpunkte seiner wegweisenden Forschung zur Neuroplastizität sei die Erkenntnis, „das Stereotyp ist der Feind“ und das Gehirn werde am besten mit einer Vielzahl von Bewegungen und Herausforderungen trainiert. So sei es beispielsweise besser, „sich mit 100 unterschiedlichen Geschwindigkeiten und auf 100 unterschiedliche Wege zu einem bestimmten Punkt im Raum zu bewegen ... als sich 200-mal auf dieselbe Art und Weise zu diesem Punkt zu bewegen.“[63]

Aus Merzenichs Sicht beinhaltet angemessenes Bewegungstraining nicht einfach das Wiederholen derselben Bewegung auf dieselbe Art und Weise. Erkundung und Abwechslung sind wichtiger für die Realitätsbewältigung, denn das Gehirn möchte in der Lage sein, eine Aufgabe unter verschiedenen Umständen lösen zu können.

Betrachten Sie diese Überlegungen einmal im Kontext des Trainings zur Absenkung des Körperschwerpunktes auf den Boden. Beobachtet man Kinder dabei, wie sie vom Boden in den Stand kommen, werden Sie feststellen, dass sie fast jedes Mal eine andere Methode wählen. Wenn Sie dagegen Erwachsenen beim Training im Fitnessstudio dieser Bewegung zusehen, werden Sie ein oder vielleicht zwei unterschiedliche Arten der Schwerpunktabsenkung beobachten: die Kniebeuge und den Ausfallschritt. Das ist die Art stereotyper Bewegung, von der Merzenich sagt, sie sei bezeichnend für eingeschränkte Funktion. Eine der Lektionen der Wissenschaft des Spiels lautet, dass es vermutlich nicht der beste Weg ist, die Kniebeuge oder irgendeine andere Bewegung zu verbessern, indem man sie jedes Mal auf genau dieselbe Art und Weise ausführt.

Louie Simmons ist einer der weltweit erfolgreichsten Trainer im Powerlifting. Powerlifting ist ein Sport, der nur drei einfache Bewegungen erfordert: Kniebeuge, Kreuzheben und Bankdrücken. Trotz des relativ kleinen Bewegungsvokabulars, das damit bei Wettkämpfen zum Einsatz kommt, trainiert Simmons seine Athleten darin, diese Bewegungen immer wieder auf unterschiedliche Art und Weise auszuführen. Seine Begründung: „Sobald dein Körper denkt, er kenne alle Antworten, muss man anfangen, andere Fragen zu stellen."

Auch wenn sich wiederholende und manchmal sogar langweilige Übungen eine Rolle spielen, wenn es darum geht, in einer bestimmten Sache besser zu werden, erlangen Spitzenathleten ihren körperlichen Status nicht durch stumpfsinnige Plackerei, sondern spielerische Kreativität, Erkundung und Abwechslung.

Zusammenfassung

Die im Kleinkindalter erlernten, entwicklungsbezogenen Bewegungsmuster stellen die Bausteine für komplexere Bewegungen dar. Die moderne, sitzende Lebensweise eliminiert viele der Voraussetzungen, die den Einsatz derartiger Muster erforderlich machen. Die Chance ist somit groß, dass man sie vernachlässigt. Der primäre Fokus eines jeden Programms zur Aufrechterhaltung und Regeneration gesunder Bewegung sollte daher darauf liegen, diese grundlegenden Bewegungsmuster intakt zu halten.

Für viele Menschen reicht es aus, regelmäßig zu gehen, sich hinzuknien und auf dem Boden zu sitzen, um dieses Ziel zu erreichen. Unglücklicherweise reduziert die moderne Lebensweise in zunehmenden Maße diese Aktivitäten.

Der einfachste und sicherste Weg für die Verbesserung oder Erhaltung der Bewegungsmuster stellt die Rekonstruktion der Prozesse dar, aus denen sie sich entwickelt haben. Ein einfaches dreistufiges Schema kann tausende sinnvoller entwicklungsbezogener Bewegungen hervorbringen:

1. Begeben Sie sich in eine Entwicklungshaltung, wie Bauchlage, Rückenlage, Seitlage, Seitsitz, Langsitz, Fersensitz, Halbkniesitz, Kniestand, Vierfüßlerstand, Dreibeinstand oder Hocke.
2. Führen Sie entwicklungsbezogene Bewegungsaufgaben aus: etwa den Kopf ausrichten, um zu sehen, nach etwas greifen oder gehen Sie in eine andere Haltung über.
3. Führen Sie die Bewegungen auf spielerische und erforschende Art aus, mit einem Minimum an muskulärer Anstrengung und Schwung, sodass die Fähigkeit zur Bewegungsumkehr erhalten bleibt. Die Lektionen in Kapitel 7 sind speziell für diese Strategie ausgelegt.

Aktivitäten außerhalb der Entwicklungshaltungen können ebenso Grundmuster trainieren, insbesondere wenn sie Bewegungen beinhalten, die Kraft und Schnelligkeit erfordern, wie Laufen, Springen, Klettern, Werfen und Heben. Gerade das Heben ist besonders nützlich, wenn es zusammengesetzte Bewegungen miteinbezieht, die den vollen Bewegungsumfang trainieren, wie Kniebeugen, Kreuzheben, Ausfallschritte, Liegestützen, Klimmzüge und Ruderzüge. Weil aber jede dieser Bewegungen die Gefahr einer Verletzung mit sich bringt, fordern sie mit höherer Wahrscheinlichkeit auch kompensatorische Schutzmechanismen heraus. (In Kapitel 6 erfahren Sie Genaueres!) In diesem Fall ist die „Rückkehr" auf den Boden eine gute Option, mit dem Ziel, sich letztendlich bis zum Stand zu steigern.

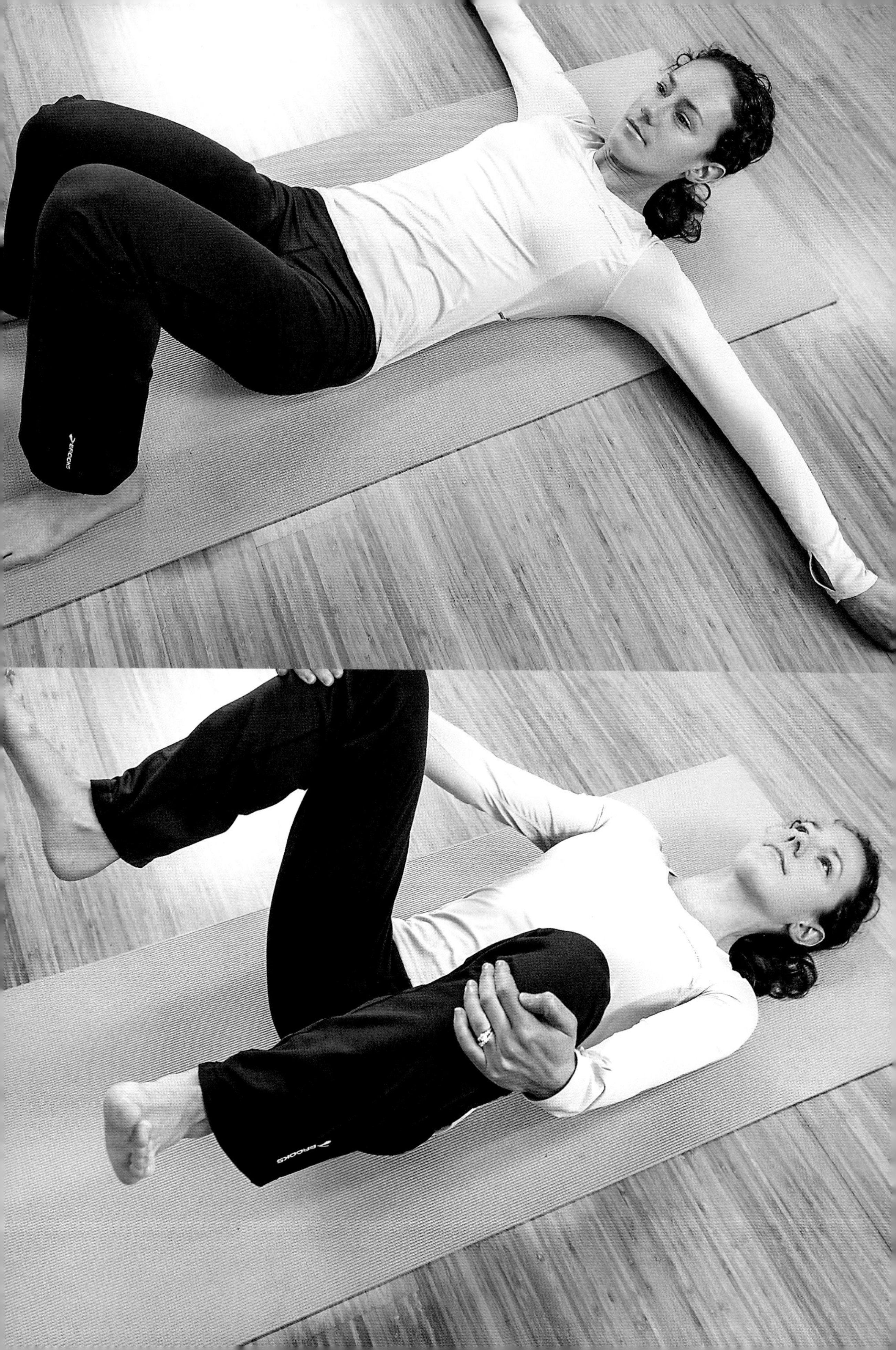

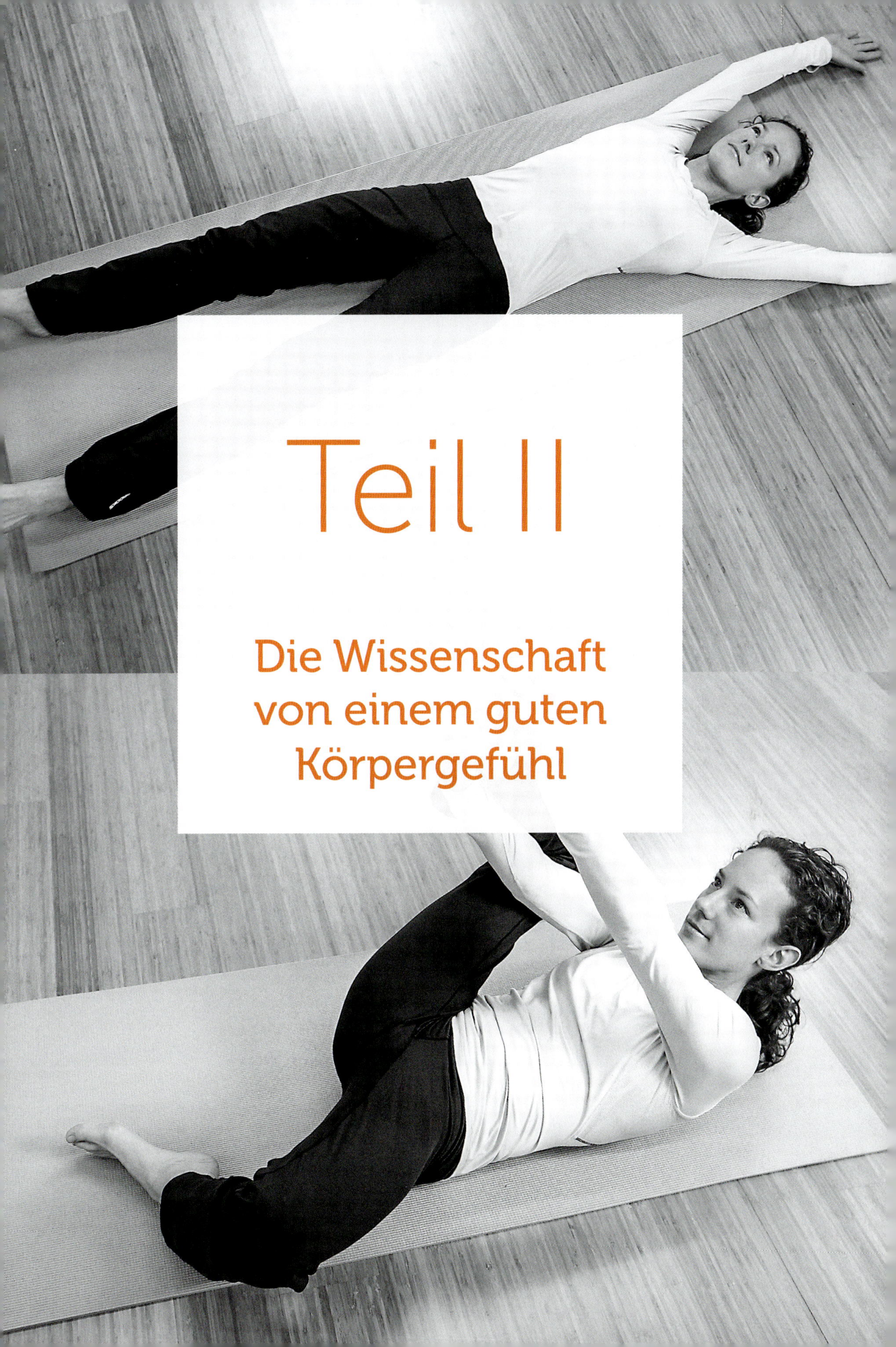

Teil II

Die Wissenschaft von einem guten Körpergefühl

Kapitel 5 –

Die Wissenschaft vom Schmerz

„Schmerz ist Ansichtssache.“
VILAYANUR RAMACHANDRAN

Eine Frau geht mit schrecklichen Rückenschmerzen zum Arzt. Der Schmerz hat keine offensichtliche Ursache. Ihr Arzt verabredet für sie einen MRT-Termin, bei dem herauskommt, dass sie einen Bandscheibenvorfall hat. Sie möchte nicht operiert werden, also geht sie zum Physiotherapeuten, der sagt, ihre Rumpfmuskulatur sei schwach und sie müsse diese kräftigen. Aber die Übungen helfen nicht, also geht sie zum Chiropraktiker, der sagt, ihre Wirbelsäule müsse neu ausgerichtet werden. Das hilft ihr ein paar Tage, dann scheint es die Schmerzen sogar zu verschlimmern.

Eine Freundin empfiehlt ihr, zur Fußreflexzonenmassage zu gehen. Die Frau ist skeptisch, aber nachdem der Masseur auf bestimmte Punkte ihrer Fußsohle gedrückt hat, ist der Schmerz verschwunden. Sie ist begeistert, aber zwei Wochen später ist der Schmerz wieder da und wandert in einen anderen Bereich ihres Rückens. Monate vergehen und sie sucht weiter nach neuen Lösungen: Akupunktur, Yoga, Massage und Stretching. Jeder bietet ihr eine neue Erklärung für ihren Schmerz und eine andere Behandlung, die sich auf immer andere vemeintliche Probleme in den Faszien, dem Chi, Giftstoffe, Triggerpunkte, der Kraft, Beweglichkeit und der motorischen Kontrolle beziehen. Ihr Schmerz ist mal stärker, mal schwächer, bewegt sich mal hier und dorthin, bleibt aber ein anhaltendes Problem.

Sie ist frustriert, weil ihr niemand eine eindeutige Erklärung für den Schmerz geben kann und wie man ihn behandelt. Sie weiß nicht mehr, was sie glauben soll, kann sich ihre Symptome nicht erklären und auch nicht abschätzen, was ihr in Zukunft helfen mag, damit es ihr besser geht. Sie ist verwirrt, verängstigt, entkräftet und kurz davor, aufzugeben. Ist Schmerz ein Mysterium?

Unglücklicherweise repräsentiert die Protagonistin unserer Rückenschmerzgeschichte einen recht häufigen Fall, der jeden Tag landesweit tausendmal vorkommt. Den meisten Menschen in ihrer Situation werden nicht die Informationen und die Aufklärung zuteil, die ihnen helfen würden, das zugrunde liegende Problem zu verstehen und die besten und hilfreichsten Entscheidungen für die Behandlung zu treffen. In diesem Kapitel möchte ich Abhilfe für dieses Problem schaffen.

In den vergangenen fünfzig Jahren hat die Schmerzforschung große Fortschritte gemacht, leider hat das nur wenig die Art und Weise beeinflusst, wie Schmerzen in den meisten Fällen behandelt werden. Vieles von dem, was wir gelernt haben, ist überraschend und unlogisch. Gleichzeitig entspricht es dem Grundthema dieses Buches – dass die Ursache körperlicher Störungen manchmal eher im Nervensystem zu suchen ist als in einer anderen Struktur des Körpers.

Ein Paradigmenwechsel des Schmerzverständnisses: die Neuromatrix

Eine gute Möglichkeit, die Erkenntnisse der Schmerzforschung zu verstehen, ist das Neuromatrix-Modell, das zunächst von Ronald Melzack und Patrick Wall entwickelt und später von David Butler und Lorimer Moseley bekannt gemacht wurde.[64] Die Neuromatrix hilft die Beziehung zwischen Schmerz, Gewebeschädigung, sensorischen Signalen, Wahrnehmung, Bewegung, Gedanken und Emotionen zu erklären.

„Neuromatrix" klingt nach einem einschüchternden Konzept, aber der Begriff bezeichnet einfach die schmerzerzeugenden Aktivitätsmuster des Gehirns[65]. Genauso, wie es ein bestimmtes Aktivitätsmuster oder „Neurotag" (Anm. d. Übers.: von engl. *tag* = Etikett, Symbol, Markierung) für die bewusste Erfahrung von Schokoladengeschmack, dem Sehen der Farbe Blau oder einer Berührung an der Hand gibt, existiert auch ein spezielles Neurotag für alle möglichen Arten von Schmerz. Wenn Sie sich selber mit einem Hammer auf den Daumen hauen, gibt es dazu ein Neurotag, dass eben dieses spezielle Gefühl erzeugt. Wenn Sie sich auf den Daumen hauen und aus irgendeinem Grund *kein* Neurotag aktiviert wird, nehmen Sie auch *keinen* Schmerz wahr – und wenn aus irgendeinem anderen Grund das Neurotag für Daumenschmerzen aktiviert wird, *auch wenn Sie sich überhaupt nicht auf den Daumen gehauen haben*, werden Sie Schmerzen verspüren.

Schmerz ist also eine bewusste Wahrnehmung, die vom Gehirn erzeugt wird und nicht von einer Störung im Körper. Sie können das eine ohne das andere haben. Phantomschmerzen sind dafür das perfekte Beispiel – obwohl die Gliedmaße nicht mehr existiert, bleibt sie virtuell bestehen und kann aktiviert werden. Sie benötigen keinen Körper, um selbigen wahrzunehmen, und Sie müssen keinen Gewebeschaden haben, um Schmerzen zu fühlen.

Schmerz dient dem Schutz

Schmerz ist leichter zu verstehen, wenn wir bedenken, dass er darauf abzielt, Schutzmechanismen zu aktivieren. Genau wie andere Wahrnehmungen hat Schmerz eine Funktion: den Körper vor einer vermeintlichen Bedrohung zu schützen. Wie die Alarmanlage eines Hauses dient er dazu, Gefahren zu erkennen, und signalisiert die Notwendigkeit, Schutzmaßnahmen zu ergreifen. Darüber hinaus kann die Empfindlichkeit und Lautstärke des Alarms den Umständen entsprechend nach oben oder unten reguliert werden. Wir werden später in diesem Kapitel noch genauer darauf zu sprechen kommen.

Schmerz ist Output, kein Input

Ein weiterer zentraler Punkt des Neuromatrix-Modells ist die Tatsache, dass Schmerz einen „Output" des Gehirns darstellt – kein Signal oder „Input" aus dem Körper in das Gehirn.[66] So gesehen gleicht das Schmerz-Alarm-System dem Bewegungssystem, indem es nämlich Informationen aus dem Körper sammelt, sie auswertet und dann einen Output erzeugt, um ein bestimmtes Ziel zu erreichen. Ziel des Schmerzes ist die Förderung von Verhaltensweisen, die den Körper vor einer gefühlten Bedrohung schützen.

Welches sind aber nun die verschiedenen Informationen oder „Inputs", die zu Schmerzen beitragen? Der wichtigste Input ist normalerweise Nozizeption: sensorische Signale, die anzeigen, dass Körpergewebe in Gefahr ist. Da die Nozizeption eine Schlüsselrolle spielt, werden wir uns ihre Physiologie später noch genauer anschauen.

Nozizeption ist jedoch nicht der *einzige* wichtige Input. Wenn das Gehirn ein Alarmsignal aus dem Körper erhält, muss es fragen: „Wie gefährlich ist das wirklich?" Um das zu beantworten, zieht es jede verfügbare, zuverlässige und auf Gefahr bezogene Information heran, einschließlich anderer sensorischer Hinweise, vergangener Erinnerungen und Emotionen. Im Folgenden ein paar Beispiel dafür, wie andere Einflüsse als Nozizeption Schmerzen regulieren.

Propriozeption wird Schmerzen verändern, weil das Gehirn bestimmte Körperhaltungen als gefährlich erkennt, andere wiederum als sicher. Wenn z. B. Ihre Schulter ausgekugelt ist oder sich Ihr Rücken in derselben Position befindet wie bei einer früheren Verletzung, wird die Propriozeption das signalisieren, was den Schmerz vermutlich verschlechtert.

Alles was wir sehen und hören stellt uns Informationen über potenzielle Gefährdungen zur Verfügung und kann Schmerzen daher stark beeinflussen. Ein bemerkenswertes Beispiel: Ein Mann kam mit einem Nagel im Stiefel in die Notaufnahme, er litt an entsetzlichen Schmerzen. Dieser Schmerz verschwand, als der Stiefel entfernt wurde und herauskam, dass der Nagel den Fuß verfehlt hatte und zwischen den Zehen hindurch gegangen war.[67] Ich schätze, der Mann war zwar glücklich, aber vermutlich auch peinlich berührt.

Gedanken und Erwartungen beeinflussen Schmerz. Wenn Sie denken, dass ein bestimmter Reiz Schmerzen verursacht, wird er wahrscheinlicher.[68] Sind Sie Krebspatient und erholen sich von einer Operation, empfinden Sie einen auftretenden Schmerz stärker, wenn Sie ihn als Symptom eines Rückfalls interpretieren, anstatt ihn als natürlichen Teil des Heilungsprozesses zu betrachten.[69] Musiker leiden mehr an einem kleinen Stich in den Finger als Personen, denen die Funktion ihrer Hände nicht so wichtig ist.[70]

Der Schmerzforscher Lorimer Moseley erzählt immer wieder jene lustige Geschichte darüber, wie er eine Wanderung durch die Wüste unternahm, unweit einer Stelle, an der er vor nicht allzu langer Zeit einen beinahe tödlichen Schlangenbiss erlitten hatte.[71] Während er ging, kratzte er sich das Bein an einem Busch auf, an genau derselben Stelle, an der er vorher gebissen worden war. Sofort spürte er einen schrecklichen Schmerz im gesamten Bein. Offenbar interpretierte sein Gehirn den Kratzer als erneuten Schlangenbiss. Anders gesagt: Der entscheidende „Input", der den Schmerz produzierte, war eine schlechte Erinnerung, kein nozizeptives Signal.

Emotionen sind ein weiterer kognitiver Input, der erheblichen Einfluss auf Schmerzen haben kann. Psychologische Zustände, die mit Depressionen, Sorgen, Hoffnungslosigkeit, Angst und Kontrollverlust assoziiert sind, werden alle mit chronischen Schmerzen in Verbindung gebracht.[72]

Auch der soziale Kontext ist relevant. Wir schützen uns unter anderem dadurch vor körperlichem Leid, indem wir uns der Hilfe anderer versichern. Schmerz kann sich daher ändern, je nachdem, ob wir in unserer Wahrnehmung die soziale und finanzielle Unterstützung finden, um mit einer Verletzung umzugehen.[73] Hat ein Mann eine sehr fürsorgliche Ehefrau, wird er Ihrer Ansicht nach dann mehr Schmerzen verspüren, wenn sie sich *im* selben Raum mit ihm befindet oder *außerhalb*? Harte Kerle sind nicht mehr so hart, wenn jemand dabei ist, der ihr „Aua" küsst.

Somit haben unsere Bewegungen, Gedanken, Emotionen und Erinnerungen alle Einfluss auf Schmerz. Auch wenn Nozizeption einer der wichtigsten Inputs ist, ist er weder notwendig noch hinreichend, damit wir Schmerzen verspüren. Wir können Schmerzen haben ohne Nozizeption und Nozizeption ohne Schmerz.

Um eine wichtige Sache klarzustellen: *Das alles heißt nicht, dass Schmerz nicht echt ist oder nur im Kopf stattfindet.* Schmerz ist real. Schmerz ist ein wirkliches Gefühl, aber dieses Gefühl spiegelt nicht notwendigerweise eine echte Verletzung des Körpers wider. Mehr noch: Obwohl Schmerz Gehirnaktivität voraussetzt, heißt das nicht, dass man Schmerz wegdenken könnte oder dass Sie etwas falsch gemacht hätten. Unglücklicherweise laufen die für den Schmerz verantwortlichen Prozesse größtenteils unterbewusst und außerhalb unserer Kontrolle ab. Auch wenn bewusste Gedanken über den Schmerz ihn verändern können, ist die Wirkung in den meisten Fällen eher gering.

Mit diesem Vorbehalt im Hinterkopf schauen wir uns einige der oben erwähnten Konzepte etwas genauer an.

Schmerz entspricht nicht einer Gewebeschädigung

Grundsätzlich stimmt es, dass man umso mehr Schmerzen verspürt, je mehr der Körper geschädigt ist. Allerdings handelt es sich dabei nicht um eine Eins-zu-Eins-Beziehung, und manchmal gibt es starke Abweichungen. Anders gesagt, es gibt viele Fälle, in denen Menschen schwere Verletzungen erleiden, ohne Schmerzen zu verspüren, oder extreme Schmerzen empfinden, ohne verletzt zu sein. Schmerzen ohne ursächliche Verletzungen kommen besonders häufig bei chronischen Schmerzen vor.

Gewebeschädigung ohne Schmerz

Drastische Beispiele von schwersten Verletzungen ohne Schmerz können auftreten, wenn ein Soldat im Kampf verwundet oder einem Surfer der Arm von einem Hai abgebissen wird. In diesen Situationen wird das Opfer sehr wahrscheinlich *gar keinen* Schmerz verspüren, bis das Geschehen vorüber ist. Haben Sie jemals erlebt, dass ein Sportler auf dem Spielfeld eine schwere Verletzung erlitten hat, aber keine Anzeichen von Schmerz zeigte? (Wenn Sie nur Fußball gucken, wahrscheinlich nicht. Andernfalls ist es sehr wahrscheinlich.)

Häufige Beispiele für Gewebeverletzungen ohne Schmerzempfinden zeigen mehrere Studien, in denen *schmerzfreie* Gelenke mittels MRT untersucht wurden. Diese Studien zeigen immer wieder, dass ein überraschend hoher Prozentsatz an Personen ohne Schmerzen im Rücken, in den Schultern, den Hüften oder Knien dennoch deutliche Schädigungen in diesen Bereichen aufweist. Im Folgenden ein kurzer Überblick einiger repräsentativer Studien, in denen Personen *ohne* Schmerzen per MRT untersucht wurden:

- **RÜCKEN:** 52 Prozent aller Personen ohne Rückenschmerzen wiesen mindestens eine Bandscheibenvorwölbung oder andere abnormale MRT-Befunde auf.[74] In einer ähnlichen Studie wurden bei einem Drittel der untersuchten Personen ohne jegliche vorherigen Rückenschmerzepisoden erhebliche Abnormitäten der Wirbelsäule festgestellt, 20 Prozent der unter 60-Jährigen hatten einen Bandscheibenvorfall.[75]
- **HÜFTGELENKE:** 70 Prozent einer Gruppe beschwerdefreier Hockeyspieler wiesen abnorme MRT-Befunde des Beckens oder der Hüftgelenke auf, 54 Prozent hatten Einrisse des Labrums.[76]
- **KNIE:** 60 Prozent einer Gruppe von Personen ohne Knieschmerzen zwischen 20 und 68 Jahren zeigten abnorme Befunde in mindestens drei der vier Regionen des Knies.[77]
- **SCHULTERN:** In einer Studie wurde bei 32 Prozent einer Gruppe von Personen mit asymptomatischen Schultern eine Ruptur der Rotatorenmanschette nachgewiesen. Die Autoren erachteten diesen Prozentsatz als „erstaunlich hoch" und schlossen daraus: „Rotatorenmanschettenrupturen müssen zu einem gewissen Maß als ‚normale' degenerative Abnutzung betrachtet werden, die nicht notwendigerweise Schmerz oder funktionelle Einschränkungen bedingen".[78] Bei schmerzfreien Athleten mit Überkopfbelastung entsprachen die Befunde bei über 40 Prozent der dominanten Schultern einer teilweisen oder vollständigen Ruptur der Rotatorenmanschette, verglichen mit null Prozent bei der nicht dominanten Schulter. Keine der Schultern schmerzte und keiner der Athleten hatte fünf Jahre nach der Erhebung Schmerzen oder Beschwerden.[79]

Das ist nur eine kleine Auswahl ähnlicher Studien, aber das Muster ist klar. Ganz egal, von welchem Bereich eines erwachsenen Körpers man ein MRT anfertigt, man wird auf ein Problem stoßen, selbst bei vollkommen schmerzfreien Bereichen. Degenerative Veränderungen im Rücken, in den Knien, Schultern und jedem anderen größeren Gelenk sind normale und berechenbare Bestandteile des Lebens, die nicht zwingend Schmerz verursachen.

Schmerz ohne Gewebeschädigung

Auf der anderen Seite leiden viele Menschen an Schmerzen, ohne dass eine Gewebeverletzung vorliegt. Bei manchen kann die leichte Berührung an der Hand entsetzliche Schmerzen auslösen, und Personen mit Phantomschmerzen können Schmerzen in einer Gliedmaße empfinden, die sie gar nicht mehr besitzen.

In den meisten Fällen wird Kreuzschmerz als unspezifisch klassifiziert – er kann keiner bekannten Pathologie des Rückens zugeordnet werden. Anders gesagt, die Wirbelsäule der meisten Rückenschmerzpatienten unterscheidet sich hinsichtlich Struktur und Gesundheit nicht von den Wirbelsäulen schmerzfreier Personen.

Warum korreliert chronischer Schmerz so wenig mit dem objektiv messbaren Zustand der schmerzhaften Körperteile? Warum ist Schmerz kein exakter Gradmesser für Gewebeverletzungen? Dafür gibt es zwei Gründe:

Erstens ist der Sinn des Schmerzes nicht, das Ausmaß von Gewebeverletzungen zu messen, sondern schützendes Verhalten zu fördern. Der Bedarf an Schutz hängt von mehr ab als nur dem Zustand des Gewebes. Zweitens schützt Schmerz vor einer „vermeintlichen" Gefahr, nicht einer tatsächlichen, und die diesbezügliche Einschätzung des Gehirns kann ganz einfach falsch sein. Schauen wir uns diese beiden Faktoren im Folgenden genauer an.

Schmerz ist ein Aktivitätssignal, kein Gradmesser für Verletzungen

Rufen wir uns aus dem vorhergehenden Kapitel ins Gedächtnis zurück, dass die Wahrnehmung unserer Körperhaltungen für einen bestimmten Zweck erzeugt wird: um die Ausführung funktioneller Ziele zu unterstützen. Wir nehmen nicht einfach alles wahr, was wahrgenommen werden kann. Wir sehen, was für uns nützlich zu sehen ist, hören, was für uns nützlich zu hören ist, und erfahren eine kinästhetische Wahrnehmung des Körpers in dem Maße, wie sie sinnvolle Bewegungen ermöglicht.

In ähnlicher Weise liegt eine bewusste Schmerzerfahrung nicht vor, um uns wissen zu lassen, dass ein bestimmter Körperteil verletzt ist. Sie liegt deshalb vor, um schützendes Verhalten zu fördern, wie etwa das Zurückziehen einer Gliedmaße von einem schädlichen Reiz, Vermeiden einer Bewegung, die Verletzungen verstärkt und die Suche nach Unterstützung und Pflege durch andere. *Schmerz ist daher ein Aktivitätssignal, kein Gradmesser für Verletzungen.*[80]

Wenn nichts unternommen werden muss oder bereits etwas unternommen wurde, erfüllt Schmerz kaum noch eine Funktion, und wir können erwarten, dass er in derartigen Situationen weniger wahrscheinlich auftritt, auch wenn eine Verletzung vorliegt. Dazu ein paar Beispiele:

Notfälle

Wie bereits erwähnt, nehmen Soldaten im Kampf Schmerzen aufgrund schwerer Verletzungen oft zunächst nicht wahr. Die wahrscheinliche Erklärung dafür ist, dass ein durch Schmerz gefördertes Schutzverhalten die Überlebenschancen verringern würde. Haben Sie selbst vielleicht sogar schon einmal während eines Wettkampfes eine Verletzung erlitten, die Sie erst ein paar Stunden danach bemerkten?

Wenn die Heilung abgeschlossen ist

Eine der Aufgaben des Schmerzes ist es, Zeit für die Heilung einer Verletzung zu erlauben. Was passiert, wenn die Zeit vorbei und die Verletzung bestmöglich ausgeheilt ist? Selbst wenn eine gewisse Schädigung bestehen bleibt, kommt Ihr Nervensystem vielleicht zu dem Schluss, dass die Verletzung nicht noch weiter ausheilt und weitere Schutzmaßnahmen mehr schaden als nützen.

Das könnte der Fall bei andauernden Schädigungen sein, wie etwa degenerativen Veränderungen der Gelenke. Diese Schädigungen sind langsam und über langen Zeitraum angewachsen und dann soweit möglich abgeheilt. Unter diesen Umständen erfüllt Schmerz keinen echten Zweck.

Placebos: wenn Gegenmaßnahmen ergriffen wurden

Der Placeboeffekt beschreibt eine Schmerzreduzierung allein aufgrund der Erwartung, dass eine bestimmte Maßnahme Wirkung zeigen wird statt tatsächlicher Veränderungen in den Bereichen, auf die eine Behandlung abzielt.[81] Dieser Effekt ist leicht nachzuvollziehen, wenn wir Schmerz als Aktivitätssignal betrachten.

Ziehen wir dazu eine Analogie über Durst und Dehydratation heran: Der Sinn des Durstgefühls besteht darin, uns zum Trinken zu motivieren und gegenüber der vermeintlichen Gefahr einer Austrocknung zu schützen. Der Durst wird enden, sobald wir eine bestimmte Menge Wasser getrunken haben, die das Gehirn als ausreichend bewertet. Das Interessante daran ist, *dass der Durst gestillt wird, bevor das Gewebe tatsächlich rehydriert ist*. Während das Gewebe dem Gehirn also weiterhin einen dehydrierten Zustand signalisiert, führt das nicht zu einem Durstgefühl, weil das Gehirn davon ausgeht, dass die Gefahr einer Dehydrierung bereits gebannt wurde. Das Gehirn sagt im Prinzip: „Ok, ich habe gehört, der Körper ist dehydriert. Aber wir haben gerade etwas Wasser getrunken. Hilfe ist also unterwegs und daher werde ich kein Durstgefühl mehr erzeugen, um Schutzverhalten in Form von Trinken zu ermuntern."

Viele Wissenschaftler und Kliniker glauben, dass Placebobehandlungen eine ähnliche Logik zugrunde liegt. Eine Tablette wird verabreicht, eine Nadel hineingeschoben, ein Arztbesuch gemacht und das Gehirn schließt daraus, dass Hilfe unterwegs ist, Schutzmaßnahmen ergriffen wurden und Schmerz nicht länger notwendig ist, auch wenn er Körper weiterhin eine vorliegende Gewebeschädigung signalisiert.[82] Wir werden einige der hier wirkenden Mechanismen im nächsten Abschnitt über Nozizeption besprechen.

Schmerz schützt vor vermeintlicher, nicht tatsächlicher Gefahr

Genauso wie andere Wahrnehmungen kann auch die Wahrnehmung einer Gefahr falsch sein. Noch einmal: Phantomschmerz ist das perfekte Beispiel dafür, wie das Gehirn fälschlicherweise auf das Vorhandensein einer Gefahr schließt. Zudem weiß das Gehirn auch in vielen anderen Fällen nicht, was im Körper passiert und löst Schmerz in einem Körperbereich aus, der offensichtlich nicht in Gefahr ist.

Jede Art von weitergeleitetem Schmerz, der weit entfernt vom tatsächlichen Problem auftritt, ist ein Beispiel dafür. Jemand der einen Herzinfarkt hat, nimmt häufig starke Schmerzen im linken Arm wahr statt am Herz. Das passiert vermutlich, weil die Nerven, die Informationen über das Herz weiterleiten, dicht neben den aus dem linken Arm kommenden Nerven in die Wirbelsäule eintreten. Weil das Rückenmark nur selten Alarmsingale aus dem Herz empfängt, missdeutet es sie als Signale aus dem linken Arm. Damit wird Schmerz aus dem Herz in den Arm „weitergeleitet".

Menschen, die an gesteigerter Schmerzempfindlichkeit (Allodynie) leiden, spüren Schmerz als Antwort auf normalerweise ungefährliche Reize, wie etwa eine leichte Berührung. Das passiert, weil die Wahrnehmung der Berührung vom Rückenmark als Nozizeption „falsch gelesen" wird. Das Gehirn erzeugt Schmerz in der Hand, weil es davon ausgeht, dass dort Gefahr droht, auch wenn das nicht stimmt. Ein schlichtes Missverständnis.

Wir werden später noch näher auf die Mechanismen derartiger Missverständnisse eingehen, aber vorerst reicht es zu verstehen, dass die Verarbeitung von Gefahrensignalen ein fehlerbehafteter Prozess ist, der nicht immer dazu führt, dass das Gehirn genau weiß, was wo passiert.

Inputs und Outputs: ein Beispiel

Jetzt, da wir die Grundlagen besprochen haben, wie das Alarmsystem Input verarbeitet und Output generiert, nehmen wir als Verdeutlichung ein Beispiel zu Hilfe: Nehmen wir an, jemand beugt sich vor, um etwas aufzuheben und fühlt dabei Schmerz. Was sind die relevanten Inputs in die Neuromatrix oder das Schmerz-Alarmsystem? Ein mögliches Szenario:

Das Vorbeugen erzeugt eine geringe mechanische Schädigung, die Nozizeptoren im unteren Rücken werden aktiviert und senden eine Gefahrenmeldung an das Gehirn. Das führt zur Frage des Gehirns: Wie gefährlich ist das? Um das zu beantworten, wird es jede glaubwürdige und einschlägige Informationsquelle zu Rate ziehen.

Propriozeptive, vestibuläre und visuelle Informationen melden, in welcher Position sich alle Körperteile befinden und ob sie kontrolliert und ausbalanciert sind. Sie stellen Informationen bereit, die vielleicht melden, dass schlechtes Gleichgewicht herrscht und eventuell ein Sturz droht. Die sensomotorischen Karten für die Wahrnehmung des Rückens sind unscharf und es existiert kein klares Bild davon, wo der Rücken ist oder was er gerade tut. Dieses Durcheinander trägt dazu bei, dass eine Gefährdung wahrgenommen wird.

Der Teil des Gehirns, der Erinnerungen speichert, meldet jetzt, dass der Körper sich in exakt derselben Position befindet wie im vergangenen Jahr, als man starke Rückenschmerzen verspürte, die mehrere Wochen anhielten. Ein anderer Teil des Gehirns erinnert sich an die Aussage eines Arztes über eine „herausgesprungene Bandscheibe“. Und noch ein anderer Anteil erkennt, dass die Ausübung des Berufs vielleicht nicht mehr möglich ist und man seine Unfallversicherung in Anspruch nehmen muss. Das erzeugt unmittelbar das Gefühl heftiger Beunruhigung und Zukunftsangst und beschwört Katastrophenszenarien herauf.

All diese Inputs werden unbewusst sofort im Gehirn verarbeitet, gefiltert, analysiert sowie eingebunden und führen zu zwei Fragen: Wie gefährlich ist das alles tatsächlich und ist Schmerz als Schutzmaßnahme notwendig? Die Intensität des daraus entstehenden Schmerzes hängt dann davon ab, wie diese Fragen beantwortet werden.

Zweifeln Sie daran, dass Ihr Gehirn so schnell denken kann und ohne dass Sie es wahrnehmen? Denken Sie noch einmal an die optische Täuschung mit dem Schachbrett zurück. Indem es das vom Brett reflektierte Licht interpretierte, berücksichtigte Ihr Gehirn sofort das wechselnde Farbmuster und das Vorhandensein von Schatten. Das Schmerzsystem beinhaltet genauso viel unbewusste Berechnungen und Interpretation wie das visuelle System.

Jetzt stellen Sie sich eine andere Person vor, die eben dieselbe Vorbeuge der Wirbelsäule ausführt, genau dieselbe mechanische Schädigung und daraus resultierende Nozizeption erfährt, aber einen vollständig anderen propriozeptiven und kognitiven Input bekommt.

Diese Person bewegt sich ausbalanciert, hat keine Erinnerungen an vorhergehenden Rückenschmerz, hat keine Angst vor Rückenverletzungen, wurde darüber aufgeklärt, dass Rückenschmerzen nicht zwingend eine Gewebeverletzung bedeuten, ist sozial und finanziell abgesichert und sieht optimistisch in die Zukunft. Wird diese Person denselben Schmerz spüren? Vermutlich nicht!

Um diese Komplexität und Individualität der Schmerzwahrnehmung weiter zu verdeutlichen, erinnern Sie sich daran, dass Schmerz nicht der einzige Output ist, den das Gehirn als Schutzmaßnahme wählen kann. Es gibt eine Reihe anderer schützender Outputs, wie Bewegungen (Zurückzucken, Humpeln, Muskelschutz, Steifigkeit), Veränderungen im autonomen Nervensystem (Flucht oder Kampf) oder Immunreaktionen (Entzündung) – bzw. eine Kombination aller drei in unterschiedlicher Ausprägung.

Darüber hinaus wird jeder Output sofort wieder zu einem neuen Input in das System. Eine schützende Bewegung etwa beeinflusst den propriozeptiven Input des Gehirns. Schmerz wird neue Gedanken, Gefühle und neues Wissen bezüglich Gefährdungen des Körpers erzeugen. Eine Entzündung wird Nozizeptoren sensibilisieren und so werden immer neue Outputs erzeugt, die sofort wieder zum Input werden.

Der Punkt ist: Es handelt sich um ein unglaublich komplexes und dynamisches System, das in jeder Sekunde auf unvorhersehbare und ihm eigene persönliche und individuelle Weise auf sich selbst zurückfällt. Schmerzerfahrung ist kaum jemals ein simpler Vorgang!

Jetzt, wo wir einen etwas größeren Überblick über die Funktion von Schmerz, seinen Zusammenhang mit Gewebeschädigungen und seine Förderung von Schutzverhalten haben, lassen Sie uns die Physiologie dieses Alarmsystems betrachten. Wir beginnen mit der Wahrnehmung von Gefahren in der Peripherie, der Übermittlung von Gefahrensignalen in das Rückenmark, die Verschaltung dieser Signale aus dem Rückenmark in das Gehirn sowie schließlich die Verarbeitung dieser Informationen im Gehirn.

Eine kurze Warnung, bevor Sie mit dem folgenden Abschnitt beginnen: Er ist ziemlich „technisch"!

Wenn das nicht Ihren Interessen entspricht und Sie lieber zum Ende des Kapitels springen wollen, um eine Übersicht und ein paar praktische Hinweise zu erhalten, dann tun Sie das und lesen Sie einfach gleich die Zusammenfassung. Wenn Sie aber von den wissenschaftlichen Einzelheiten fasziniert sind (und es ist faszinierend!), lade ich Sie herzlich ein, hier weiterzulesen.

Außerdem flößt dieser Absatz einem gehörig Respekt vor der Komplexität des Schmerz-Alarm-Systems ein, was doch sicher ein guter Grund ist, um mit der Lektüre fortzufahren.

Wenn Sie fünf Wirtschaftswissenschaftler darum bitten würden, die Ursachen einer Finanzkrise zu nennen und eine Lösung dafür zu finden, bekommen Sie wahrscheinlich fünf verschiedene Antworten. Das liegt daran, dass das Wirtschaftssystem komplexe Interaktionen von Millionen verschiedener Anteile beinhaltet und nur unvollständige Daten für jede Variable zur Verfügung stehen. Ganz ähnlich werden Sie vermutlich fünf verschiedene Antworten bezüglich Diagnose und Behandlung erhalten, wenn Sie fünf Therapeuten danach fragen, warum ein bestimmter Patient an Schmerzen leidet. Auch das liegt daran, das wir es mit einem sehr komplexen System und unvollständigen Informationen zu tun haben. Wenn Sie oder irgendjemand anders denkt, er wüsste *genau*, warum etwas wehtut, und auch *genau*, was zu tun sei, könnte die Information in diesem Abschnitt dazu führen, dass Sie lieber noch einmal nachdenken.

Die Physiologie der Nozizeption

Als Nozizeption bezeichnet man die Übertragung von Informationen über gefährdende Sinnesreize aus dem Körper in das Gehirn. Man kann sich Nozizeption als Prozess der Gefahrenerkennung und Übermittlung von Alarmsignalen an das Gehirn vorstellen. Dieser Prozess durchläuft verschiedene Stadien, die im Folgenden beschrieben werden:

Primäre Nozizeption: Gefahrenerkennung

Nozizeption wird von Nozizeptoren ausgelöst, sensorischen Rezeptoren an freien Nervenendigungen, die im ganzen Körper verteilt sind und Veränderungen von mechanischen, thermischen oder chemischen Impulsen registrieren.

Die mechanischen Sensoren registrieren Druckveränderungen. Sie werden aktiv, wenn man sich schneidet, geschlagen oder gekniffen wird. Chemische Nozizeptoren nehmen Veränderungen des lokalen chemischen Status wahr, die durch Entzündungen, Adrenalin, zerstörte Zellwände oder Übersäuerungen aufgrund übermäßiger Muskelarbeit hervorgerufen werden. Thermische Nozizeptoren erkennen Temperaturveränderungen.[83]

Periphere Sensibilisierung

Nozizeptoren können den Schwellenwert für eine Aktivierung sowie ihre Aktivierungsfrequenz durch mehrere Mechanismen verändern. Der häufigste ist das Vorliegen einer Entzündung, die den Schwellenwert herabsetzt und die Aktivierungsfrequenz erhöht. Das wird als periphere Sensibilisierung bezeichnet und führt zu Hyperalgesie – ein Reiz wird schmerzhafter wahrgenommen als normalerweise. Entzündungshemmende Medikamente verringern das Schmerzempfinden, indem sie die Entzündung abmildern, die für die Sensibilisierung verantwortlich ist.[84] Stachelrochen erzeugen Schmerz, indem sie genau das Gegenteil tun – sie sensibilisieren die Nozizeptoren. Wenn Sie einmal Berichte darüber gelesen haben, wie es sich anfühlt, gestochen zu werden, werden Sie ein paar schöne Umschreibungen zu lesen bekommen. Ein Betroffener beschrieb den Schmerz als würde einem „das Fleisch gleichzeitig abgerieben und -gerissen". Sensibilisierung hat einen ziemlichen Einfluss!

Sekundäre Nozizeption: Alarmsignale erreichen das Rückenmark

Nachdem ein nozizeptives Signal an der freien Nervenendigung abgesetzt wurde, wandert es den Nerv hinauf zu einem Endpunkt nahe der Wirbelsäule, wo es über eine Synapse mit dem Hinterhorn des Rückenmarks kommuniziert.[85]

Wenn nozizeptive Signale am Nervenende ankommen, werden Chemikalien in der Synapse freigesetzt, die das Hinterhorn reizen. Wird ein Schwellenwert erreicht, sendet das Hinterhorn ein nozizeptives Signal das Rückenmark hinauf ins Gehirn. Das bezeichnet man als sekundäre Nozizeption.[86]

Wir können uns das Hinterhorn als Zwischenstation oder Tor vorstellen, das Informationen über Gefahren empfängt und dann entscheidet, ob sie an das Gehirn weitergeleitet werden sollten.

Zentrale Sensibilisierung: dieselbe Gefahr – mehr Gefahrensignale

Wie bei der primären Nozizeption kann auch der Schwellenwert für die sekundäre Nozizeption im Hinterhorn verändert werden – und zwar in sehr großem Ausmaß. Das hat wesentliche Auswirkungen auf das Schmerzempfinden. Wie wir noch sehen werden, kann es den Unterschied ausmachen zwischen extremen Schmerzen, die durch leichte Berührung ausgelöst werden und dem Verlust eines Armes, bei dem man überhaupt keine Schmerzen verspürt.

Erinnern wir uns daran, dass freie Nervenendigungen schon bei einem niedrigeren Schwellenwert aktiviert werden, wenn sie sensibilisiert sind. Das bezeichnet man als periphere Sensibilisierung. Zentrale Sensibilisierung tritt dann auf, wenn das Hinterhorn des Rückenmarks sensibilisiert wurde und schon bei geringeren Schwellenwerten Signale aus den freien Nervenendigungen an das Gehirn schickt.[87]

Wie die periphere kann auch die zentrale Sensibilisierung zu einer Hyperalgesie führen – mehr Schmerz, als man normalerweise aufgrund einer bestimmten Verletzung empfinden würde. Eine zentrale Sensibilisierung kann außerdem zu einer Allodynie führen – Schmerz, der durch einen harmlosen Reiz ausgelöst wird, ohne Alarmsignale. Das passiert, wenn das Hinterhorn so empfindlich wird, dass es durch benachbarte Nerven aktiviert wird, die mechanorezeptive Informationen vermitteln. Dieses „Dazwischenreden" führt dazu, dass eine Nachricht, die ursprünglich nur leichte Berührung oder Bewegung melden soll, vom Rückenmark als potenziell gefährdend interpretiert wird. Das Ergebnis ist Schmerz ohne Vorliegen einer Verletzung.[88]

Zentrale Sensibilisierung ist eine normale Reaktion auf nozizeptive Signale aus der Peripherie und sie beginnt direkt nach dem Auftreten derartiger Signale. Wenn wir uns verletzen wird ein Trommelfeuer nozizeptiver Reize das Hinerhorn des Rückenmarks sensibilisieren. Weil das Hinterhorn Signale von vielen verschiedenen peripheren Nerven aus anderen Bereichen erhält, wird der Bereich der Sensibilisierung über den Bereich der Verletzung hinausgehen. Das ist einer der Gründe dafür, warum Schmerz außerhalb seines Ursprungsortes „streut“.[89]

Während Gewebe heilt und die primäre Nozizeption sich verringert, sollte die Empfindlichkeit des Hinterhorns wieder zu seinem Ausgangswert zurückkehren. Allerdings scheinen einige Menschen dazu zu neigen, auch nach einer Gewebeheilung weiterhin sensibilisiert zu sein. Das könnte einer der Faktoren sein, der erklärt, warum manche Menschen nach einer Verletzung chronischen Schmerz entwickeln. Bei diesen Personen wird die Sensibilität durch weit weniger Nozizeption erhalten, als anfangs für die Auslösung nötig war.[90] Der Schmerz wird zu einer Gewohnheit, die nur schwer zu durchbrechen ist.

Das ist auch einer der Gründe dafür, warum das Problem bei chronischen Schmerzen eher in der Meldung und Verarbeitung von Informationen liegt als in der Frage, ob eine Verletzung vorliegt. Wenn Sie Schmerzen haben, die seit mehr als drei Monaten anhalten, haben sich definitiv Veränderungen in der Art und Weise ergeben, wie Ihr Nervensystem Gefahrensignale aus den schmerzhaften Bereichen verarbeitet.

Ektopische Nozizeption: Gefahrensignale aus den Nervenstämmen

Ektopische Nozizeption tritt auf, wenn nozizeptive Signale am „falschen Ort“ entstehen: nämlich mitten im Nervenstamm anstatt am Nervenende. Das kann in Folge einer Verletzung oder durch eine mechanische Stressbelastung des Bindegewebes der Nervenscheide entstehen, die eine Entzündung verursacht.[91]

Eine Entzündung der Nervenscheide kann eine spontane Entladung im Nervenstamm bewirken. Das Rückenmark wird dieses Signal als von der Nerven*endigung* kommend interpretieren, was bedeutet, dass der Schmerz an anderer Stelle als dem tatsächlichen Problem wahrgenommen wird. Eine ektopische Entladung bewirkt außerdem, dass ein Impuls den Nerv „hinunter“ Richtung Nervenendigung geschickt wird (ein „antidromischer Impuls“), der Entzündungsmediatoren freisetzt, die wiederum eine periphere Sensibilisierung am Nervenende bewirken. Das wird als neurogene Entzündung bezeichnet.[92]

Das heißt, dass die Entzündung eines Nervenstammes eine Kaskade unerwünschter Vorgänge auslösen kann, inklusive ektopischer Nozizeption (die eine zentrale Sensibilisierung begünstigt) und einer neurogenen Entzündung (die eine periphere Sensibilisierung erzeugt). *Das kann ein Grundproblem bei anhaltenden und sich ausbreitenden Schmerzen sein oder bei Schmerzen, die wandern.*

Absteigende Modulation: das Ausmaß der Nozizeption verändern

Rufen Sie sich ins Gedächtnis zurück, dass das Hinterhorn ein Tor ist, das nozizeptive Informationen an das Gehirn weiterleitet. Das Gehirn kann die Empfindlichkeit dieses Tors steigern oder verringern. Das bezeichnet man als absteigende Modulation[93] – als wenn man die Lautstärke der Nozizeption herauf- oder herunterregeln würde. Lorimer Moseley sieht die absteigende Modulation als eine Möglichkeit für das Gehirn, in der Peripherie eine „zweite Meinung“ über die durch einen Reiz übermittelte Gefahr einzuholen.

Wenn etwa eine Verletzung nur geringfügige Nozizeption verursacht, kann das Gehirn dennoch entscheiden, dass das Problem durchaus ernstzunehmen ist. In diesem Fall kann es die absteigende Modulation nutzen, um das Hinterhorn zu sensibilisieren und die Übertragung nozizeptiver Signale ins Gehirn zu erleichtern. Wenn das Gehirn etwa sieht, dass ein Messer in dem schmerzhaften Bereich steckt, oder sich daran erinnert, dass derselbe Bereich bereits einmal eine ernsthafte Verletzung erlitten hat, kann es eben diesen Bereich sensibilisieren. Tatsächlich zeigt die Forschung, dass mehr nozizeptive Signale im Rückenmark ausgelöst werden, wenn man von einem Reiz erwartet, dass er schmerzhaft ist.[94] Das ist ein Beispiel für ein „Nocebo“: Wenn Gedanken Schmerzen verstärken. (Erinnern Sie sich an den Typen mit dem Nagel im Stiefel?)

Andererseits kann das Gehirn die absteigende Modulation nutzen, um Nozizeption zu *hemmen*. Das kann passieren, wenn die Nozizeption durch eine Aktivität ausgelöst wird, die das Gehirn als erwünscht oder gesund einstuft, wie etwa anstrengendes Training, eine Bindegewebemassage oder Bewegungen, die dazu dienen, aus einer Notsituation zu entfliehen. In diesem Fall will das Gehirn nicht die Aktivität verhindern, die für die Nozizeption verantwortlich ist, und entscheidet sich daher, die Gefahrensignale einfach zu blocken.

Die absteigende Hemmung ist vielleicht der Mechanismus, der erklärt, warum manche Menschen trotz degenerativer Veränderungen der Gelenke, Bandscheibenvorwölbungen oder gerissener Rotatorenmanschetten keine Schmerzen verspüren. Es erklärt vermutlich auch, warum man in Notfällen häufig keinen Schmerz fühlt.

Die absteigende Hemmung wird durch etwas erreicht, das David Butler als „Medizinschrank im Gehirn“ bezeichnet.[95] Es gibt aussagekräftige Erkenntnisse, die zeigen, dass die absteigende Hemmung bei vielen chronischen Schmerzzuständen nicht richtig funktioniert, wie etwa bei Fibromyalgie, Reizdarmsyndrom und kraniomandibulären Dysfunktionen.[96]

Interessanterweise kann man die absteigende Hemmung zuverlässig durch anhaltenden nozizeptiven Input auslösen. In der Wissenschaft wird das untersucht, indem man eine Hand in kaltes Wasser eintaucht, was Schmerzen verursacht. Das führt zu einer erhöhten Schmerztoleranz, nicht nur im betroffenen Bereich, sondern auch in weiter entfernten Bereichen. Die Wirksamkeit der absteigenden Hemmung zur Schmerzunterdrückung hängt in hohem Maße davon ab, ob man *erwartet*, dass der Reiz den Schmerz reduziert.[97]

Diese Dynamik der Schmerzbekämpfung in einem Bereich, indem man ihn in einem anderen Bereich auslöst, erklärt vermutlich den Erfolg vieler Therapien und wird manchmal als Gegenirritation bezeichnet. Das Gefühl eines „guten Schmerzes“ beim Training, beim Dehnen, bei einer Druck- oder Triggerpunktmassage oder auf der Faszienrolle zeigt an, dass das Gehirn diese schädlichen Reize als irgendwie nützlich interpretiert und ein paar Feel-good-Chemikalien ausschüttet, um den Schmerz erträglicher zu machen. Der Effekt hält aber nur kurz an.

All diese Tatsachen implizieren, dass die Meinung des Gehirns bezüglich der Bedeutung eines bestimmten Reizes bestimmt, wie dieser Reiz auf Rückenmarkebene verarbeitet wird. Im nächsten Abschnitt werden wir darüber sprechen, wie Gefahrensignale im Gehirn verarbeitet werden.

Wie das Gehirn Schmerz erzeugt

Wenn nozizeptive Signale das Gehirn erreichen, werden viele verschiedene Bereiche des Gehirns zur Auswertung ihrer Bedeutung und der Erzeugung einer angemessenen Schutzmaßnahme herangezogen. Auch wenn bestimmte Bereiche des Gehirns mehr an diesem Prozess beteiligt sind als andere, gibt es doch kein „Schmerzzentrum“. Stattdessen ist die mit Schmerz assoziierte neuronale Aktivität weit über verschiedene Bereiche verteilt.[98]

Wie bereits besprochen, werden die unterschiedlichen Anteile des Gehirns, die an der Schmerzerzeugung beteiligt sind manchmal als Neuromatrix bezeichnet, während man spezifische Aktivitätsmuster des Gehirns, die einen bestimmten Schmerz generieren, „Neurotags“ nennt.

Das Konzept der Neurotags hilft dabei, zwei häufige Probleme bei chronischen Schmerzen zu verdeutlichen:

1. Schmerz-Neurotags können leichter aktiviert werden, sodass die Schwellenwerte für Schmerz herabgesetzt werden.

❷ Schmerz-Neurotags können „ungenau“ werden.

Diese beiden Konzepte helfen, einige ungewöhnliche Phänomene zu erklären, die bei anhaltenden Schmerzen zu beobachten sind: Wie er sich ausbreitet, den Ort wechselt, mal kommt und wieder geht und sich auch anderweitig benimmt, als besäße er einen „eigenen Willen“.[99]

Neurotags ermöglichen: verringerte Schwellenwerte für Schmerz

Eine Möglichkeit, das Auftreten eines Schmerz-Neurotags (oder irgendeinen anderen) zu fördern, ist einfach dessen wiederholte Benutzung. Genauso, wie Sie Bewegungsgewohnheiten entwickeln, indem Sie die neuronalen Leitbahnen wiederholt aktivieren, können Sie auch Schmerzgewohnheiten durch Wiederholung entwickeln. Je häufiger Sie einen bestimmten Schmerz verspüren, desto mehr werden Sie die neuronalen Spuren „vertiefen“, die ihn erzeugen und desto weniger Reize sind nötig, um ihn auszulösen.[100]

Eine weitere Möglichkeit zur Aktivierung liegt darin, ein anderes Neurotag zu erregen, das wiederum das Schmerz-Neurotag triggert. Dies bezieht sich wieder auf das Konzept: „Neurons that fire together, wire together“.

Nehmen wir an, Sie verletzen sich die Schulter, sodass Sie jedes Mal Nozizeption und Schmerz erzeugen, wenn Sie den Arm über den Kopf heben. Nach einer Weile wird Ihr Gehirn diese Bewegung mit Schmerz assoziieren – die Neurotags für Bewegung und Schmerz wurden so häufig gleichzeitig aktiviert, dass sie nun „verbunden“ sind. Heilt die Verletzung ab und die Nozizeption verflüchtigt sich, kann die Bewegung aufgrund der Verbindung noch immer Schmerz auslösen.[101]

Dieselbe Dynamik erklärt, warum Schmerz von so vielen Informationen beeinflusst werden kann. Denken Sie an all die Assoziationen, die Ihr Gehirn zu Schmerz hat – vielleicht die Arbeitsumgebung, einen sozialen Kontext, eine Bewegung oder Aktivität, sogar Dinge, die man sieht, hört oder selbst reine Gedanken. Wenn Sie jahrelang jeden Tag Rückenschmerzen auf der Arbeit haben, wird der Schwellenwert dafür allein schon dann absinken, wenn Sie nur hingehen. Die meisten Menschen verbinden den Gedanken an eine „herausgerutschte Bandscheibe“ mit Schmerz. (Anders gesagt, die jeweiligen Neurotags teilen sich einige „Mitgliederzellen“.) Wenn Sie also nur an eine herausgerutschte Bandscheibe denken, senkt das Ihren Schwellenwert für Schmerz ab. Ein extremes Beispiel dafür, wie Gedankenkraft Schmerzen beeinflusst, sieht man bei Patienten, die am komplexen regionalen Schmezsyndrom (complex regimal pain syndrome = CRPS) leiden. Sie verspüren mitunter Schmerz in der betroffenen Extremität, wenn sie sich bloß vorstellen, diese zu bewegen.[102]

Undifferenzierte Neurotags: der Schmerz breitet sich aus

Neuronen, die gereizt werden, tendieren dazu, andere Neuronen zu reizen, sofern eine solche Ausbreitung nicht gehemmt wird. Eine angemessene Hemmung führt zur Bildung sinnvoller neuronaler Aktivitätsmuster, im Gegensatz zu einer undifferenzierten Eruption, wie bei einem epileptischen Anfall. Chronischer Schmerz ist häufig mit einer „Enthemmung“ verbunden – einem Versagen des Hemmungsprozesses. Das führt zu einer unkontrollierten Aktivität von Neuronen außerhalb des erwünschten Neurotags.[103] Dieser Kontrollverlust ist ein Grund dafür, warum chronischer Schmerz sich über das eigentliche Ursprungsgebiet hinaus ausbreiten, sich von einem Ort zu einem anderen bewegen oder in einem bestimmte Gebiet schwieriger lokalisiert werden kann.

Ähnliche Probleme können Neurotags bei jeder Art von Output beeinflussen; dazu gehören Wahrnehmungen, Gedanken, Immunreaktionen und Bewegungen. Solche Ungenauigkeiten stecken hinter einer ganzen Reihe von neurologischen Erkrankungen, wie der bipolaren Störung, Schizophrenie, Parkinson, Dystonie, Migräne und eben chronischem Schmerz.[104]

Die Wichtigkeit exakter Karten

Wir haben in einem früheren Kapitel darüber gesprochen, dass exakte Körperkarten für eine gute Wahrnehmung der Körperhaltung und von Bewegungen notwendig sind. Es scheint, dass die Genauigkeit der Karten ebenfalls einen Faktor bei chronischen Schmerzen darstellt.

Es wurde nachgewiesen, dass Menschen mit chronischen Schmerzen Schwierigkeiten bei Aufgaben haben, die eine gute Wahrnehmung der Körperposition und eine gute motorische Kontrolle erfordern. Dazu gehören:[105]

- den Umriss des Rückens und die Stellung der Wirbelsäule verorten
- die Zwei-Punkt-Diskrimination
- die Rechts-links-Unterscheidung bei Bildern von Körperteilen
- möglichst wenig zu schwanken, nachdem man versucht hat, sie aus dem Gleichgewicht zu bringen
- die Kontrolle des Beckens und des unteren Rückens

Darüber hinaus gibt es bei Patienten mit chronischen Schmerzen Hinweise auf Veränderungen in denjenigen Gehirnarealen, die Sinneswahrnehmung und Bewegung kontrollieren.

Das führt zu einer Kernfrage: Verursachen Probleme der Sinneswahrnehmung und bei Bewegungen Schmerz oder verursacht der Schmerz Probleme der Sinneswahrnehmung und bei Bewegungen?

Es gibt immerhin ein paar Hinweise darauf, dass diese Beziehung in beide Richtungen funktioniert und Wechselwirkungen zwischen Schmerz und Bewegung unglaublich dynamisch und komplex sind. Einige dieser Erkenntnisse stammen aus Forschungen, in denen untersucht wurde, wie Illusionen Wahrnehmung und Schmerz beeinflussen können.

Das Körpergefühl beeinflusst die körperliche Gesundheit

Das Gehirn hilft dabei, die Gesundheit des Körpers sicherzustellen, indem es so gut wie jeden Aspekt seiner Physiologie überwacht und reguliert: Körpertemperatur, pH-Wert, Durchblutung, Hunger, Immunreaktion, Hormonspiegel usw. Aber seine Fähigkeit zur Regulation ist nur so gut wie seine Fähigkeit, sich ein klares Bild davon zu machen, was tatsächlich im Körper geschieht. Wie bereits beschrieben, kommt es zu sehr interessanten Effekten, wenn das Gehirn Körperhaltungen fehlerhaft abbildet.

Ein Aspekt der Körperdarstellung, den wir vermutlich als selbstverständlich ansehen, ist das Wissen darum, welche physischen Objekte Teil des Körpers sind und welche nicht. Aber diese Wahrnehmung einer „Zugehörigkeit" ist keineswegs selbstverständlich. Es ist ziemlich leicht, das Gehirn davon zu überzeugen, unbelebte Objekte als zum Körper gehörend zu betrachten und tatsächliche Körperteile nicht zu „beachten". Derartige Verwirrung lässt sich am besten mittels der Gummihand-Illusion stiften, die wie folgt funktioniert.

Man legt eine Hand auf den Tisch, die andere ebenfalls, aber abgeschirmt außer Sicht. Stattdessen legt man eine Gummihand gut sichtbar daneben. Dann berührt man die verdeckte Hand leicht, während die Gummihand – für die Versuchsperson sichtbar – gleichzeitig auf dieselbe Weise berührt wird. Schon bald wird die Person das seltsame Gefühl verspüren, dass die Gummihand zu ihrem Körper gehört und wird sogar zusammenzucken, wenn man droht, diese zu verletzen.

Das heißt, das Gehirn ergreift „Besitz" von der Gummihand. Noch interessanter ist, dass das Gehirn die nicht sichtbare echte Hand quasi enteignet und „missachtet" (Anm. d. Übers.: In der Medizin wird dafür der englischsprachige Begriff des „Neglect" benutzt, von engl. *neglect* = missachten, vernachlässigen). *Das ist nachweisbar, weil die abgedeckte Hand aufgrund einer veränderten Durch-*

blutung tatsächlich kälter wird.[106] Kartenfehler beeinflussen also die Durchblutung. Sie beeinflussen außerdem Immunreaktionen: Eine Hand, die mittels der Gummihand-Illusion enteignet wurde, wird nach einer Verletzung stärkere Entzündungszeichen aufweisen als eine normale Hand.[107] Das sind wirklich außergewöhnliche Erkenntnisse! Sie zeigen, dass die Wahrnehmung, die unser Gehirn von unserem Selbst hat, dessen physiologische Regulation direkt beeinflusst.

Darüber hinaus werden Körperteile nicht nur unter künstlichen, mittels Illusionen erzeugten Bedingungen missachtet. Menschen, die an chronischem Rückenschmerz leiden, haben Probleme damit, die Konturen ihres Rückens zu spüren[108] und an CRPS erkrankte Patienten leiden an einem Neglect ihrer betroffenen Hand und sogar dem *Raum* um die Hand herum. Bringt man die nicht betroffene Hand an die Stelle, an der sich vorher die betroffene Hand befand, wird auch die gesunde Hand kälter.[109] Das Gehirn kartiert also nicht nur Körperteile, sondern sogar den Raum um diese Körperteile herum und die Karte beeinflusst sämtliche Körperteile, die sich innerhalb dieses Raumes befinden.[110] Das zeigt, dass das Gefühl für unser Selbst hochkomplex ist und auf eine Weise beeinflusst werden kann, die man sich kaum vorstellen mag, die aber große Bedeutung hat.

Sensomotorische Diskrepanzen: schlechte Voraussagen erzeugen Schmerz

Wann immer das Gehirn eine Bewegung ansteuert, schätzt es die daraus entstehende sensorische Wahrnehmung im Voraus ab. Dieses prognostizierte Feedback wird abgeglichen, um festzustellen, ob die Bewegung erfolgreich ausgeführt wurde. Wenn die sensorischen Daten der Prognose widersprechen, bezeichnet man das als sensomotorische Diskrepanz.

Es leuchtet ein, dass eine solche Diskrepanz häufiger auftritt, wenn die sensomotorischen Karten verwischt oder ungenau sind. Einige Forscher glauben, dass die aus sensomotorischer Diskrepanz entstehende Unordnung ein Alarmsignal darstellt und dies eine Rolle bei chronischen Schmerzzuständen spielt. Tatsächlich zeigen Forschungsergebnisse, dass künstlich erzeugte sensomotorische Diskrepanzen chronischen Schmerz verstärken und eine Korrektur dieser Diskrepanzen den Schmerz lindert.

Sie können selber eine sensomotorische Diskrepanz wie folgt erzeugen: Platzieren Sie einen Spiegel zwischen den Armen, sodass der rechte Arm sich dahinter befindet und der linke Arm davor. Halten Sie Ihren linken Arm ruhig und schauen Sie auf dessen Reflektion im Spiegel, während Sie den rechten Arm bewegen, der sich hinter dem Spiegel befindet. Das erzeugt Verwirrung, weil das Gehirn den scheinbar ruhenden rechten Arm sieht, aber gleichzeitig spürt, wie er sich bewegt. Es ist kein Wunder, dass sich das seltsam anfühlt, aber es kann sogar Schmerzen hervorrufen. In einer Studie berichteten 26 von 29 Fibromyalgie-Patienten, dass dieser Vorgang eine vorübergehende Verstärkung ihrer Schmerzen bewirkte oder andere Symptome verstärkte, die ein Aufflammen ihrer Beschwerden anzeigten.[111]

Untersuchungen der Thermal-Grill-Illusion lieferten weitere Belege dafür, dass sensomotorische Diskrepanzen Schmerzen verursachen können und dass eine Korrektur den Schmerz reduziert. Bei der Thermal-Grill-Illusion werden Zeige- und Ringfinger in warmes Wasser gehalten, der Mittelfinger in kaltes Wasser. Diese ungewöhnliche Wahrnehmung verwirrt das Gehirn offenbar dahingehend, dass es denkt, der Mittelfinger sei in kochend heißes Wasser getaucht. Denn so fühlt es sich an.

In einer neueren Studie erzeugten Forscher mittels der Thermal-Grill-Illusion Schmerzen und baten die Versuchspersonen dann, ihre Finger zusammenzupressen.[112] Das verringerte die Schmerzintensität um 64 Prozent. Sie waren allerdings nicht in der Lage, den Schmerz mittels anderer Formen der Berührung zu reduzieren, indem sie etwa die Hände anderer Menschen berührten oder ihre Hände zusammendrückten. Anders gesagt, der Schmerz hörte nicht auf, solange das Gehirn keine sensorischen Informationen erhielt, die eine Diskrepanz korrigierten.

Dass eine Korrektur der sensomotorischen Diskrepanz offenbar chronische Schmerzen reduzieren kann, zeigte eine weitere Studie, in der Personen mit chronischen Rückenschmerzen ihre Wirbelsäule so bewegten, dass Schmerzen hervorgerufen wurden.[113] Betrachteten sie die Bewegungen dabei in einem Spiegel, reduzierte das die Schmerzen. Das liegt vielleicht daran, dass diese visuelle Information Fehler im sensorischen Feedback korrigierte, die durch eine ungenaue Kartografierung der Bewegung hervorgerufen wurde. Es zu sehen, hilft.

Zusammenfassung

Schmerzwissenschaft ist faszinierend, unlogisch und irgendwie verwirrend. Die Einzelheiten und Merkwürdigkeiten dahinter können einen leicht überfordern. Dennoch stecken in all diesen Informationen ein paar simple Dinge, die man im Kopf behalten sollte und die wir in diesem Abschnitt besprechen werden. Zudem gibt es noch ein paar allgemeine und praktische Vorgehensweisen, die ich im unmittelbar darauffolgenden Abschnitt besprechen werde.

- Schmerz ist eine bewusste Erfahrung, die ein bestimmtes Muster an Gehirnaktivität erfordert. Dieses Muster ist die Neuromatrix, die – wenn sie aktiviert ist – Schmerz erzeugt.

- Ohne die Aktivierung eines Neurotags gibt es keinen Schmerz, auch wenn der Körper verletzt ist. Wird ein Schmerz-Neurotag aktiviert, entsteht Schmerz, auch wenn der Körper unversehrt ist.

- Nozizeption ist weder ausreichend noch notwendig für Schmerz. Es ist einer von vielen Inputs in das Schmerz-Alarmsystem. Schmerz wird auch über kognitiven und propriozeptiven Input reguliert.

- Sinn und Zweck von Schmerz ist eine Förderung von Schutzverhalten und spiegelt nicht die Wirklichkeit wider. Schmerz ist daher ein Aktivitätssignal, kein Gradmesser für Schädigung.

- Auch wenn Schmerz das Resultat einer bestimmten Gehirnaktivität ist und durch Gedanken beeinflusst wird, existiert er nicht nur „im Kopf". Wir können Schmerz nicht wegdenken, indem wir unsere Gedanken ändern, weil ein großer Teil der schmerzerzeugenden Gehirnaktivität unbewusst und nicht willkürlich abläuft.

- Gewebeverletzungen entsprechen nicht eins zu eins dem Schmerzempfinden. Bei vielen Menschen ohne Schmerzen sind im MRT erhebliche Schädigungen nachweisbar. Auf der anderen Seite sind viele chronische Schmerzzustände durch übermäßige Schmerzempfindlichkeit (Hyperalgesie) und/oder Allodynie gekennzeichnet, bei denen normalerweise harmlose Reize Schmerz erzeugen.

- Schmerz basiert auf der Wahrnehmung einer Bedrohung. Die Prozesse, die Gefahrenmeldungen aus der Peripherie an das Gehirn weiterleiten, können Fehler machen oder fehlerhafter Kommunikation unterliegen. Schmerz kann daher in Bereiche übertragen werden, die nicht verletzt sind, oder harmlose sensorische Bewegungssignale können vom Rückenmark als nozizeptive Signale fehlgedeutet werden.

- Nozizeption ist die Übertragung sensorischer Informationen über gefährliche Reize aus der Peripherie an das Gehirn. Primäre Nozizeption entsteht an freien Nervenendigungen. Ektopische Nozizeption entsteht an entzündeten Nervenstämmen. Sekundäre Nozizeption entsteht im Hinterhorn des Rückenmarks.

- Periphere Sensibilisierung setzt den Schwellenwert für eine Aktivierung freier Nervenendigungen herab. Zentrale Sensibilisierung setzt den Schwellenwert des Hinterhorns herab. Absteigende Modulationen aus dem Gehirn passen die Empfindlichkeit des Hinterhorns an. Zusammen regeln diese Faktoren die Lautstärke der Nozizeption entweder herauf oder herunter.

- Schmerz-Neurotags werden durch wiederholte Reizung gestärkt. Sie können sich außerdem mit anderen Neurotags „verdrahten" (z. B. Neurotags für Bewegung), wenn beide immer wieder gemeinsam aktiviert werden.

- Unerwünschte Ausbreitung neuronaler Aktivität nicht verhindern zu können, kann als Ungenauigkeit oder fehlende Hemmung bezeichnet werden. Schmerz-Neurotags unterliegen fehlender Hemmung, Ungenauigkeit oder können verwischen, was zu einer unerwünschten Ausbreitung von Schmerz führen kann.

- Die Genauigkeit der sensomotorischen Karten beeinflusst die homöostatischen und physiologischen Regulierungen des Körpers.

- Chronischer Schmerz ist mit ungenauen sensomotorischen Karten und schlechten Ergebnissen bei Aufgaben für propriozeptive Schärfe oder Körpergefühl assoziiert. Sensomotorische Diskrepanzen können eine Triebfeder hinter chronischen Schmerzen sein. Diese zu korrigieren kann sie beheben.

Allgemeine Mechanismen zur Schmerzreduzierung

Was können wir mit all diesen Informationen anfangen? Basierend auf den in diesem Kapitel besprochenen wissenschaftlichen Erkenntnissen, möchte ich im Folgenden einige allgemeine Mechanismen vorstellen, denn auf deren Grundlage ist von verschiedenen Bewegungspraktiken oder Therapien zu erwarten, dass sie Schmerzen reduzieren.

Zunächst aber ein Sicherheitshinweis: Sich die folgenden Strategien durchzulesen, ersetzt keinen Arztbesuch. Für eine Schmerzbehandlung suchen Sie bitte einen qualifizierten Experten auf.

Nozizeption reduzieren

Die offensichtlichste und am häufigsten genutzte Strategie der Schmerzbehandlung ist, die Quelle der Nozizeption im betroffenen Bereich zu suchen und auszuschalten. Das kann man erreichen, indem man die Biomechanik abändert, versucht Triggerpunkte auszuschalten, übermäßige Muskelspannung zu reduzieren, Bewegungseinschränkungen gesunder Nerven zu beseitigen, provozierende Bewegungen vermeidet, sich operieren lässt usw. Diese Strategie ist so offensichtlich, dass sie selbstverständlich ist, aber aus mehreren Gründen doch erwähnt werden sollte.

Erstens beginnen und enden viele Schmerzbehandlungen mit dieser Strategie und ignorieren dabei andere. Das ist bedauerlich.

Zweitens nimmt man bei einer erfolgreichen Schmerzbehandlung häufig an, dass sie deshalb wirkt, weil sie die Nozizeption reduziert. Da Schmerzen aber von vielen Faktoren abhängen, ist diese Annahme ungültig und führt zu Missverständnissen. Nur weil Sie sich z. B. nach einer Massage, Akupunktur oder einer Dehnübung besser fühlen, heißt das nicht, dass diese Maßnahmen irgendeinen Gewebeschaden korrigiert haben.

Drittens ist es häufig *sehr* schwierig, die genaue Ursache der Nozizeption auszumachen und eine wirksame Therapie zu ermitteln. Da bleiben viele schwierige Fragen. Ist die Nozizeption mechanisch oder chemisch bedingt? Sind die Signale das Ergebnis einer Schädigung des Muskels, der Sehnen, Bänder, Faszien, der Eingeweide oder Nerven? Stammen sie aus den Nervenendigungen oder dem Nervenstamm? Liegt eine periphere oder zentrale Sensibilisierung vor? Welche Rolle spielen die aus dem Gehirn kommenden Informationen? Falls eine Entzündung vorliegt: Warum ist das der Fall und spielt sie eine wesentliche Rolle? Diese Fragen zu beantworten würde den Rahmen dieses Buches sprengen und erfordert eine umfangreiche Ausbildung und Erfahrung. Aber allein das Wissen um diese Fragen schützt einen in jedem Fall vor Selbstüberschätzung und unbegründeten Annahmen bei der Diagnose einer Schmerzursache.

Auch wenn ein vorrangiges Ziel der Schmerzreduktion daher das Auffinden und Beheben der Nozizeption sein sollte, ist häufig die individuelle Analyse und Behandlung eines erfahrenen Experten erforderlich. Und trotz aller Anstrengungen ist das Ergebnis häufig frustrierend. *Im Gegensatz dazu sind viele der weiter unten beschriebenen Strategien zur Schmerzlinderung, die eher auf den Input als die Nozizeption abzielen, vergleichsweise einfach anzuwenden und sind vermutlich für eine Vielzahl an Beschwerden und Personen von Nutzen.* Tatsächlich können sie wahrscheinlich die meisten Ergebnisse unterschiedlicher Therapien hinreichend erklären, von denen wiederum die meisten fälschlicherweise behaupten, Nozizeption zu reduzieren!

Schmerzhafte Bewegungen vermeiden

Schmerzhafte Bewegungen zu vermeiden ist eine offensichtliche Möglichkeit, um Schmerzen zu behandeln: Wenn es wehtut, machen Sie es nicht! Diese simple Regel wird durch Erkenntnisse der Schmerzforschung gestützt. Anhaltender nozizeptiver Input kann das Nervensystem sowohl peripher als auch zentral sensibilisieren. Schmerz kann zur *Gewohnheit* werden. Wiederholte, den Schmerz provozierende Bewegungen können ihn verschlimmern und länger andauern lassen, auch wenn sie keine fortschreitende Gewebeschädigung verursachen. Davon ausgehend kann das Vermeiden einer schmerzhaften Bewegung für einen bestimmten Zeitraum eine geeignete Strategie darstellen, eine solche Sensibilisierung zu vermeiden oder zu durchbrechen.

Diese Strategie wird oft in Fällen ignoriert, in denen der Schmerz lediglich milde oder lästig ist. Ihr Rücken mag vielleicht jedes Mal ein bisschen wehtun, wenn Sie sich vorbeugen, oder Ihr Fuß schmerzt regelmäßig beim Laufen, aber eben nicht stark genug, um Sie von diesen Bewegungen abzuhalten oder nach einer anderen Bewegungsausführung suchen zu lassen.

Aber genau dieselben Bewegungen können ausreichen, um eine unerwünschte Sensibilisierung aufrechtzuerhalten oder zu verstärken, wenn sie nur oft genug wiederholt werden. In diesen Fällen kann die bewusste Strategie eines „Aushungerns des Schmerzes" dabei helfen, einen Teufelskreis zu durchbrechen. Dies ließe sich erreichen, indem man die Biomechanik der Bewegung abändert oder sie insgesamt für eine Weile ganz vermeidet. Das Vermeiden kann natürlich einen negativen Effekt haben, indem es zu übermäßiger Bewegungsangst, Funktionseinschränkung oder Dekonditionierung führt.

Graded Exposure

Graded Exposure bezeichnet die zunehmende Einführung als bedrohlich empfundener Bewegungen oder anderer Reize mit der richtigen Dosierung und dem richtigen Timing, sodass das Nervensystem sich davon weniger bedroht fühlt.[114] Die simple Idee dahinter ist: Wenn Sie eine ursprünglich schmerzhafte Bewegung schmerzfrei ausführen, wird Ihr Nervensystem sie in Zukunft als weniger bedrohlich wahrnehmen. Man könnte Graded Exposure auch als „Gefahrenimpfung" bezeichnen.

Jede Art von kräftiger Bewegung, die keine Schmerzen verursacht, ist potenziell eine Form von Graded Exposure, weil sie dem Gehirn positive Rückmeldung über die Gesundheit und Leistungsfähigkeit des Körpers gibt. Das reduziert die Wahrnehmung von Bedrohung und Schmerz und hilft zu erklären, warum Bewegung allgemein häufig genauso gegen chronische Schmerzen hilft wie die meisten spezifischen Maßnahmen, etwa Coretraining oder Stretching.[115]

Graded Exposure erfordert häufig Kreativität, um einen alternativen Weg zu finden, eine normalerweise schmerzhafte Bewegung schmerzfrei auszuführen. Das kann dabei helfen, unerwünschte Verbindungen zwischen Schmerz und Bewegung im Gehirn aufzubrechen. Über diese Strategie werden wir später noch genauer sprechen.

Aufklärung über Schmerzforschung

Die Forschung zeigt, dass es bei chronischen Schmerzen hilft, etwas über Schmerzphysiologie zu lernen.[116] Warum? Aus der Perspektive der Neuromatrix betrachtet, verändert Aufklärung den kognitiven Input, was wiederum den Schmerz-Output verändert. Aufklärung über Schmerzen ist eine Möglichkeit, falsche Ansichten bezüglich des Schmerzes zu korrigieren, die ein Bedrohungsgefühl unnötig verstärken und dazu führen, dass Bewegungen und gesundes Training vermieden werden. Solche Ansichten greifen unkontrolliert um sich. Viele Menschen glauben z. B.:

- dass in ihren Knien „Knochen auf Knochen" reibt,
- dass sie die „Halswirbelsäule eines Neunzigjährigen" haben,
- dass ihr Rücken „ausgerenkt" ist,
- dass ein Bandscheibenvorfall wie in einem dieser Plastikmodelle von Wirbelsäulen aussieht, bei dem eine rote Masse hervorquillt,
- dass ihr Schmerz sich nie mehr bessern wird und sie auch keine Möglichkeit dazu haben.

Aufklärung kann diese Mythen entkräften und unnötige Sorgen und Bewegungsangst entschärfen, die den Schmerz nur schlimmer machen würden.

Auch wenn sich gezeigt hat, dass Aufklärung eine wirksame Methode zur Schmerzreduktion ist, ist sie keineswegs ein Heilmittel. Die bewusste Erkenntnis, dass ein Bereich des Körpers nicht verletzt ist, ändert nicht zwangsläufig die Ansicht des Gehirns.

Verfeinerung sensomotorischer Karten

Die Genauigkeit der sensomotorischen Karten zu verbessern kann bei chronischen Schmerzen helfen.[117] Wir wollen sichergehen, dass unserer Karten so klar und genau wie möglich sind, damit das Gehirn nicht aus Versehen irgendwo Schmerzen auslöst, wo sie nicht hingehören, normale sensorische Informationen mit Schmerzsignalen verwechselt oder sich anderweitig von der Tatsache bedroht fühlt, dass es nicht wirklich weiß, wo sich der Körper gerade befindet oder wie er sich bewegen sollte.

Tatsächlich zeigen wissenschaftliche Forschungen, dass physiotherapeutische Ansätze, die auf eine Verbesserung der motorischen Kontrolle abzielen, grundsätzlich die wirksamste Methode zur Behandlung chronischer Rückenschmerzen darstellen.[118] Die Lektionen im Praxisteil gehen noch einmal genauer auf Strategien zur motorischen Kontrolle ein.

Sensory Gating

Beim Sensory Gating wird die Verarbeitung und Wahrnehmung sensorischer Reize durch die Anwesenheit konkurrierender Reize gedämpft.[119] Wenn Ihr Nervensystem damit beschäftigt ist, Bewegungs- und Berührungssignale zu verarbeiten, hat es weniger Ressourcen für Nozizeption übrig.

Sie haben wahrscheinlich schon instinktiv von Sensory Gating profitiert, wenn Sie einen verletzten Körperbereich gerieben haben. Offenbar ist der Effekt des Sensory Gating und damit die Schmerzreduktion größer, wenn

- der konkurrierende Reiz sich näher an der schmerzhaften Stelle befindet,
- der konkurrierende Reiz interessanter und neu ist,
- der konkurrierende Reiz aus einer aktiven Bewegung resultiert und nicht aus passiver Bewegung oder Berührung.

Sensory Gating ist wahrscheinlich einer der Hauptgründe dafür, warum man sich nach einem Training oder einer Körpertherapie besser fühlt. Auch wenn seine schmerzreduzierenden Effekte vermutlich nur temporär sind, eröffnen sie die Chance, längeranhaltenden Nutzen aus Bewegungen zu ziehen, die normalerweise schmerzhaft sind.

Gegenirritation

Gegenirritation ist eine Möglichkeit, eine Hemmung der Nozizeption über die absteigenden Nervenbahnen anzuregen. Dieser Mechanismus tritt vermutlich häufig bei Therapien auf, die schmerzhafte Reize beinhalten, wie etwa:

- intensives Stretching
- Foam-Rolling
- Triggerpunktmassage
- Weichteiltechniken mit Hilfsmitteln
- Bindegewebemassage

Schmerzen mit Schmerzen zu behandeln kann eine riskante Strategie sein: Aggressiv an die Sache heranzugehen, kann den Schmerz verschlimmern oder sogar eine Verletzung verursachen. Man sollte daher sicherstellen, dass jeder durch Therapie hervorgerufene Schmerz ein „guter Schmerz" ist. Das kann ein Zeichen dafür sein, dass das Nervensystem den durch die Behandlung hervorgerufenen Stress als gesund bewertet.

Genau wie beim Sensory Gating kann die zeitweise Erleichterung eine Gelegenheit sein, normalerweise schmerzhafte Bewegungen auszuführen und die mit ihnen assoziierte Bedrohung zu reduzieren.

Emotionen

Emotionen beeinflussen Schmerz. Wenn Sie sich gestresst fühlen, besorgt sind, deprimiert, pessimistisch gestimmt und hilflos, wird das Ihren Schmerz vermutlich verschlimmern. Daher wird alles, was Sie tun können, um Ihren emotionalen Zustand zu verbessern, vermutlich auch Ihren Schmerz reduzieren.

Verbesserung der allgemeinen Gesundheit

Auch wenn dieses Buch sich auf Methoden zur Schmerzbehandlung konzentriert, die darauf basieren, wie das Nervensystem Bewegung und Wahrnehmung kontrolliert, sollten wir uns daran erinnern, dass jede Maßnahme zur Verbesserung der allgemeinen Gesundheit bei schmerzhaften Beschwerden hilfreich ist. Bessere Ernährung, besserer Schlaf, weniger Stress, gesunde Beziehungen, einen Sinn im Leben sehen und gesunde Bewegung sind wesentlich für eine Schmerzreduktion und tun auch sonst etwas für die Gesundheit. Bessere Bewegung ist nur ein Teil des Puzzles!

Kapitel 6 –

Bewegung und Gefahr: zentrale Regler

„Das Gefühl der Ermüdung ist häufig ein irreführendes Gradmaß für die Arbeitsfähigkeit des Körpers. Es besteht nicht zwingend ein Zusammenhang zwischen dem subjektiven Gefühl der Ermüdung und der Arbeitsfähigkeit der Muskeln. Es ist ein Schutzmechanismus, der jemanden versucht davon abzuhalten, weiterhin muskuläre Arbeit auszuführen, wenn das eine Verletzung bedingen könnte."

FRANCIS BAINBRIDGE

Wir haben schon über das Konzept gesprochen, dass Schmerz eine Schutzmaßnahme des Nervensystems als Antwort auf eine gefühlte Bedrohung darstellt. Es gibt zahlreiche andere Möglichkeiten für das Nervensystem, den Körper zu schützen, ohne Schmerz zu verursachen. In diesem Kapitel geht es darum, wie das Nervenystem uns vor Bewegungen schützen kann; speziell vor kraftvollen Bewegungen, die Verletzungen verursachen können. Die Sache ist recht einfach: Wenn das Nervensystem denkt, eine bestimmte Bewegung sei gefährlich, kann es uns einfach davon abhalten, sie auszuführen.

Registriert das Nervensystem beispielsweise, dass eine maximale Muskelkontraktion zu Verletzungen führen könnte, kann es die neuronale Verbindung zu diesem Muskel einschränken und damit eine maximale Kontraktion unmöglich machen, ob wir wollen oder nicht.

Ähnliche unwillkürliche Schutzmechanismen sind vermutlich bei der Änderung oder Steuerung von Beweglichkeit, Ausdauer oder Koordination im Spiel. Das heißt, Ihr physisches Potenzial ist unter anderem dadurch begrenzt, wie stark der Schutzmodus Ihres Nervensystems ausgeprägt ist.

Stellen Sie sich eine übermäßig besorgte Mutter vor, die bei ihrem Sohn im Auto mitfährt und jedes Mal auf die Bremse tritt, wenn sie glaubt, dass er unsicher fährt. Wie schnell das Auto vorankommt, hängt nicht von dessen PS-Leistung ab, sondern davon, was die Mutter als gefährlich ansieht.

In ähnlicher Weise wird Ihre Fähigkeit zur vollen Ausschöpfung von Kraft, Beweglichkeit, Ausdauer und Koordination davon begrenzt, inwieweit das Gehirn sie als gefährlich in Verbindung mit den gewählten Bewegungen betrachtet. Für uns mag ein umgeknickter Knöchel oder ein gezerrter Muskel nicht unbedingt sehr beängstigend sein, aber unser Nervensystem hat sich in einer Umgebung entwickelt, in der solche Verletzungen den Unterschied zwischen Leben und Tod bedeuten konnten. Sie zu verhindern ist daher ein wichtiges Anliegen. Deshalb agiert das Nervensystem immer als Chef Ihrer Leistungsfähigkeit, um Sie vor sich selber zu schützen und sicherzustellen, dass Ihre Bewegungen nicht zu kraftvoll, zu schnell, zu groß sind bzw. übermäßig lange dauern oder Sie bestimmte Bewegungsmuster ausführen.

In diesem Kapitel werden wir uns die Wissenschaft hinter den zentralen Regelmechanismen, bezogen auf Kraft, Beweglichkeit, Ausdauer und Koordination, anschauen und erörtern, warum einer der schnellsten und einfachsten Wege zur

Leistungssteigerung eine Reduzierung des gefühlten Bedrohungslevels ist.

Bedrohung und Kraft

Kraft ist die Fähigkeit, Leistung mittels Muskelkontraktion zu erzeugen. Hohe Kraftlevel sind nützlich, aber auch potenziell gefährlich. Die kraftvolle Kontraktion, die uns sprinten, zuschlagen und schwere Gewichte heben lässt, kann Verletzungen der Ischiokruralmuskulatur, der Achillessehne, dem Kreuzband, der Rotatorenmanschette usw. verursachen.

Wir können die zerstörerische Kraft der Muskeln abschätzen, wenn wir die Auswirkungen schwerer elektrischer Schocks betrachten, die zu unwillkürlichen, maximalen Muskelkontraktionen führen. Diese können so kraftvoll sein, dass sie Gelenke auskugeln, Knochen brechen, den Körper durch den Raum schleudern und Hirnschäden durch einen immensen Blutdruckanstieg verursachen. Die potenzielle Kraft unserer Muskulatur ist also größer, als wir glauben.

Vladimir Zatsiorsky, Professor für Kinesiologie und Sportwissenschaften, schätzt, dass der Durchschnittsmensch willkürlich nur etwa 65 Prozent seiner Kraft aktivieren kann. Ein trainierter Powerlifter erreicht vielleicht 80 Prozent.[120] Wie der Kettlebell-Guru Pavel Tsatsouline sagt: Deine Muskeln sind bereits in der Lage, ein Auto anzuheben, sie wissen es nur noch nicht. Das ist natürlich eine kleine Übertreibung, aber es entspricht den Tatsachen, dass die meisten von uns unerschlossenes muskuläres Potenzial besitzen.

Eine Möglichkeit, dieses Potenzial freizusetzen, besteht darin, die mit Krafterzeugung assoziierte Bedrohung zu verringern. Das gibt dem Nervensystem „grünes Licht" für maximale Leistung. Einige Forschungserkenntnisse unterstützen diese Sichtweise.

Erstens wird ein experimentell induzierter Schmerz einen Muskel schwächen, während ein Anästhetikum, in ein schmerzhaftes Gelenk injiziert, die Kraft verstärkt.[121] Schmerz scheint also einen „Rote-Ampel"-Effekt auf Muskelkraft zu haben.

Zweitens sind kurzzeitige Verbesserungen der Kraftfähigkeit häufig direkt nach Maßnahmen zu beobachten, die neuen propriozeptiven Input erzeugen, wie etwa eine Gelenkmobilisation.[122] Warum ist das so? Mobilisation kann die Nozizeption durch Sensory Gating oder mittels einer kurzzeitigen Verbesserung der Koordination reduzieren. Ein koordiniertes Gelenk ist automatisch ein stabileres Gelenk. Genauso, wie man sich nicht flink durch einen schlecht beleuchteten Keller bewegen würde, möchte das Gehirn Gelenke nicht schnell und kraftvoll bewegen, ohne im Besitz einer genauen Karte dieses Gelenks zu sein.

Drittens verbessert sich die Kraft, wenn wir eine Bewegung aufgrund von Wiederholung besser kennenlernen. Zum Teil ist das natürlich auf eine verbesserte Muskelrekrutierung zurückzuführen. Ein anderer Grund dagegen mag Graded Exposure sein: Sicher durchgeführte Wiederholungen signalisieren dem Nervensystem, dass die Bewegung ungefährlich ist. In diesem Sinne können wir Krafttraining als eine Form der Schutzimpfung gegen Gefahren betrachten. Jede sicher ausgeführte Wiederholung ist ein weiterer Beweis, dass die Körperstrukturen ungefährdet mit hohen Kräften belastet werden können. Interessanterweise ist Kraft häufig sehr spezifisch. Sie ist nicht notwendigerweise auf einen anderen unbekannten Kontext übertragbar, der vielleicht als bedrohlich wahrgenommen wird, soweit nicht anders bewiesen.

Das soll nicht heißen, dass Kraft „im Kopf" stattfindet oder dass ein 50-Kilo-„Schwächling" nur mit der richtigen Einstellung große Kraftakte vollbringen könnte. (Anders als in modernen Legenden behauptet, haben meine Nachforschungen keinen dokumentierten Fall zutage gefördert, in denen Großmütter in einer Notsituation das Auto von ihrem Enkelkind weggehoben haben!)

Aber es es ist naheliegend, dass ein Krafttraining folgende Kernpunkte beinhalten sollte: Erstens sollte es eine mit kraftvollen Bewegungen assoziierte Gefahrenwahrnehmung verringern, indem Wiederholungen sicher und schmerzfrei ausgeführt werden. Zweitens sollte es bewegungsbezogene Schmerzen eliminieren.

Anders gesagt, wir können Schwäche als einen Schutzmechanismus des Nervensystems betrachten, und wir können seinen Einfluss verringern, indem wir die wahrgenommene Bedrohung reduzieren.

Gefahr und Beweglichkeit

Genauso wie Kraft birgt auch Beweglichkeit ein potenzielles Verletzungsrisiko. Je weiter sich ein Gelenk aus der Neutralposition heraus und in die Endposition bewegt, desto höher ist die Wahrscheinlichkeit einer Verletzung, insbesondere, wenn bei der Bewegung unkontrollierte Kräfte im Spiel sind. Wir können daher erwarten, dass – ähnlich wie bei der Kraft – das Nervensystem die Beweglichkeit unbewusst limitiert, um Sicherheit zu garantieren.

Stellen Sie sich z. B. vor, Sie würden sich nach vorne beugen, um Ihre Handflächen bei gestreckten Knien auf den Boden zu bringen. Das Nervensystem befürchtet vielleicht, diese Bewegung könnte die Ischiokruralmuskulatur oder die Nerven an der Beinrückseite verletzen. Um Sie zu schützen, versteift es diese Muskeln, damit Sie sich nicht selbst verletzen. Anders gesagt, die Muskelsteife dient als Schutz.

Die Theorie, das Nervensystem limitiere die Beweglichkeit, wird durch Forschungsergebnisse gestützt, die zeigen, dass eine Beweglichkeitsverbesserung mittels Stretching eher durch eine erhöhte *Dehnungstoleranz* als durch verlängerte Muskeln erzeugt wird.[123]

Was verbessert die Dehnungstoleranz des Nervensystems? Basierend auf den oben dargelegten Schlussfolgerungen alles, was die gefühlte Bedrohung, bezogen auf das Bewegungsausmaß, verringert.

Man sollte annehmen, dass sich das Nervensystem weniger von endgradigen Bewegungen bedroht fühlt, die es bereits kennt, die koordiniert und schmerzfrei möglich sind und aus denen das Gelenk leicht wieder in die Neutralposition zurückbewegt werden kann. Vor diesem Hintergrund ist es interessant, sich einmal die vielen Dehntechniken anzusehen, die neurologische „Tricks" beinhalten, wie etwa PNF, Anspannen-Entspannen, postisometrische Relaxation, reziproke Hemmung usw. Betrachtet man diese Techniken aus der Perspektive des Zentralreglers, kann man sie als Möglichkeiten sehen, das Nervensystem davon zu überzeugen, die Bewegungen seien kontrolliert und der Muskel außer Gefahr. Einen gedehnten Muskel zu kontrahieren, zeigt, dass er die Fähigkeit besitzt, das Gelenk in eine Neutralposition zurückzubewegen. Den Antagonisten des gedehnten Muskels zu aktivieren, offenbart, dass die Bewegung kontrolliert abläuft und sie Teil einer sinnvollen Funktion darstellt. Andere Bewegungen stellen Möglichkeiten dar, das Gelenk zu kartografieren und sich mit seiner Stellung anzufreunden.

Stellt man sich das Zentralnervensystem als kluge und übermäßig behütende Mutter vor (anstatt als Ansammlung stupider Reflexe, die durch ein paar Tricks überlistet werden können), erkenntman zwangsläufig den Nutzen aller oben genannten Techniken – und kann zusätzliche finden. Noch einmal: Jedes praktische Bemühen um eine Verbesserung der Beweglichkeit sollte Graded Exposure und eine „Schutzimpfung" gegenüber Bedrohungen beinhalten, um die Gefahrenwahrnehmung zu vermindern.

Gefahr und Ausdauer

Nach dem Zentralreglermodell der Ausdauer, das der Wissenschaftler Tim Noakes propagiert, ist Ermüdung kein körperlicher Zustand, sondern eine Emotion, die das Gehirn nutzt, um Belastungsstress zu regulieren.[124] Ähnlich dem Schmerz ist Ermüdung also ein Output des Gehirns, der den Körper schützen soll.

Während des Trainings überwacht das Gehirn den körperlichen Zustand und analysiert das Gefahrenpotenzial, das entstehen könnte, wenn die Energiesysteme oberhalb ihrer Kapazitätsgrenze arbeiten. Wird dieses Risiko zu hoch, erzeugt das Gehirn Ermüdung, die eine fortlaufende Arbeit zunächst unangenehm werden lässt und schließlich verhindert. Wir erreichen also nie wirklich unsere körperlichen Grenzen – bevor das passiert, fährt das Gehirn die Funktionen herunter.

Im Folgenden ein paar Beobachtungen, die durch das Prinzip einer zentralen Ausdauerregelung erklärt werden können:

- Ermüdung wird durch die erwartete Dauer der Übung beeinflusst.
- Athleten laufen im Wettkampf schneller als im Training.
- Athleten werden zum Ende einer Übung hin schneller (Endspurt).
- Der Skelettmuskel wird während des Trainings nie vollständig rekrutiert – zu etwa 35–50 Prozent während langen Ausdauertrainingseinheiten und zu etwa 60 Prozent bei maximaler Anstrengung.

Darüber hinaus zeigt die Forschung, dass die Ermüdung während einer Belastung von sehr vielen Faktoren beeinflusst wird, die in keiner Beziehung zur physischen Kapazität der Muskeln stehen. Das beinhaltet den emotionalen Zustand, mentale Erschöpfung, Motivation, Glaube an sich selbst, das Wissen um die Dauer einer Belastung, zerebrale und arterielle Sauerstoffversorgung, Glykogenspeicher des Muskels, Flüssigkeitsverlust, Durst, Hitze und mehr.[125]

Die Ermüdung wird vom Gehirn auf Basis seiner Beurteilung des körperlichen Zustandes erzeugt, und ist damit fehleranfällig. Sportler können beispielsweise auf verschiedene Arten „überlistet" werden, damit sie härter trainieren, indem man sie etwa hinsichtlich der Zeit und Distanz ihres bisherigen Trainings täuscht, Hände und Handflächen herunterkühlt, um dem Gehirn vorzugaukeln, die Körpertemperatur sei niedriger, oder indem man eine kohlenhydratreiche Mundspülung benutzt und dem Gehirn damit signalisiert, es werde Energie bereitgestellt.[126]

Noch einmal: Das alles heißt nicht, dass Ausdauer nur „im Kopf" stattfindet oder man eine Rekordzeit beim Marathon läuft, weil man den „Rocky"-Soundtrack über Kopfhörer laufen lässt. Körperliche Fitness und Gesundheit sind offensichtlich ein wichtiger Faktor bei der Ausdauer, aber der letztlich limitierende Aspekt ist die Bereitschaft des Gehirns, den Körper weiterhin arbeiten zu lassen. Je fitter der Körper, desto mehr kann diese Grenze natürlich hinausgeschoben werden. Aber in manchen Fällen besteht offensichtlich ein Unterschied zwischen dem Ermüdungsgefühl und der tatsächlichen Leistungsfähigkeit des Körpers. Das chronische Ermüdungssyndrom mag dafür ein Beispiel sein.

Gefahr und motorische Kontrolle

Veränderte Koordination ist eine weitere Möglichkeit des Nervensystems, uns vor einer gefühlten Bedrohung durch Bewegung zu bewahren. In gewisser Weise ist das selbsterklärend. Wenn wir uns den Knöchel verknackst haben, humpeln wir. Wir müssen nicht bewusst nach einer anderen Art des Gehens suchen, um unseren Knöchel zu schützen. Das Humpeln entsteht spontan und unbewusst.

Kompensatorische Aktivitätsmuster der Muskulatur können allerdings auch recht subtil sein. Es gibt einen ganzen Berg wissenschaftlicher Arbeiten von Paul Hodges und anderen, die zeigen, dass bei chronischen Schmerzen die Aktivität bestimmter Muskeln, insbesondere lokaler Stabilisatoren, verspätet einsetzt und sie sich manchmal auch zurückbilden.[127] Gleichzeitig neigen globale Stabilisatoren dazu, schneller aktiv zu werden.

Bei Rückenschmerzen etwa werden der quer verlaufende und der innere schräge Bauchmuskel relativ gesehen später, die gerade und äußere schräge Bauchmuskulatur dagegen schneller aktiv. Im Rücken verzögert sich die Aktivität des Multifidus und er neigt zu Atrophie, während der Rückenstreckmuskel (M. erector spinae) schneller anspringt. Bei Knieschmerzen wird der innere Schenkelmuskel (M. vastus medialis) gehemmt und bei Nackenschmerzen die tiefen Nackenbeuger.[128] Wie in einem früheren Kapitel besprochen, passen all diese Muskeln in die Kategorie der lokalen Stabilisatoren und sind für die Ausrichtung der Gelenke verantwortlich.

Das führt uns zu einer sehr wichtigen Frage: Verursacht eine veränderte Koordination den Schmerz? Oder ist der Schmerz Ursache der veränderten Koordination? Oder beides? Forschungsergebnisse scheinen darauf hinzudeuten, dass eher der Schmerz eine Veränderung der Koordination bewirkt als umgekehrt. Ein sehr überzeugender Hinweis ist, dass man mittels Injektionen von Kochsalzlösungen charakteristische Veränderungen der motorischen Koordination und Muskelatrophie hervorrufen kann, die Schmerz erzeugen.

Laut Hodges sind die veränderten Koordinationsprogramme schützender Natur.[129] Sie werden von interaktiven Veränderungen auf verschiedenen Ebenen des Nervensystems erzeugt, inklusive den höher angesiedelten. Wir sollten sie daher als klug und sinnvoll ansehen, statt reflexhaft und zufällig.

Wie können diese Veränderungen uns schützen? Grundsätzlich verhindern sie die Bewegung schmerzhafter Bereiche, indem sie diese versteifen. Die mechanische Belastung der Bewegung wird damit von dort weg verlagert. Kurzfristig kann das eine sehr gute Strategie sein, langfristig wirkt sich das aus mehreren Gründen negativ aus.

Bei Rückenschmerzen wird z. B. die Co-Kontraktion der geraden Bauchmuskulatur mit dem Rückenstreckmuskel gesteigert, um eine höhere Steifigkeit zu erzeugen. Das stützt den Rücken und schützt den schmerzenden Bereich, hat aber seinen Preis. Es besteht eine erhöhte Kompression, eine geringere Bewegungsvariabilität und die Fähigkeit zu präzisen, intersegmentalen Bewegungen ist schlechter ausgeprägt. Eine stärkere Co-Kontraktion der globalen Stabilisatoren bedeutet zwar, dass der Rücken geschient ist, gleichzeitig aber schlechter koordiniert arbeitet und mehr komprimiert wird; fast so als würde man eine Sprunggelenkschiene tragen – eine gute Strategie für kurzfristigen Schutz, aber eine schlechte Langzeitstrategie bezüglich Funktionalität und Gesundheit. Einige Bewegungstrainer bezeichnen diese Schienen als „Strategie des hohen Schwellenwerts“. Die Forschung zeigt, dass der Körper diese Strategie beibehalten kann, auch wenn der Schmerz längst eliminiert wurde.

Diese Erkenntnisse haben mindestens zwei wichtige Auswirkungen auf das Bemühen, die Koordination zu verbessern. Erstens machen Schmerzen es einem sehr schwer, neue Bewegungsmuster zu trainieren, weil das Nervensystem unbewusst versuchen wird, Schutzmaßnahmen zu ergreifen, die aber vielleicht gar nicht erwünscht sind. Daher ist es extrem schwierig, bei Schmerzen oder einer Gefährdung Bewegungen zu trainieren.

Zweitens können schützende Bewegungsmuster, die während einer vorhergehenden Schmerzepisode zur Gewohnheit wurden, auf Bereiche übergreifen, die schmerzfrei sind. Es lohnt sich daher, Bewegungsgewohnheiten zu finden und aufzulösen, die eine übermäßige muskuläre Schutzspannung, das Fehlen von Variabilität und schlechte Gelenkzentrierung mit sich bringen.

Zusammenfassung

Einer der wichtigsten Aufgaben des zentralen Nervensystems ist der Schutz des Körpers. Es nutzt Steifigkeit, Schwäche, Ermüdung und veränderte motorische Programme als Mittel, um uns vor bewegungsbezogenen Gefährdungen zu schützen. Trainiert man, wenn eine Gefährdung vorliegt, führt das zu einem Bewegungs- und Wahrnehmungsverhalten, das mehr auf Schutz als auf Leistung abzielt.

Entsprechend besteht einer der schnellsten und einfachsten Wege zur Leistungssteigerung darin, das Maß der auf Bewegung bezogenen Gefährdung zu verringern. So betrachtet kann man sich alle Trainingsmethoden als Form der Graded Exposure oder „Gefährdungsimpfung“ vorstellen oder auch als eine Möglichkeit, dem Nervensystem gute Nachrichten bezüglich der körperlichen Gesundheit und Leistungsfähigkeit zu übermitteln.

Kapitel 7 –

Bewegung, Denken und Fühlen

„Die Hypothese, die hier verteidigt werden muss, besagt, dass diese Reihenfolge falsch ist ... dass die logischere Aussage ist, dass uns etwas leidtut, weil wir weinen, wir verärgert sind, weil wir zuschlagen, wir Angst haben, weil wir zittern und nicht, dass wir weinen, zuschlagen oder zittern, weil uns etwas leidtut, wir verärgert oder verängstigt sind, je nachdem."

WILLIAM JAMES

Wir haben in den vorhergehenden Kapiteln bereits die enge Beziehung zwischen Bewegung und Sinneswahrnehmung besprochen. In diesem Abschnitt werden wir erörtern, wie Bewegungen mit Gedanken und Emotionen verbunden sind.

Viele Bewegungslehren, etwa Yoga, Tanz, Kampfkünste und die Feldenkrais-Methode, versuchen den Geist durch Körperbewegungen zu trainieren. Für manche ist das eigentliche Ziel dabei nicht eine bessere Bewegungsfähigkeit. Vielmehr dient sie als Mittel zum Zweck, um auf dem Weg der Selbstdisziplin, Selbstverwirklichung und persönlichen Entwicklung weiterzukommen.

Bewusste Bewegungspraxis kann die Eigenwahrnehmung trainieren und einen ausgeprägt meditativen Charakter haben. Tatsächlich bestehen viele Formen der Meditation im Wesentlichen aus Übungen zur Aufmerksamkeitsfokussierung auf die Wahrnehmungen der Atembewegungen.

Wir können von traditionellen geistig-körperlichen Praktiken und den in diesem Kapitel besprochenen wissenschaftlichen Erkenntnissen lernen, dass es der allgemeinen und emotionalen Gesundheit in mehrfacher Hinsicht förderlich ist, die Aufmerksamkeit auf körpereigene Informationen zu trainieren und ungewollte Bewegungen zu verhindern.

Bewegung und Stimmung

Es ist ziemlich offensichtlich, dass unser emotionaler Zustand unsere Bewegungen und unsere Haltung beeinflusst. Wenn Sie sich deprimiert fühlen oder sich unterwürfig verhalten, lassen Sie vielleicht den Kopf hängen. Wenn Sie sich dagegen stolz oder dominant fühlen, hebt sich vielleicht Ihr Brustkorb. Deshalb können wir anhand der Körpersprache recht genau sagen, wie sich jemand gerade fühlt.

Einige interessante Forschungsergebnisse weisen darauf hin, dass diese Beziehung genauso auch umgekehrt funktioniert. So wird z. B. eine ausladende Sitzhaltung mit seitlich ausgestreckten Armen und Beinen unser Verhalten ändern. Sie verstärkt Dominanzverhalten, erhöht die Schmerztoleranz sowie die Risikobereitschaft bei Wettspielen.[130] Eine zusammengekauerte, angespannte Sitzhaltung dagegen, mit an den Körper gezogenen Gliedmaßen, hat einen gegenteiligen Effekt.

Auch unsere Mimik beeinflusst unsere Stimmung. Natürlich lächeln wir, wenn wir glücklich sind, aber wir werden umgekehrt auch glücklicher, wenn wir lächeln. Sich einen Bleistift zwischen die Zähne zu klemmen (was einen unbeabsichtigt lächeln lässt), wird daher Ihre Stimmung heben.[131] Botoxbehandlungen, die bestimmte Gesichtsmuskeln in ihrer Bewegung einschränken, machen es schwieriger, die Emotionen zu fühlen, die mit der Bewegung dieser Muskeln assoziiert sind.[132]

Körperbewegungen und geistige Aktivitäten interagieren noch in vielen anderen Fällen auf überraschende Weise: Handbewegungen auszuführen, während man Mathematikaufgaben löst, führt zu schnellerem Lernen,[133] Händewaschen verringert Schuldgefühle[134] und positive Aussagen werden mit höherer Wahrscheinlichkeit von Bewegungen der dominanten Hand begleitet als negative, bei denen vorzugsweise die nicht dominante Hand eingesetzt wird.[135] Es scheint, dass wir Dinge, die sich nicht richtig anfühlen, auch mit der Hand assoziieren, die sich quasi nicht richtig anfühlt. Deshalb ist kulturhistorisch vermutlich auch das italienische Wort für links sinistra, das französische lautet gauche und in der englischen und romanischen Sprache sind die Begriffe für rechts gleichzeitig Synonyme für „richtig".

Das alles zeigt, dass die scheinbar getrennten Outputs des Gehirns tatsächlich recht verwoben sind. Moshe Feldenkrais behauptete, es gebe so etwas wie isolierte Emotionen, Gedanken, Bewegungen oder Wahrnehmungen nicht. Jeder mentale Output beinhaltet Elemente der anderen drei, jeder Gedanke ist also mit einer Bewegung, Wahrnehmung und Emotion assoziiert; jede Emotion besitzt eine zugehörige Bewegung, Wahrnehmung und einen zugehörigen Gedanken usw.

Aus irgendeinem Grund ist die Verbindung zwischen Gedanken und Emotionen für uns leicht nachzuvollziehen. Viele Leute versuchen, „gute Gedanken zu denken", um ihre Emotionen zu verändern. Allerdings legen wissenschaftliche Erkenntnisse nahe, dass es vermutlich genauso wirksam ist, wenn man sich „auf fröhliche Art bewegt". Versuchen Sie das nächste Mal zu lächeln, zu tanzen oder machen Sie andere Bewegungen, die mit einer positiveren mentalen Verfassung assoziiert sind, wenn Sie sich unglücklich fühlen. Vielleicht kommen Sie sich währenddessen ein wenig seltsam vor, aber danach fühlen Sie sich vermutlich etwas besser.

Motorische und emotionale Kontrolle

Wie wir bereits weiter oben festgestellt haben, geht es bei Bewegungskompetenz größtenteils um das Unterbinden ungewollter Bewegung. Bei der Ausprägung motorische Fähigkeiten geht es nicht darum, neue Muskelkontraktionen hinzuzufügen, sondern die überflüssigen wegzulassen.

Im Kontext des täglichen emotionalen Erlebens erlaubt eine Hemmung Ihnen, angemessen auf Stresssituationen zu reagieren. Wenn ein Autofahrer Sie schneidet, blitzt kurzzeitig Erregung in den Muskeln und der Herzfrequenz auf, ist in ihrer Ausbreitung aber (hoffentlich) schnell gehemmt. Wenn dagegen ein zweijähriges Kind frustriert ist, weil es nicht schafft, seine Socken anzuziehen, kann sich das schnell zu einem zehnminütigen unkontrollierten Wutausbruch aufschaukeln. Die initiale Erregung breitet sich wie ein Waldbrand aus und kann nicht kontrolliert werden.

Es gibt einige interessante Zusammenhänge zwischen mangelnder motorischer Inhibition und der verstärkten Neigung zu Störungen der Impulskontrolle. So schneiden Personen mit ADHS, Drogen- oder Spielsüchtige unterdurchschnittlich bei Tests zur motorischen Inhibition, etwa einer „Stop Aufgabe", ab.[136] (Eine Stop Aufgabe testet Geschwindigkeit und Präzision, mit der man eine laufende Bewegung auf Zuruf anhält.) Basierend auf diesen und anderen Erkenntnissen nehmen viele Wissenschaftler an, dass die hemmenden Mechanismen zur Bewegungskontrolle auch bei der Unterdrückung von Gedanken, Emotionen und potenziell gesundheitsschädlichen Entscheidungen genutzt werden.[137]

Das kommt nicht von ungefähr, denn ein Großteil unserer Gehirnleistung hat sich ursprünglich entwickelt, um Bewegung zu erzeugen. Höher angesiedelte Funktionen wie Denken und Emotionen entstanden erst später und waren auf die vorher entwickelte Bewegungssoftware und -hardware als Basis angewiesen. Gehirnregionen, die in Zusammenhang mit der Hemmung motorischen Outputs stehen, regulieren daher auch die Risikobereitschaft. Eine Störung der für die motorische Planung zuständigen Gehirnareale kann deshalb zu Problemen der Impulskontrolle und zu Spielsucht führen.[138]

Darüber hinaus scheint ein Training der motorischen Inhibitionsfähigkeit auch die Impulskontrolle anderer Bereiche zu verbessern. In einer Studie gingen Personen nach einem Training zur Bewegungsinhibition in einem darauffolgenden Glücksspiel geringere Risiken ein als die Kontrollgruppe. Die Forscher stellten die Hypothese auf, dass eine erhöhte motorische Vorsicht im Gehirn die Grundlage für ein inhibitorisches System legt, das ein weites Spektrum von Funktionen reguliert, inklusive der Impulskontrolle und Entscheidungsfindung.[139]

Das ist recht interessant, denn die meisten der Fähigkeiten, die wir entwickeln, sind ganz speziell auf ein bestimmte Domäne zugeschnitten, aber ansonsten nutzlos. Es ist also sehr gut zu wissen, welche Fähigkeiten vermutlich einen breitgefächerten Transfer und umfangreiche Anwendbarkeit auf andere Domänen ermöglichen. In diesem Fall scheint ein Training der motorischen Fähigkeiten Vorteile zu bieten, die sich nicht auf den körperlichen Bereich beschränken. Einfach gesagt, es kann sein, dass ein Training der Bewegungskontrolle bei der Kontrolle von Emotionen hilft.

Den Aufmerksamkeits-fokus trainieren

Ein weiterer mentaler Allzweckmuskel, der durch achtsame Bewegung trainiert werden kann, ist die Fähigkeit zur Aufmerksamkeitsfokussierung und -verlagerung. Erinnern Sie sich einfach an unsere These, dass das Gehirn ständig sensorische Informationen filtert. Die Richtung der Aufmerksamkeitszentrierung beeinflusst, welche sensorischen Informationen herausgefiltert und welche verarbeitet werden. Für die Leistungsfähigkeit ist die Fähigkeit zur Aufmerksamkeitsfokussierung entscheidend, um einen Zustand absoluter Konzentration zu erreichen, der ein bestmögliches motorisches Lernen erlaubt.

Ist diese Fähigkeit trainierbar? Es gibt Forschungsergebnisse, die darauf hindeuten, dass fokussierte Aufmerksamkeit eine grundsätzliche Fähigkeit darstellt, die trainierbar ist und auf unterschiedliche Situationen übertragen werden kann, *auch auf den Umgang mit Schmerzen*.

In einer Studie waren Personen nach einem achtwöchigen Programm zur Achtsamkeitsmeditation besser in der Lage, ihre Aufmerksamkeit vom Fuß zur Hand zu verlagern, als die Kontrollgruppe. (Diese Fähigkeit zur Aufmerksamkeitsverlagerung wurde über Veränderungen der Alpha-Wellen des Gehirns gemessen.)[140]

In einer weiteren Studie nahmen Studenten nach einem zwanzigminütigen Meditationstraining über vier Tage nur etwa halb so viel Schmerz als Antwort auf einen konstanten Reiz hin wahr, wenn sie meditierten, anstatt sich nur auszuruhen.[141] Neuere Forschungen zeigen, dass Unterschiede in den Gehirnstrukturen, die die Aufmerksamkeit kontrollieren, mit der Schmerzempfindlichkeit zusammenhängen.[142] Darüber hinaus zeigen mehrere randomisierte klinische Studien eindeutige Beweise dafür, dass Meditation oder Achtsamkeitsprogramme bei einer breiten Palette von Beschwerdebildern helfen, etwa chronischen Schmerzen, Fibromyalgie, Reizdarmsyndrom, Depressionen und affektiven Störungen.[143] Es scheint, dass Personen, die ihre Aufmerksamkeit besser steuern können, auch leichter in der Lage sind, Schmerzen zu kontrollieren.

Die richtige Art der Aufmerksamkeit

Viele Traditionen der achtsamkeitsbasierten Meditation lehren ihre Studenten, dem Impuls zu widerstehen, auf emporsteigende Gedanken oder

Emotionen zu reagieren. Stattdessen sollen diese wertfrei angenommen werden und die Aufmerksamkeit soll zum eigentlichen Fokus zurückkehren – normalerweise zu den mit der Atmung zusammenhängenden sensorischen Informationen.

Diese Geisteshaltung nennt man häufig „präsent“ oder „achtsam“. In der Wissenschaft wird sie manchmal als „Metakognition“ bezeichnet, also die Fähigkeit, Gedanken, Wahrnehmungen und Emotionen als das zu betrachten, was sie sind: Konstrukte des Gehirns, nicht externe Realitäten.[144] Metakognition impliziert nicht nur Aufmerksamkeit bezüglich der Gedankenwelt, sondern auch eine nicht wertende Einstellung dazu. Das macht den Unterschied zwischen weiser Selbsterkenntnis und neurotischer Befangenheit aus.

Wendet man diese Fähigkeit auf das Feld der Bewegung an, bedeutet das, die Aufmerksamkeit auf die Sinneseindrücke der Bewegung zu fokussieren, anstatt auf Gedanken oder Wertungen, die Sie bezüglich der Bedeutung dieser Sinnesempfindungen haben. Bei einer Vorwärtsbeuge z. B. überlegen Sie vielleicht, warum sich Ihr Rücken dabei unangenehm anfühlt. Habe ich einen Bandscheibenvorfall? Hat das was mit dem alten Autounfall zu tun? Sind meine Bauchmuskeln zu schwach? Und sehe ich deshalb dick aus?

Anstatt Ihre Aufmerksamkeit auf diese Gedanken zu lenken, wäre es besser, sie einfach nur anzuerkennen und mit dem Fokus dann wieder zu den Sinneseindrücken der Bewegung selber zurückzukehren. Nehmen Sie jegliche Unannehmlichkeit wahr, wo sie sitzt, ihre Qualität sowie ihre Intensität. Aber begreifen Sie, dass es sich nur um ein vom Gehirn konstruiertes Gefühl handelt, nicht um einen objektiven Zustand des Rückens. Nehmen Sie außerdem all die anderen Eindrücke wahr: Das Gefühl der Dehnung in den hinteren Oberschenkelmuskeln, die Länge im Rücken, die Verbindung der Füße mit dem Boden, die Atembewegungen usw. All diese Eindrücke wahrzunehmen sowie zwischen ihnen hin und her zu wechseln, wird vermutlich die Fähigkeit zur Aufmerksamkeitsfokussierung und Metakognition verbessern, die den Nutzen von Meditation ausmachen.

Wenn Sie häufig achtsame Bewegungsübungen praktizieren, werden Sie vermutlich den Nutzen dieser Art fokussierter und nicht wertender Geisteshaltung beim Ausführen einer Bewegung wiedererkennen. Vielleicht haben Sie auch erfahren, dass dieser Nutzen nach einer besonders achtsam ausgeführten Bewegungseinheit mit in den Alltag hin-überläuft. Sie fühlen sich unter Umständen besser in der Lage, dem Gespräch mit einem Freund zu folgen, mit Stress umzugehen und negative Emotionen abzublocken, oder Sie fühlen sich vielleicht „präsenter“ und mehr „im Moment“ anwesend – wahrscheinlich, weil Ihre Bewegungspraxis die Basis für grundlegende Fähigkeiten der Aufmerksamkeitsfokussierung und Metakognition gelegt hat.

Interozeption und Emotion

Obwohl wir denken, unser Herz würde schneller schlagen, weil wir uns fürchten, passiert in gewisser Weise das Gegenteil. Wir beginnen uns zu ängstigen, wenn wir aufgrund der Interozeption spüren, dass unser Herz schneller schlägt.

Es gibt verschiedene Definitionen für Interozeption, sie beinhalten aber immer sensorische Informationen aus den inneren und anderen Organen, die den physiologischen Zustand des Körpers anzeigen: Herzfrequenz, pH-Wert, Sauerstoffzufuhr der Lungen, Magenfüllung usw.

Wenn interozeptive Informationen vom Gehirn wahrgenommen und verarbeitet werden, resultiert das in Emotionen, einem Hungergefühl, der Notwendigkeit zu atmen, Sorge, Furcht oder Erregung.[145] Tatsächlich basieren alle Emotionen auf interozeptiven Informationen aus dem Körper und werden von ihnen beeinflusst, genauso wie bewusste Sinneseindrücke des Hörens und Sehens auf sensorischen Informationen der Augen und Ohren basieren. Angst ohne eine erhöhte Herzfrequenz ist daher keine Angst. Wenn der Körper sich nicht rührt, rühren sich auch keine Gefühle.[146]

Die Forschung zeigt, dass man die Ausprägung der Interozeption einer Person anhand ihrer Fähigkeit messen kann, die eigene Herzfrequenz wahrzunehmen.[147] Interessanterweise trifft auf Menschen mit besserer Interozeption Folgendes zu:

- Sie erfahren stärkere Emotionen, können sie aber auch besser kontrollieren.
- Sie reagieren schneller auf einen schmerzhaften Reiz, leiden aber mit *geringerer* Wahrscheinlichkeit an chronischen Schmerzen unklaren Ursprungs.
- Sie leiden weniger häufig an Depressionen, Essstörungen und Panikattacken.

Laut der Wissenschaftlerin Olga Pollatos könnte eine bessere interozeptive Aufmerksamkeit auch bessere Strategien zur physiologischen und emotionalen Steuerung mit sich bringen.[148] Sie glaubt, dass ein Teil der chronischen Schmerzen, an denen Personen mit schlechter interozeptiver Aufmerksamkeit leiden, daraus resultiert, dass Körpersignale als Anzeichen für eine Bedrohung fehlgedeutet werden. Sie spekuliert z. B., dass der Schmerz sozialer Ausgrenzung als physischer Schmerz wahrgenommen werden könne.[149]

Wie in Studien zur Verhaltensbeobachtung bei Glücksspielen gezeigt werden konnte, mildert interozeptive Aufmerksamkeit eventuell auch eine zwanghafte Risikobereitschaft ab. Vielleicht erlaubt ein erhöhtes Körperbewusstsein auch ein schnelleres Lesen des „Bauchgefühls“, das zur Vorsicht mahnt.[150]

Diese Ergebnisse erscheinen analog zur Beziehung zwischen Bewegungskompetenz und Körperwahrnehmung sinnvoll. Genauso, wie wir erwarten würden, dass Menschen mit einer besseren Körperwahrnehmung auch eine bessere Bewegungskontrolle besitzen, können wir erwarten, dass Menschen mit einer besseren Wahrnehmung ihrer inneren Verfassung eine bessere Regulierung ihrer Physiologie und der damit verbundenen Emotionen besitzen.

Auch wenn die Frage bleibt, ob interozeptive Achtsamkeit überhaupt trainiert werden kann, ist weiter die Frage von Interesse, welchen Wert Praktiken haben, die darauf abzielen, auf körpereigene Informationen zu achten.

Zusammenfassung

Bewegung und Emotionen sind auf überraschende Weise miteinander verbunden. Geist-Körper-Praktiken haben seit Jahrhunderten den Nutzen von präziser Bewegung und die Notwendigkeit, Sinneseindrücke aus dem Körper nicht zu bewerten, betont. Wissenschaftliche Erkenntnisse stützen den Nutzen derartiger Praktiken und wir beginnen erst damit, deren Mechanismen zu verstehen. So oder so – wir können sicher sein, dass es sich lohnt, auf den Körper zu hören. Im nächsten Kapitel werden wir darüber sprechen, wie man das macht.

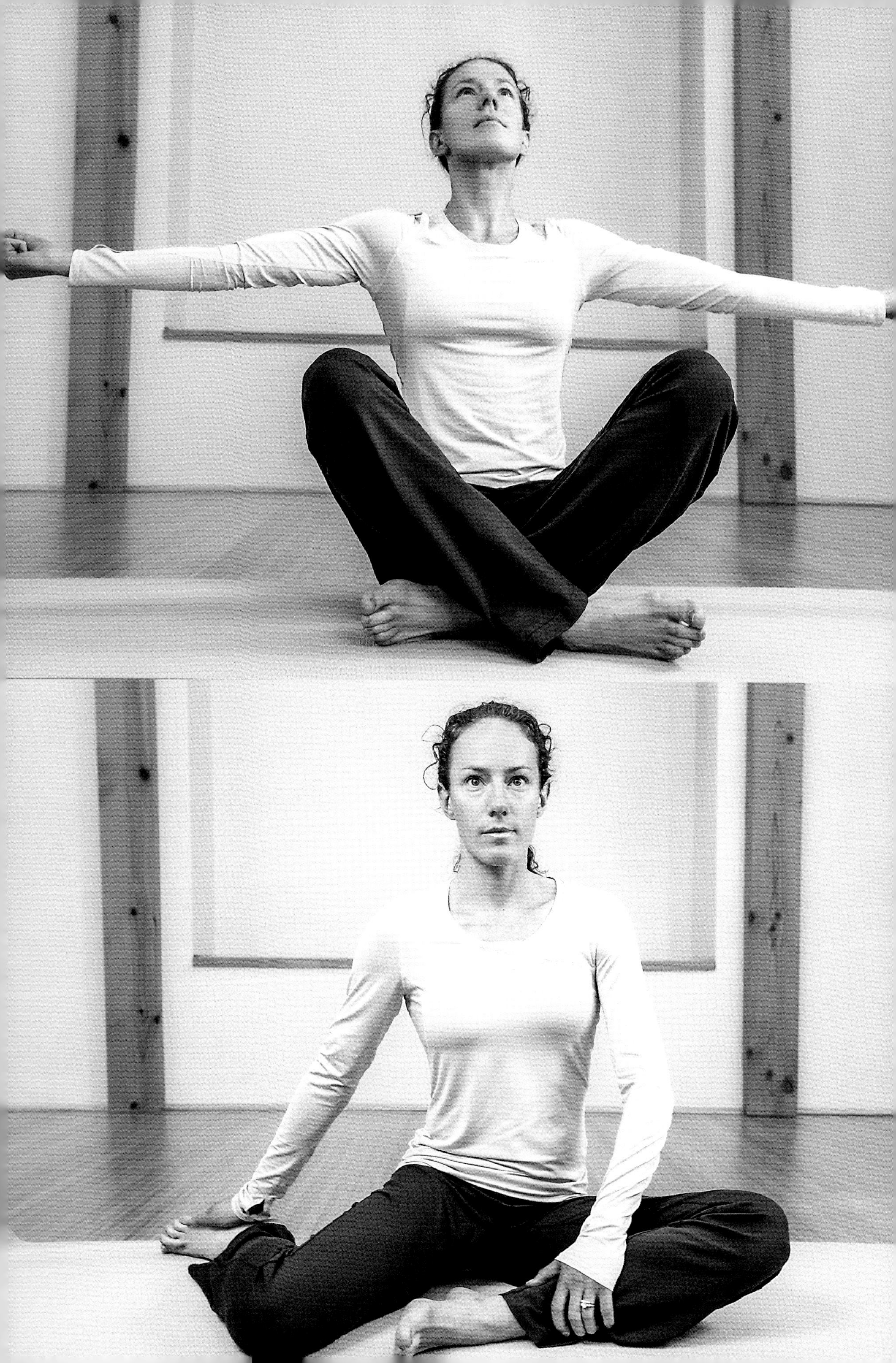

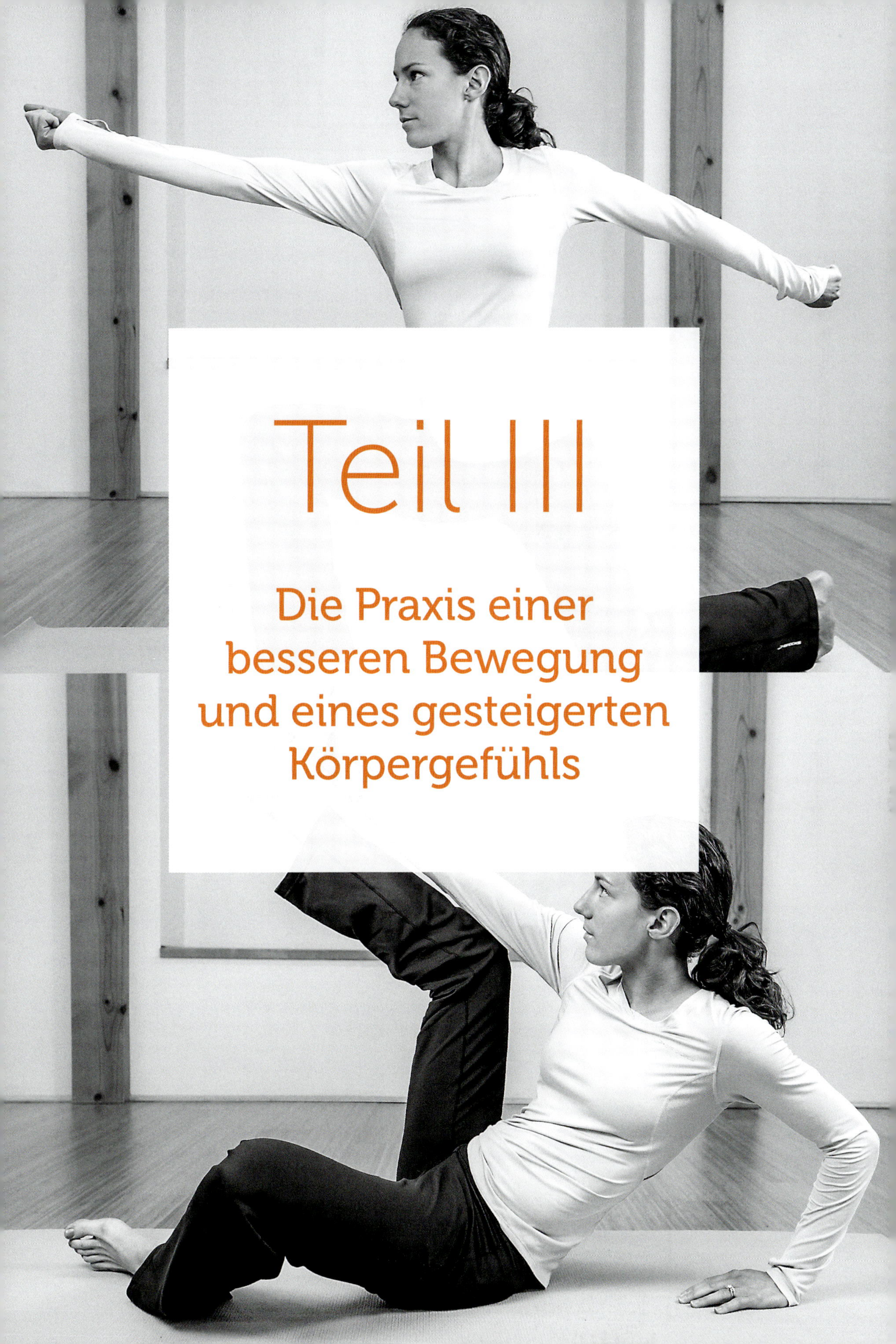

Teil III

Die Praxis einer besseren Bewegung und eines gesteigerten Körpergefühls

Kapitel 8 –

Strategien für eine bessere Bewegung und ein besseres Körpergefühl

„Achtung: Bevor Sie ein Programm körperlicher Inaktivität beginnen, suchen Sie Ihren Arzt auf. Eine sitzende Lebensweise ist nicht normal und gefährdet Ihre Gesundheit."
FRANK FORENCICH

In diesem Kapitel werde ich die „gehirnbasierten" Strategien für besseres Bewegen und eine bessere Körperwahrnehmung besprechen, die Sie in den Bewegungsübungen des folgenden Kapitels praktisch anwenden sollen.

Ich führe diese Strategien hier auf, weil sie alle auch in anderen Kontexten genutzt werden können, wie etwa Athletiktraining, Physiotherapie, Yoga, Pilates, Krafttraining, Trainingstherapie oder Manueller Therapie. Ihr Grundprinzip zu verstehen wird Ihnen dabei helfen, besser nachvollziehen zu können, warum Ihr derzeitiges Training funktioniert oder eben auch nicht bzw., wie Sie es verbessern können. Nicht alle Strategien können bei jeder Gelegenheit angewendet werden, aber sie stellen Möglichkeiten dar, die zu bestimmten Zeiten sinnvoll sein können.

Einige dieser Techniken sind darauf ausgerichtet, neue Arten der Bewegung zu entdecken, die die Biomechanik verbessern. Bei anderen geht es eher darum, eine geistige Haltung zu erzeugen, die das Lernen und die Neuroplastizität fördert. Noch andere versuchen zu verändern, wie das Nervensystem bewegungsbezogene Gefährdungen wahrnimmt. Sie sind im Folgenden ohne spezielle Reihenfolge aufgeführt.

Spielen

Die Übungen in diesem Buch sollen eher spielerischer Natur sein als richtige Arbeit, da Spielen das Lernen und die Neuroplastizität fördert. Spielen wird begünstigt durch:

- die Einbeziehung von Bewegungen, die um ihrer selbst Willen Spaß machen oder bereichernd sind
- das Vermeiden von Langeweile und Routine
- Erforschen und Kreativität
- neue Bewegungen
- die Fokussierung der Aufmerksamkeit auf den Prozess anstatt auf das Ziel

Spielen ist besonders nützlich im Kontext des Einzeltrainings – ohne Trainer und strenge Zeitlimits. Außerdem macht es Spaß und motiviert Sie, überhaupt zum Training zu erscheinen.

Experimentieren

Bei den Übungen in diesem Buch geht es nicht um wahlloses, sondern strukturiertes Spielen. Viele der Bewegungen bauen in der Absicht aufeinander auf, eine Serie kontrollierter „Bewegungsexperimente“ zu erzeugen, bei denen Variablen verändert und Ergebnisse verglichen werden. Beckenbewegungen können z. B. mit oder ohne damit verbundenen Kopfbewegungen ausgeführt werden, um herauszufinden, was sich leichter anfühlt. Ein wichtiger Aspekt der experimentellen Herangehensweise ist, dass sie den Wert einer „falschen“ Bewegung würdigt. Damit verdeutlicht sie, ob es von Nutzen ist, die Bewegung „richtig“ zu machen.

Möglichkeiten anbieten, statt Korrekturen anzuordnen

In den Übungen geht es eher darum, die jeweiligen Vorzüge unterschiedlicher Bewegungs*möglichkeiten* anzubieten und zu erkunden, anstatt *Dysfunktionen* zu diagnostizieren und Korrekturen zu verordnen. Dieser Ansatz hat mehrere Vorzüge.

Erstens pathologisiert er keine potenziell sinnvollen Bewegungsmuster. Wenn Sie glauben, es sei falsch, sich auf eine bestimmte Art und Weise zu bewegen, wird das eine auf diese Bewegung bezogene wahrgenommene Gefahr verstärken. Auch wenn Sie z. B. glauben, es sei besser die Lendenwirbelsäule gerade zu halten, wenn Sie sich nach vorne beugen, heißt das nicht, dass Sie eine unangemessene Angst vor dieser Bewegung entwickeln oder sie gänzlich vermeiden sollten.

Zweitens berücksichtigt das Denken von Möglichkeiten anstelle von Korrekturen die Individualität unterschiedlicher Menschen und die Schwierigkeit festzulegen, welche Bewegungen bezogen auf ihre Körperstruktur „richtig“ oder „falsch“ sind. Anders gesagt: Was für den einen richtig ist, kann für einen anderen ziemlich falsch sein.

Drittens wird das Entwerfen neuer möglicher Bewegungsmuster Ihnen helfen sicherzugehen, dass diese Muster auf eine organische, authentische und nachhaltige Weise benutzt werden anstatt erzwungen, unnatürlich und nur vorübergehend. Es macht einen großen Unterschied, ob ich auf natürliche und leichte Art aufrecht stehe, anstehe oder steif und hölzern.

Die meisten Menschen werden ein Bewegungsmuster irgendwann aufgeben, wenn es sich nicht natürlich anfühlt oder nicht ohne bewusste Aufmerksamkeit aufrechterhalten werden kann. Sehr willensstarke Menschen allerdings werden ein unnatürliches Muster so lange anwenden, bis es zu einer pathologischen Gewohnheit wird. Die Verbindung zu authentischer Bewegung geht verloren.

So oder so, eine Korrektur versagt, wenn der unbewusste Anteil des Nervensystems nicht davon überzeugt ist, das neue Bewegungsmuster sei von Nutzen. Die Lösung ist, Möglichkeiten anzubieten und zu testen, ob sie funktionieren, anstatt Korrekturen anzubringen und vorauszusetzen, dass sie funktionieren. Wenn eine neue Bewegungsmöglichkeit tatsächlich eine Verbesserung gegenüber der vorherigen darstellt, wird das Nervensystem schon zeigen, dass es sie bevorzugt.

Fokus der Aufmerksamkeit und Intention

Die Gesundheit der Körperkarten hängt von der richtigen Interpretation propriozeptiver Informationen aus dem Körper ab. Die Aufmerksamkeit auf diese Informationen zu lenken, hilft sicherzustellen, dass sie nicht ignoriert werden.

Weil das Ausmaß gezielter Aufmerksamkeit beschränkt ist, kann es sinnvoll sein, den Fokus immer wieder von einem Körperteil auf einen anderen zu verlagern, um so viel sensorische Informationen wie möglich zu sammeln und einzubeziehen.

Betrachten Sie z. B. das Vorrollen des Beckens, während Sie auf einem Stuhl sitzen. Sie könnten sich auf Sinneseindrücke aus den Hüftgelenken, dem Bauch, dem unteren Rücken oder dem Kontakt zwischen Sitzbeinen und Stuhl konzentrieren. Ebenso können Sie die Bewegung mit anderen Absichten ausführen: die Hüftbeugung verstärken, das Becken vorrollen, die Brust nach oben und vorne heben oder den Bauch nach vorne und unten ausdehnen.

Jede unterschiedliche Absicht oder gezielte Aufmerksamkeit wird etwas andere Bewegungen und auch eine andere Wahrnehmung dieser Bewegungen erzeugen. Einige dieser Varianten werden sich mehr oder weniger natürlich, effizient oder aber schmerzhaft anfühlen als andere. Das Verlagern der Aufmerksamkeit erlaubt es Ihnen, die Bewegung aus unterschiedlichen Perspektiven abzubilden, feine Abweichungen in der Ausführung zu unterscheiden und schließlich die Version auszuwählen, die am effizientesten und angenehmsten für Sie ist.

Einen Referenzwert finden

Das Gehirn benötigt Feedback, um bewerten zu können, ob eine Bewegung korrekt ausgeführt wurde und um Änderungen zur Verbesserung der Bewegung vornehmen zu können. Wenn es kein objektives externes Feedback gibt (wie etwa einen Basketball, der im Korb landet, oder einen Trainer, der Rückmeldung gibt), muss der Hinweis aus der Verarbeitung selbstgenerierter sensorischer Informationen entstehen.

Wenn Sie z. B. übermäßige Anspannung in Ihren Schultern reduzieren möchten, müssen Sie den Unterschied zwischen viel und wenig Spannung fühlen können! In den Übungen dieses Buches werden Sie dazu aufgefordert, feine Unterscheidungen zwischen Aufwand, Annehmlichkeit und Geschmeidigkeit unterschiedlicher Ausführungen ein und derselben Bewegung vorzunehmen. Das sollte dazu führen, dass sich die Aufmerksamkeit gegenüber diesen feinen Unterschieden erhöht und damit motorisches Lernen unterstützt wird.

Langsame und sanfte Bewegung

Sich langsam zu bewegen, ist ein wirkungsvolles Mittel, um Wahrnehmung, motorische Kontrolle sowie bewegungsbezogene Bedrohung zu verändern. Hier sind sieben Gründe, warum Sie es langsam angehen sollten!

1. Langsame Bewegungen sind erforderlich, wenn Sie sich mit bewusster Intention und fokussierter Aufmerksamkeit bewegen wollen. Schnelle Bewegungen fangen an und hören auf, bevor Sie die Zeit haben, etwas wahrzunehmen.
2. Langsame Bewegungen verlängern den Zeitraum, der Ihnen für die Verarbeitung sensorischer Informationen über die Körperhaltung während der Bewegung zur Verfügung steht. Wenn Sie eine detaillierte Stadtkarte erstellen möchten, müssen Sie irgendwann langsam durch all die Straßen und Alleen fahren. Wenn Sie nur schnell fahren würden, wären auf der Karte nur die Autobahnen zu finden. Mit Bewegung ist es in vielerlei Hinsicht dasselbe. Wenn Sie alle Bewegungen Ihres Schultergelenks abbilden und das jeweilige Gefühl der unterschiedlichen Gelenkwinkel bewerten wollen, werden Sie durch langsame Bewegungen sehr viel mehr Informationen erhalten.
3. Nach dem „Weber-Fechner"-Gesetz reduziert eine langsame und sanfte Bewegung das Ausmaß der sensorischen Reize, die mit dieser Bewegung assoziiert sind, und verstärkt damit die Unterscheidungsfähigkeit von Stärke und Eigenschaften dieser Reize. Einfacher gesagt: Es ist leichter, den Unterschied zwischen einem und zwei Kilogramm zu erkennen als zwischen 100 und 101 Kilogramm. Bezogen auf eine Bewegung heißt das: Je langsamer und sanfter Sie sich bewegen, desto leichter erkennen Sie, ob Sie sich bei der Ausführung übermäßig anstrengen oder zu viel Spannung aufwenden.

4 Langsame Bewegungen rekrutieren vorzugsweise motorische Einheiten mit weniger Muskelfasern, die eine bessere Kontrolle ermöglichen. Schnellere, kraftvollere Bewegungen rekrutieren die größeren motorischen Einheiten, die weniger präzise sind. Daher sind langsame Bewegungen eine gute Möglichkeit, die posturale Kontrolle zu verbessern, die von der tonischen, langsam kontrahierenden Haltemuskulatur und nicht von den phasischen, schnell kontrahierenden Hauptmuskeln gesteuert wird.

5 Wenn Sie sich schnell bewegen, ist Ihr Repertoire auf „vorgesteuerte" Bewegungen begrenzt, die gut eingeübt oder gewohnheitsmäßig sind. Langsame Bewegungen sind erforderlich, wenn Sie sich auf eine Art und Weise bewegen wollen, die für Sie neu und unbekannt ist. Um auf die Analogie der Skiabfahrt zurückzukommen: Wenn Sie in erster Linie so schnell wie möglich vom Berg herunterkommen wollen, wählen Sie immer die am besten ausgefahrene Spur. Erst, wenn Sie langsam herunterfahren, werden Sie auch andere Bahnen und Wege finden, die Sie bislang vernachlässigt haben, die letztendlich aber vielleicht schneller ans Ziel führen, wenn Sie ausreichend häufig befahren wurden.

6 Langsame Bewegungen verringern die mit der Bewegung assoziierte wahrgenommene Bedrohung, weil die mechanischen Kräfte auf ein Minimum reduziert werden. Sich langsam zu bewegen, ist daher wichtiger Bestandteil eines Graded-Exposure-Programms, das es Ihnen erlaubt, Bewegungen zu erkunden und auszuprobieren, die Sie jahrelang vernachlässigt haben, weil sie als gefährlich und eingeschränkt wahrgenommen wurden.

Graded Exposure

Als Graded Exposure (graduelle Belastung) bezeichnet man die Einführung potenziell bedrohlicher Bewegungen oder anderer Reize mit der richtigen Dosierung und dem richtigen Timing, was das Nervensystem dazu bringt, sich davon *weniger* bedroht zu fühlen. Anders gesagt, wenn Sie eine vormals schmerzhafte Bewegung schmerzfrei ausführen, wird Ihr Nervensystem diese Bewegung zukünftig als weniger bedrohlich empfinden. Wir können Graded Exposure als Plan zur „Schmerzimpfung" betrachten. Es handelt sich um ein sehr einfaches, aber wichtiges Konzept, das zu verstehen hilft, wie Bewegung Schmerzen reduzieren kann.

Wenn ein Kind seine überängstliche Mutter davon überzeugen will, dass es sicher ist, auf dem Spielplatz zu spielen, muss es ihr zunächst beweisen, dass es spielen kann, ohne sich dabei zu verletzen. Eine gute Vorgehensweise wäre, zuerst mit den ungefährlichsten Aktivitäten zu beginnen, um dann schrittweise zu etwas Gefährlicherem überzugehen, während es ihr dabei ständig zeigt, dass es sich nicht verletzt oder seine Gesundheit bedroht ist. An irgendeinem Punkt wird seine Mutter sich dann hoffentlich beruhigen. Man kann durch einen vergleichbaren Ablauf des Graded Exposure gehen, um dem Nervensystem zu zeigen, dass eine bestimmte Bewegung ungefährlich ist. Wenn ein 5-km-Lauf Ihr Nervensystem überfordert, versuchen Sie zunächst, nur einen Kilometer zu laufen, und schauen Sie, ob das zumutbar ist. Falls ja, schrauben Sie die Kilometerzahl langsam hoch und beobachten Sie die Reaktion.

Wenn Sie eine Bewegung, die normalerweise schmerzt, schmerzfrei ausführen, wird Ihr Gehirn das sehr interessant finden. Das sind „gute Nachrichten", die eine Bedrohung verringern. Ein wesentliches Ziel jedes gesundheitsorientierten Bewegungsprogramms sollte es sein, so viel „gute Nachrichten" wie möglich über den Zustand des Körpers und seine Widerstandsfähigkeit gegen Stress an das Nervensystem zu schicken.

Im Kontext der Übungen in diesem Buch kommen die guten Nachrichten in Form einer Bewegung, die für eine gewisse Zeit vernachlässigt worden war, vielleicht aufgrund einer vorherigen Verletzung. Wenn z. B. eine Kopfdrehung nach links normalerweise schmerzt, kann es helfen, andere Möglichkeiten der Rotation zu finden, die schmerzfrei sind, etwa sehr langsame Bewegungen, den Kopf in Rückenlage auf dem Boden rollen oder ihn passiv bewegen lassen. Eine grundsätzliche Strategie dieser Übungen ist es, Bewegungen zu finden, die normalerweise unangenehm sind, sich aber unter Zuhilfenahme von bestimmten Veränderungen gut anfühlen.

Die einfache Erfolgsformel dabei: Bewegen Sie sich soviel wie möglich, ohne sich dabei wehzutun; warten Sie darauf, dass der Körper adaptiert und versuchen Sie das nächste Mal, sich noch etwas mehr zu bewegen.

Neuartigkeit

Neuartige Bewegungen haben mehrere potenzielle Vorteile. Sie erwecken die Aufmerksamkeit des Gehirns, was Veränderungen in der Wahrnehmung, der Neuroplastizität und des sensorischen Gatings bei der Nozizeption erlaubt. Sie fördern außerdem neue Bewegungsmuster, die ungewohnt sind und zu neuen Lösungen motorischer Probleme führen können.

Bilder

Sich eine Bewegung vorzustellen, aktiviert die Anteile des Gehirns, die diese Bewegung wahrnehmen und kontrollieren, und vermutlich werden keine Neurotags für Schmerz aktiviert, die mit dieser Bewegung assoziiert sind. Das hilft, potenzielle Verbindungen zwischen den Neurotags für Bewegung und Schmerz aufzubrechen.

Funktionelle Bedeutung

Das Gehirn ist nicht daran interessiert, Körperbewegungen neu zu organisieren, wenn diese Neuorganisation nicht auch gleichzeitig eine Verbesserung darstellt.

Es kümmert Ihr Gehirn z. B. eher wenig, wenn es lernt, bei Überkopfbewegungen den vorderen Sägemuskel (M. serratus anterior) besser zu aktivieren. Aber es könnte sehr daran interessiert sein zu lernen, wie man einen Ball schmerzfrei wirft, schwerere Gewichte stemmt oder ausladendere Greifbewegungen machen kann oder was auch immer es ist, was Sie tun möchten.

Die Bewegungen in den Übungen dieses Buches werden vom Gehirn vermutlich aus mehreren Gründen als relevant für die Ausführung funktioneller Bewegungen betrachtet. Sie werden aus entwicklungsbezogenen Positionen heraus ausgeführt, die das Gehirn als diejenige Umgebung wiedererkennt, in der es sie das erste Mal gelernt hat. Die Bewegungen werden gewöhnlich im Kontext einer Funktion gezeigt, etwa Greifen, Orientieren des Kopfes, um die Umgebung wahrzunehmen, oder als Übergang von einer in die andere Position.

Entwicklungsbezogene Positionen und Bewegungen

Die Gründe für die Nutzung entwicklungsbezogener Positionen wurden bereits im Kapitel über Entwicklung genannt. Diese Positionen werden:

- den Einsatz fundamentaler Bewegungsmuster erleichtern
- Bedrohung und Stabilisationsanforderungen verringern
- das propriozeptive Feedback über den Kontakt zum Boden verstärken
- die Gelegenheiten für die Nutzung von Bewegungen in geschlossenen Ketten und Fixpunkten vermehren, die im Stand nicht verfügbar sind

Zusätzlich machen sie Spaß und sind entspannend. Kurzformeln für Ihre eigene Bewegungsübung, die auf entwicklungsbezogenen Positionen basieren, sind:

- Begeben Sie sich in eine entwicklungsbezogenen Position, wie Krabbeln, Sitzen, Hocken, Rückenlage, Bauchlage usw.
- Führen Sie eine entwicklungsbezogenen Aufgabe aus, wie Greifen, den Kopf orientieren oder gehen Sie in eine andere Position über.
- Bewegen Sie sich spielerisch, aufmerksam, auf angenehme Weise, langsam und so, dass die Bewegung umkehrbar ist.

Einschränkungen

Die Übungen in diesem Buch schränken häufig bestimmte Bewegungs- und Stabilisationsmöglichkeiten ein, um das Nervensystem aufzufordern, andere Bewegungsmuster zu nutzen, die momentan zu wenig genutzt oder vernachlässigt werden. Das wird meist dadurch erreicht, dass während der Ausführung einer Bewegung zwei unterschiedliche Körperteile in Kontakt bleiben, indem man etwa eine Hand auf den Kopf, ans Knie oder den Fuß legt.

Eine weitere, häufige Einschränkung ist die Ausführung multisegmentaler Bewegungen, bei denen man nur bestimmte Segmente nutzt. Versuchen Sie z. B. einmal, den Oberkörper nach rechts zu drehen, während der Kopf sich ebenfalls nach rechts dreht. Dann versuchen Sie es erneut und halten Sie den Kopf dieses Mal still. Diese Einschränkung erfordert mehr Bewegung im Brustkorb und verdeutlicht die jeweilige Beteiligung verschiedener Segmente bei der Drehung. In Analogie zum Team heißt das: Wir verbessern die Funktion des Brustkorbes, indem wir von ihm Leistung abfordern, während der Hals auf der Bank sitzt. Mit ein wenig Übung kehrt der Hals aufs Spielfeld zurück und wir haben ein besseres Teamwork. Anders gesagt: „Differenzierung" zu üben, führt oft zu besserer „Integration".

Eine zusätzliche, wesentliche Einschränkung ist die Anforderung, sich langsam, fließend und mit so wenig Schwung wie möglich zu bewegen. Damit wird sichergestellt, dass Übergangsbewegungen zwischen zwei verschiedenen Positionen an jedem Punkt des Bewegungsbogens kontrolliert werden. Ein Test für diese Kontrolle ist die Fähigkeit, die Bewegung an jedem Punkt flüssig umkehren zu können. Ein weiterer Test besteht darin, die Bewegung mit konstanter Geschwindigkeit auszuführen, sodass sie nicht „zahnradartig" oder ruckartig wirkt.

Wiederholung

Wiederholung ist ein essenzielles Element des Lernens. Wiederholungen sind daher wichtig, insbesondere, wenn Sie mit einer Gewohnheit brechen oder eine neue etablieren möchten. Es sind sehr viel weniger Wiederholungen notwendig, wenn es nur darum geht, ein altes Bewegungsmuster zu aktivieren oder wiederherzustellen.

Schmerz vermeiden

Im Gegensatz zur bekannten Redewendung „no pain, no gain" („Kein Schmerz, kein Erfolg"), bringen Schmerz oder Unbehagen einige Nachteile mit sich:

1. Schmerz kann neuen Schmerz erzeugen. Nozizeption kann periphere und zentrale Nozizeptoren sensibilisieren, die Entstehung von Schmerz-Neurotags im Gehirn begünstigen und unerwünschte neuronale Verbindungen zwischen Schmerz und Bewegung verstärken.
2. Es ist sehr schwierig, etwas Neues über Bewegung zu lernen, wenn man Schmerzen hat. Schmerz nimmt die Aufmerksamkeit des Gehirns in Anspruch und macht es schwerer, sich auf die sensorischen Informationen zu fokussieren, die aus der Bewegung heraus entstehen. Außerdem verwandelt Schmerz eine vielleicht spielerische Bewegung in eine unangenehmen Aufgabe. Das Vorhandensein von Schmerz erzeugt damit eine schlechte Lernumgebung.

3. Schmerz führt dazu, dass der Körper sich bedroht fühlt, was wiederum unerwünschte Schutzmechanismen mit sich bringen kann, wie etwa erhöhte Anspannung, verringerte Beweglichkeit und Kraft sowie veränderte Koordinationsmuster. Daher kann es kontraproduktiv sein, zu versuchen, in einem schmerzhaften Bereich die motorische Kontrolle umerziehen zu wollen.

Ausnahme: Die Anweisung in den Übungen, sich nicht in einen Schmerz hineinzubewegen, sollte nicht mit einer Warnung verwechselt werden, sich *überhaupt nicht* zu bewegen, wenn bei alltäglichen Aktivitäten Schmerzen auftreten. Das kann zu einer bewegungsarmen Lebensweise und übermäßiger Angst vor Bewegungen führen, die Schmerzen oder Gefahr vermitteln.

Bedrohungen vermeiden

Auch bei Abwesenheit von Schmerz nimmt das Nervensystem eventuell eine bewegungsbezogene Gefahr wahr und ergreift ungewollte Schutzmaßnahmen, wie übermäßige Steifigkeit oder Muskelspannung. Die Übungen beinhalten verschiedene Methoden, eine solche bewegungsbezogene Bedrohungen zu verringern, etwa langsames Bewegen, die Bewegung so angenehm wie möglich auszuführen oder sich auf dem Boden in entwicklungsbezogene Positionen zu begeben, die weniger Stabilität und Gleichgewicht erfordern. Darüber hinaus lenken sie die Aufmerksamkeit auf subtile Anzeichen für eine mögliche Bedrohung, wenn man etwa den Atem anhält oder auf übermäßige Muskelspannung, insbesondere in den Händen oder dem Gesicht.

Ermüdung vermeiden

Die Übungen in diesem Buch sollten so ausgeführt werden, dass sie Sie weder ermüden noch körperlich belasten. Auch wenn ein ermüdendes Training für die körperliche und geistige Gesundheit gut ist, kann dadurch motorisches Lernen beeinträchtigt werden. Sich zu bewegen, während man erschöpft ist, verschlechtert die Fähigkeit zur Konzentration auf das sensorische Feedback, verhindert das Ausnutzen neuer Bewegungen und kann eine Bedrohungssituation erzeugen, die wiederum Schutzmechanismen mit sich bringt. Auch wenn in vielen Yoga- und Pilatesstunden sowie bei funktionellen Trainingseinheiten eine gute Balance aus Belastungsstress und motorischem Lernen erzielt wird, lautet die Strategie in den Buchübungen „teile und herrsche“. Wenn eine Bewegung Sie also ermüdet, sollten Sie eine Pause einlegen.

Zusammenfassung

Wenn ich alle oben genannten Strategien für bessere Bewegung und eine bessere Körperwahrnehmung schnell zusammenfassen sollte, würde ich das folgendermaßen tun:

- Bewegen Sie sich spielerisch, experimentierfreudig und neugierig, mit voller Aufmerksamkeit auf das, was Sie tun und was Sie zu erreichen versuchen.
- Konzentrieren Sie sich auf Bewegungen, die das Fundament Ihrer Bewegungsgesundheit darstellen und die auf viele andere Aktivitäten übertragen werden können, statt auf Bewegungen, die spezifisch und wenig übertragbar sind.
- Bewegen Sie sich so viel Sie können verletzungs- und schmerzfrei und ohne übermäßige Gefährdung; warten Sie darauf, bis der Körper sich entsprechend anpasst und bewegen Sie sich das nächste Mal etwas mehr.

Im nächsten Kapitel werde ich einige konkrete Übungen zeigen, die eine Möglichkeit darstellen, diese Strategien umzusetzen.

Kapitel 9 –

Übungen zur Bewegungsverbesserung

„Machen Sie das Unmögliche möglich, das Schwierige einfach und das Einfache elegant."
MOSHE FELDENKRAIS

„Kraft durch Anstrengung ist nicht das, was Sie benötigen; Sie benötigen Kraft, die sich aus Leichtigkeit ergibt."
IDA ROLF

Dieses Kapitel stellt 24 Übungen zur Verbesserung Ihrer Bewegung und Ihres Körpergefühls vor. Sie stellen eine Möglichkeit dar, die Strategien der vorhergehenden Kapitel praktisch anzuwenden. Sie basieren auf der Feldenkrais-Methode, die entwickelt wurde, um Menschen zu helfen, sich effizienter, angenehmer und achtsamer zu bewegen.

Die Übungen eignen sich insbesondere für Autodidakten, die ihre Bewegungsabläufe ohne Trainer und Geräte verbessern möchten. Von den Übungen kann jeder profitieren, ob Anfänger oder Leistungssportler und unabhängig von Alter sowie den körperlichen Voraussetzungen. Bevor Sie jedoch beginnen, hier noch einige Richtlinien, die Sie beachten sollten, um den größtmöglichen Nutzen aus den Übungen zu ziehen.

1. Bewegen Sie sich nie in einen Schmerz hinein

Stellen Sie sicher, dass Sie es während der Übung bequem haben und sich anschließend besser fühlen als vorher. Sollte eine bestimmte Bewegung Schmerzen verursachen, verringern Sie das Bewegungsausmaß oder die Bewegungsgeschwindigkeit. Sie können zunächst auch versuchen, sich die Bewegung bildlich vorzustellen, oder Sie überspringen sie einfach und konzentrieren sich auf Bewegungen, die nicht schmerzhaft sind.

Da die unterschiedlichen Körperteile glücklicherweise als Team zusammenarbeiten, können Sie beeinflussen, wie sich ein schmerzhafter Bereich anfühlt oder sich bewegt, indem Sie einen nicht schmerzhaften Bereich bewegen. Wenn Sie z. B. Schulterbeschwerden haben, sollten Sie am besten nicht mit Schulterkreisen beginnen. Fangen Sie stattdessen mit einer Übung für die Wirbelsäule an, und schauen Sie, ob das hilft.

2. Seien Sie achtsam

Die Übungen beschreiben sowohl eine Reihe von Bewegungen als auch die Bereiche, auf die Sie Ihre Aufmerksamkeit richten sollten. Aufmerksamkeit ist genauso wichtig wie die Bewegung an sich! Allerdings gibt es keine festen Regeln, worauf Sie Ihre

Aufmerksamkeit richten sollten. Die in den Übungen beschriebenen Anweisungen sind nur Anregungen. Denken Sie sich selber Varianten aus oder folgen Sie Ihrem Gefühl dafür, was Ihnen interessant erscheint. Egal, für welchen Weg Sie sich entscheiden – arbeiten Sie bitte nicht nur einfach die Bewegungen ab.

3. Machen Sie Pausen

Die Übungen schlagen bestimmte Punkte vor, an denen Sie pausieren oder innehalten sollten. Auch das sind lediglich Anregungen. Machen Sie eine Pause oder ruhen Sie sich aus, wann immer Sie mögen und auf jeden Fall, wenn Sie sich körperlich oder geistig erschöpft fühlen. Ruhen Sie sich in einer Position Ihrer Wahl aus, die Rückenlage ist hierfür allerdings am vorteilhaftesten, da Sie auf diese Weise am besten auf sensorische Rückmeldungen aus Ihrem Körper achten können. Die erste Übung, der Body-Scan, bietet Ihnen viele Anhaltspunkte, auf die Sie achten können.

4. Entwickeln Sie ein Gefühl für gute Bewegung

Bei der Bewegungsausführung ist es hilfreich darauf zu achten, welche Bewegungen Ihnen eher liegen als andere. Ein Weg dazu ist, sich die Qualitäten guter Bewegung ins Gedächtnis zu rufen, die wir am Anfang des Buches besprochen haben: Effizienz, Entspannung, Koordination, Umkehrbarkeit, Balance, Wohlgefühl und eine gleichmäßige Verteilung der Anstrengung.

Es könnte Ihnen zudem helfen, die Bewegung zu visualisieren, denn ein Bild sagt bekanntlich mehr als tausend Worte. Sie können sich vorstellen, wie Sie sich auf eine bestimmte, für Sie angenehme und elegant empfundene Art und Weise bewegen, die sie als angenehm oder elegant empfinden, beispielsweise wie:

- eine Katze, die sich auf dem Boden ausstreckt
- ein Baby, das auf die Seite rollt
- ein Tai-Chi-Meister, der sein Gewicht verlagert
- ein Tänzer, der einen Arm hebt
- ein Löwe sich bewegt, der sich an seine Beute heranschleicht
- Sie in einem entspannenden Urlaub am Strand entlanggehen würden

Sie sollten außerdem Ihr Gespür dafür verfeinern, wann eine Bewegung sich authentisch, natürlich oder „richtig“ anfühlt. Gute Bewegungen fühlen sich häufig mühelos und locker an, wenn sie eher auf subkortikaler Ebene oder reflexhaft kontrolliert werden. Das ist immer ein gutes Zeichen.

5. Spielen und experimentieren Sie mit den Übungen

Einigen Übungen liegt eine festgelegte Bewegungsabfolge zugrunde, während andere eher als Muster dienen, das es Ihnen erlaubt, verschiedene Bewegungen miteinander zu kombinieren. Zum Ende jeder Übung findet sich der Abschnitt „Variationen“. Sie sollten die dort angeführten Vorschläge auf jeden Fall ausprobieren, allerdings erst, nachdem Sie die Basisübungen so häufig ausgeführt haben, dass Fortschritte erkennbar sind. Denken Sie sich dabei auch eigene Variationen aus.

6. Welche Übung sollte ich machen?

Einige der Übungen dienen eher als Grundlage, während andere fortgeschritten und komplexer sind. Sie sind *in etwa* so angeordnet, dass sie von Basisübungen zu komplexeren Übungen führen. Insbesondere die Übungen zur Atmung und Wirbelsäulenstreckung sind relativ einfach, die Kniebeugeübung ist vermutlich die schwierigste. Trotzdem können Sie die Übungen in beliebiger Reihenfolge ausführen.

Während die meisten Übungen sich auf die Bewegung in einem bestimmten Körperteil konzentrieren (z. B. die Schultern), erfordert jede Übung gleichzeitig auch die koordinierte Aktivität mehrerer Gelenke. Gehen Sie also bitte nicht von vornherein davon aus, dass eine Übung mit dem Wort „Schulter" im Titel notwendigerweise auch die beste ist, um Schulterprobleme anzugehen.

7. Wie lange sollte ich die Übungen machen?

Das Training sieht keine bestimmte Anzahl an Wiederholungen für jede Übung oder eine Zeitvorgabe, innerhalb derer Sie die Übung absolviert haben müssen, vor. Manche sollten Sie bis zu zwanzig Minuten machen (inklusive der Variationen), andere können Sie in fünf bis zehn Minuten abschließen.

Jede einzelne Bewegung der Übungen können Sie so oft wiederholen, wie Sie das Interesse, die Konzentration und die Fähigkeit aufbringen, sich ihr aufmerksam zu widmen oder sie irgendwie zu verbessern. Auch wenn Ihnen einige der Übungen vielleicht simpel und alltäglich erscheinen, sollten Sie an sie mit der Neugier von jemandem herangehen, der sie voher noch nie ausgeführt hat – wie ein Baby. Das hilft Ihnen, Sinnesempfindungen wahrzunehmen, die Sie normalwerweise ignorieren.

8. Geräte und Hilfsmittel

Alles, was Sie für die Übungen benötigen, ist ein Platz auf dem Fußboden und ein paar Minuten ungestörter Zeit. Manche der Übungen erfordern Bewegungen, bei denen Sie über den Boden rutschen müssen, dafür ist ein glatter Boden günstiger. (Anders gesagt: Eine Yogamatte ist für einige der Übungen eher ungünstig, für andere hingegen ideal.)

Los geht's!

Die Übungen

1. Bodyscan

Zweck und Ziel

Die Übung soll dazu dienen, Ungenauigkeiten in den Körperkarten klären und die Fähigkeit entwickeln, sich auf subtile sensorische Informationen des Körpers zu konzentrieren. Allein dadurch lassen sich Stress und Schmerzen wirksam reduzieren. Diese Übung ist in verschiedene Abschnitte eingeteilt. Beschäftigen Sie sich wenigstens ein paar Minuten lang mit jedem einzelnen davon. Sie können alle Abschnitte zusammen als eigenständige Übung ausführen oder aber einzelne Teile der Übung als aktive Erholung in den Pausenphasen der anderen Übungen ausführen.

In gewisser Weise ist die Übung ziemlich schwierig, weil nach bestimmten Körperwahrnehmungen gefragt wird, die für manche vielleicht nur sehr unterschwellig wahrnehmbar sind. Es macht nichts, wenn Sie diese Frage nach der Körperwahrnehmung nicht sofort beantworten können. Der Nutzen liegt eher darin, sie überhaupt zu stellen, als sie zu beantworten.

Ausführung

Legen Sie sich auf den Rücken, die Arme und Beine ausgestreckt. Öffnen Sie die Beine so weit, wie es für Sie angenehm ist. Entspannen Sie sich und lassen Sie sich in den Fußboden sinken.

Auch wenn diese Position nicht anstrengend ist, werden Sie feststellen, dass Sie weiterhin eine gewisse Muskelspannung aufrechterhalten. Nehmen Sie diese wahr und lassen Sie sie los.

Bleiben einige Anteile Ihres Körpers angespannt, als würden Sie sie nicht „fallen" lassen wollen?

Stellen Sie sich vor, was passieren würde, wenn jemand Ihr Nervensystem ausschalten oder Sie sogar sterben würden. Würde Ihr Körper sich dann überhaupt bewegen?

Bodenkontakt

Nehmen Sie Ihren Kontakt zum Boden wahr. Welche Bereiche Ihres Körpers liegen auf dem Boden auf und welche nicht?

Stellen Sie sich vor, Sie lägen in nassem Sand. Wenn Sie aufstünden, würden Sie einen Abdruck der Gewichtsverteilung Ihres Körpers sehen. Einige Bereiche hätten einen tiefen Abdruck hinterlassen, andere nur einen leichten und wieder andere gar keinen. Wie würde Ihr Abdruck aussehen?

Achten Sie vor allem auf die folgenden Bereiche, um Ihre Körperwahrnehmung zu verbessern:

Füße

Wohin zeigen Ihre Füße? Aufrecht zur Decke oder zu den Seiten? Welcher Ihrer Füße zeigt mehr nach

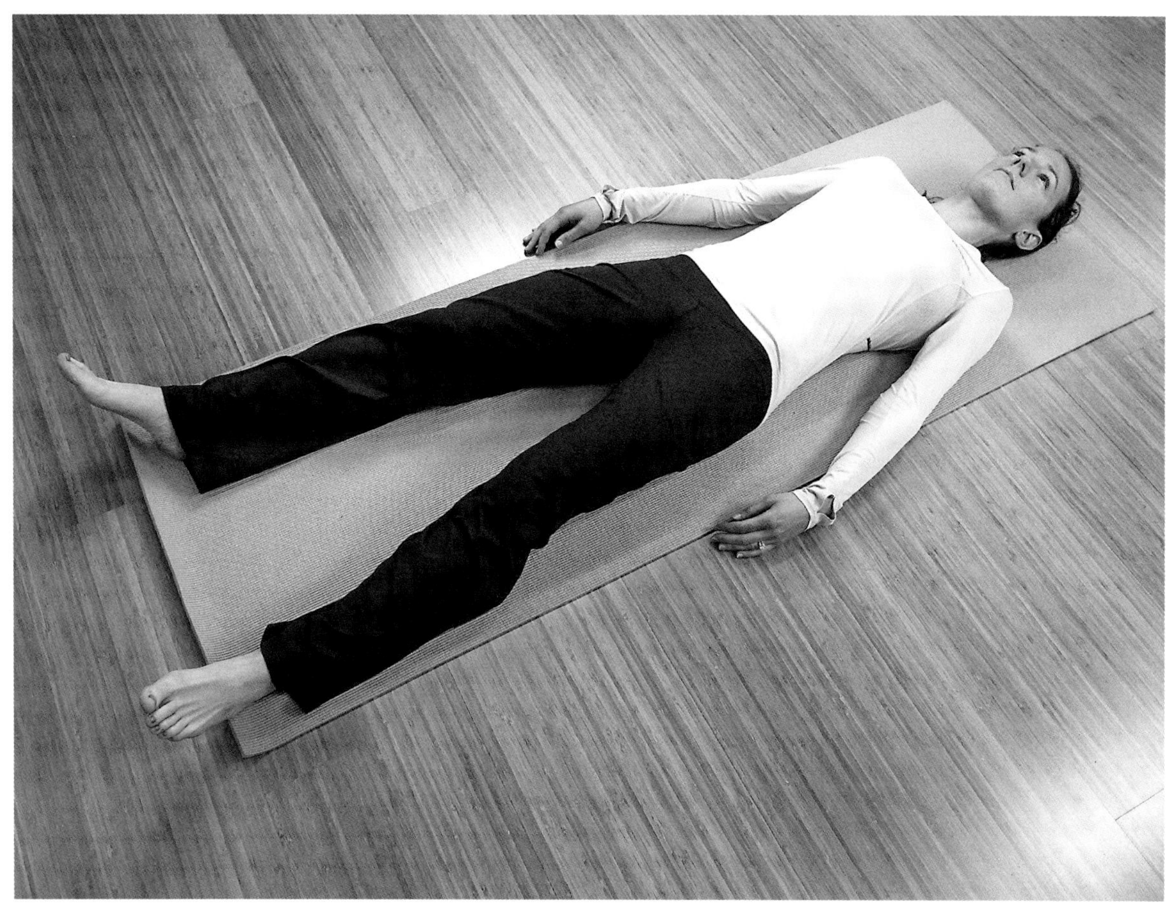

außen? Nehmen Sie den exakten Punkt wahr, an dem Ihre rechte Ferse den Boden berührt. Ist es derselbe wie auf der linken Seite?

Beine

Haben Ihre Kniekehlen Kontakt zum Boden? Welches Knie ist mehr gebeugt?

Welcher Teil Ihrer linken Wade berührt den Fußboden? Wie groß ist dieser Bereich? Welcher Anteil des linken Oberschenkels hat Kontakt? Ist es auf der rechten Seite genauso?

Welches Bein *fühlt* sich länger an und welches größer? Auf welcher Seite ist es einfacher, die Kontur Ihres Beines zu spüren? Ein Bein könnte sich z. B. etwas verschwommen anfühlen und Sie können vielleicht nur schwer wahrnehmen, wie und wo es liegt, während das andere sich sehr gut wahrnehmen lässt. Machen Sie sich ein möglichst genaues Bild von Ihren Beinen, als ob Sie sich ein gedankliches Modell bauen.

Becken

Wo fühlen Sie den stärksten Druck am Becken und dem Kreuzbein? Ist er auf beiden Seiten gleich? Versuchen Sie nichts zu verändern, nehmen Sie nur wahr, wie Sie jetzt im Moment liegen.

Wie gut ist das Gewicht über das Becken verteilt? Anders gesagt, trägt jeder Bereich des Beckens denselben Gewichtsanteil oder nehmen Sie kleinere Bereiche wahr, die mehr Gewicht tragen und andere, die fast gar keins tragen?

Wo genau sind Ihre Beine mit dem Becken verbunden? Spüren Sie diese Verbindung im Bereich der Knochenvorsprünge an der Außenseite der Hüften oder mehr in der Nähe Ihrer Leisten? Welches Bein fühlt sich an, als sei es mehr in den Rumpf eingebunden, gerade so als hätte es „Wurzeln“ am Bauch oder der Wirbelsäule?

Wirbelsäule

Spüren Sie der Linie Ihrer Wirbelsäule von der Spitze Ihres Steißbeins bis hinauf zum obersten Nackenwirbel nach. Wo ist der oberste Nackenwirbel? Hinter Ihrem Hals? Hinter ihrer Nase oder Ihren Augen?

Versuchen Sie sich jeden einzelnen Wirbel nacheinander entlang der Wirbelsäule vorzustellen. Welche Segmente können Sie sich besser vorstellen? Welche erscheinen vielleicht verschwommen?

Wie hoch und wie lang wölbt sich Ihr unterer Rücken vom Boden weg und wie sieht es im Nacken aus? Sie können diese Bereiche mit Ihren Händen erkunden, um Ihre Achtsamkeit zu testen.

Schultern

Nehmen Sie den Kontakt der Schulterblätter mit dem Boden wahr. Sie sind dreieckig geformt. Liegt das ganze Dreieck auf dem Boden auf oder steht eine Ecke nach oben? Vergleichen Sie die Auflagefläche des rechten Schulterblattes mit der des linken. Welches liegt flacher am Boden?

Arme

Nehmen Sie die Auflagefläche der Oberarme auf dem Boden wahr. Welcher Oberarm liegt mehr auf dem Boden auf?

Wie haben Sie Ihre Hände abgelegt? Zeigen die Handflächen nach oben oder nach unten oder teils, teils? Spüren Sie Spannung in Ihren Fingern? Welche Ihrer Hände ist mehr zu einer Faust geschlossen?

Wie gut sind Ihre Arme mit dem Körper verbunden? Und wo beginnen die Arme? Erst am Schultergelenk oder mehr in der Mitte des Rumpfes, wo das Schlüsselbein auf das Brustbein trifft?

Kopf

Wohin zeigt Ihre Nase? Direkt zur Decke? Ist sie etwas vor- oder zurückgekippt, bzw. nach rechts oder links? Ist Ihre Gesichts- und Kiefermuskulatur entspannt? Lösen Sie die gesamte Spannung und nehmen Sie wahr, ob sich das angenehmer anfühlt oder Sie dadurch mehr entspannen.

Atmung

Wo fühlen Sie beim Atmen die meiste Bewegung – im Bauch oder den Rippen? Ändert sich der Kontakt der Wirbelsäule zum Boden, wenn Sie atmen?

Mittellinie und Kardinallinien

Nehmen Sie die Mittellinie Ihres Körpers wahr, von der Mitte Ihrer Stirn, über das Kinn und das Brustbein bis zum Schambein. Wie gut können Sie diese Linie durchgängig spüren?

Stellen Sie sich die fünf Kardinallinien Ihres Körpers vor: Die Wirbelsäule, die beiden Arme und Beine. Welche Linie *fühlt* sich am längsten an? Welche *ist* die längste? Welche dieser Linien zeichnet sich am besten ab, auf welche richtet sich unmittelbar die Aufmerksamkeit und welche ist die undeutlichste?

Aus welcher Perspektive sehen Sie den Körper, wenn Sie sich diese Linien vorstellen? Betrachten Sie sich von rechts, links, direkt von oben oder aus dem Blickwinkel Ihrer Augen heraus?

2. Strecken der Wirbelsäule

Ziel

Die Übung soll dazu dienen, die Wahrnehmung der Wirbelsäule und die Koordination der tiefen lokalen Stabilisatoren zu verbessern, die die Wirbel ausrichten.

Ausführung

1. Nehmen Sie Ihre gewohnte Standhaltung ein (so wie Sie stehen würden, ohne darüber nachzudenken), beurteilen Sie, wie angenehm sich diese Haltung anfühlt und nehmen Sie die Position Ihres Kopfes, Ihrer Schultern und Ihres Brustkorbes wahr. Stellen Sie die Füße hüftbreit geöffnet auf, sodass die Zehen gerade nach vorne zeigen. Verteilen Sie das Körpergewicht gleichmäßig auf beide Füße, sodass das Lot vor Ihren Fersen durch die Füße verläuft.

2. Stellen Sie sich den Verlauf der Wirbelsäule vom Steißbein bis zur Spitze Ihres Nackens vor.

   Wie tief in Ihrem Körper verorten Sie die Wirbelsäule? Stellen Sie sich eher die Rückseite der einzelnen Wirbel vor, die Fortsätze, die Sie als Höcker unter der Haut fühlen können? Oder eher die Vorderseite, die runden Wirbelkörper, die tief im Körperinnern liegen? Versuchen Sie sich den Verlauf der Wirbelkörper vorzustellen, die tiefliegende zentrale Achse, um die herum Ihr Rumpf aufgebaut ist.

3. Strecken Sie die Wirbelsäule vom Steißbein bis hinauf zur Spitze des Nackens. Sie können sich vorstellen, ein Faden würde Ihren Kopf am Scheitel nach oben ziehen.

   Die Vorstellung fällt Ihnen leichter, wenn Sie mit Ihrer Hand ein paar Haare vom Scheitel aus nach oben ziehen.

4. Fahren Sie damit fort, den Scheitel nach oben zu strecken, und stellen Sie sich zusätzlich vor, an Ihrem Steißbein wäre ein Gewicht befestigt und würde es nach unten ziehen.

   Während sich die Wirbelsäule streckt, stellen Sie sich vor, der Raum zwischen den einzelnen Wirbeln würde sich vergrößern, als ob sich die Bandscheiben mit Luft aufpumpen.

5. Strecken Sie sich weiter und suchen Sie dabei nach Abschnitten der Wirbelsäule, die sich schwerer visualisieren lassen.

   Wandern Sie mit Ihrer Aufmerksamkeit systematisch von den Segmenten des Nackens zum Brustkorb und zum unteren Rücken, um nach „blinden Flecken“ zu suchen. Richten Sie Ihre Aufmerksamkeit auf diese Bereiche und stellen Sie sich vor, dass auch sie sich strecken.

6. Entspannen Sie sich und nehmen Sie wieder Ihre normale Haltung ein. Was hat sich verändert? Sind Sie wieder etwas in sich zusammengesunken? Warum?

7. Strecken Sie die Wirbelsäule wieder und stellen Sie sich vor, Sie wollen mit Ihrem Scheitel die Decke berühren.

   Nehmen Sie irgendwelche Bewegungen wahr, während Sie das tun und wenn ja, welche sind das? Spüren Sie, ob die Muskeln am Rücken oder um den Rumpf herum jetzt anders arbeiten?

8. Kippt Ihr Kopf nach hinten, während Sie sich strecken? Achten Sie darauf, den Nacken entspannt zu lassen, sodass das Kinn unten bleibt und leicht eingezogen ist.

9. Heben sich Ihre Rippen nach vorne an oder stehen mehr hervor, wenn Sie sich strecken?

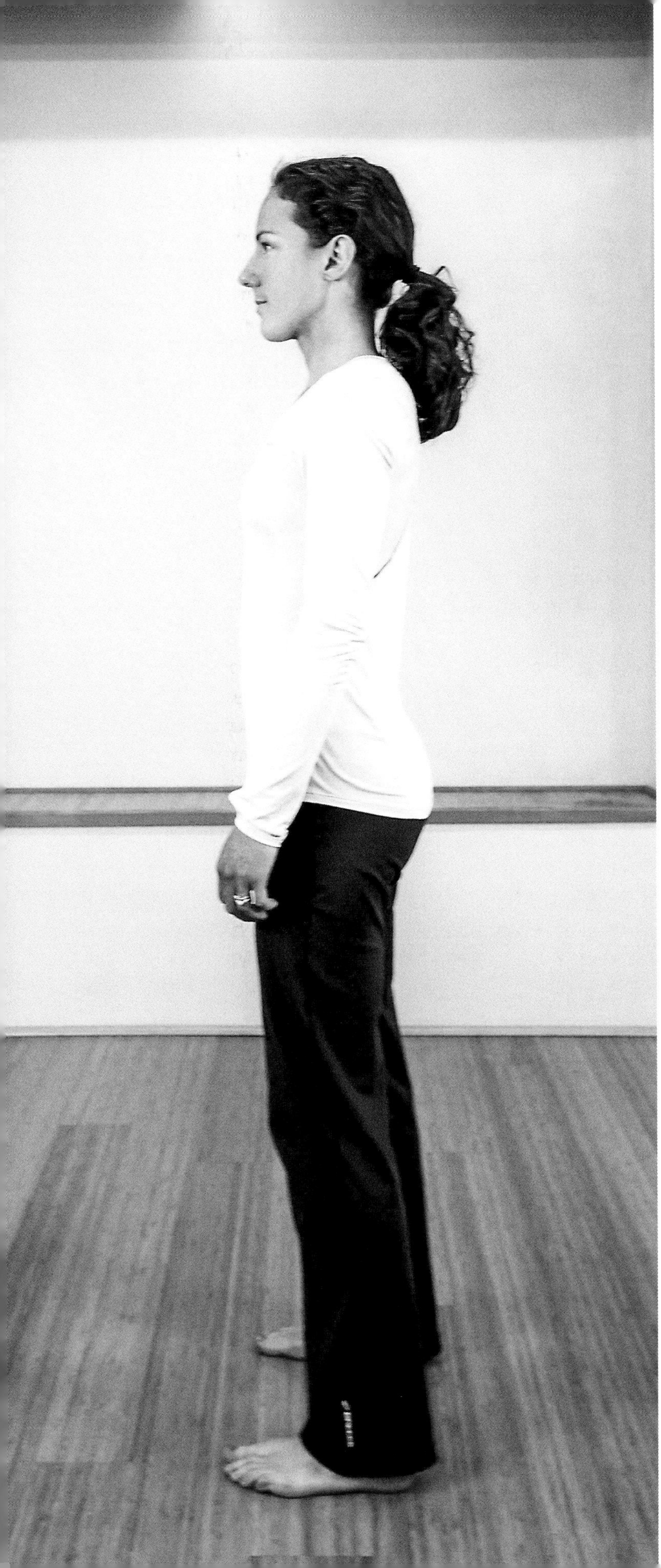

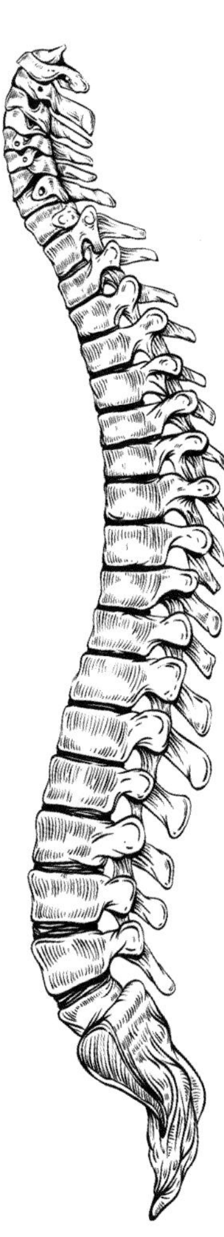

Stellen Sie sich vor, Sie strecken die Wirbelsäule, während Sie die Rippen an der Vorderseite des Rumpfes unten halten, als wenn sie sie in den Körper ziehen wollten. Achten Sie darauf, nicht den Atem anzuhalten.

10. Entspannen Sie sich und beurteilen Sie Ihre Haltung erneut. Sind Sie größer oder besser ausgerichtet? Ist die Haltung einfacher beizubehalten?

11. Gehen Sie ein wenig umher und schauen Sie, ob es Ihnen gelingt, dabei die Streckung in der Wirbelsäule beizubehalten. Könnten Sie immer so gehen? Wie wäre es, mit dieser Haltung zur Arbeit oder zu einem Treffen mit anderen Leuten zu gehen?

Varianten und Steigerung

Versuchen Sie, dieselbe Übung anders zu gestalten:

- Mit nach vorne, zu den Seiten oder über den Kopf gestreckten Armen
- Mit nach rechts oder links gedrehtem Rumpf
- Im Vierfüßlerstand
- Im Kniestand oder im Einbein-Kniestand
- In der Hüfte abgeknickt, sodass der Oberkörper sich in einem 45-Grad-Winkel relativ zum Boden befindet

Es ist von Vorteil, während (fast) jeder Art von Widerstandstraining eine gestreckte Wirbelsäule beizubehalten, auch bei der Front- oder Side-Plank, Liegestützen, Farmer's Walks, Klimmzügen, Druck- und Zugbewegungen, Kniebeugen, Kreuzheben und Ausfallschritten. Bei jeder dieser Übungen wird der Widerstand Sie tendenziell aus der neutralen Ausrichtung bringen. Trotz derartigen Krafteinwirkungen eine gestreckte Wirbelsäule beizubehalten, ist vermutlich die beste und einfachste Möglichkeit, funktionelle Rumpfkraft aufzubauen. Machen Sie eine dieser Übungen und nehmen Sie wahr, wie selbst eine geringe Wirbelsäulenstreckung gegen den Widerstand dazu führt, dass die Übung sich *deutlich* anders anfühlt.

3. Atmung

Ziel

Die Atembewegung beinhaltet die koordinierte Aktivität fast aller Muskeln des Rumpfes, vom Beckenboden bis hin zum Nacken. Schlüsselbewegungen sind das Heben und Senken des Zwerchfells sowie das Ausdehnen und Zusammenziehen der Rippen.

Dieselben Bewegungen tragen zur Beweglichkeit und Stabilität des Rumpfes bei. Insbesondere die Abwärtsbewegung des Zwerchfells erzeugt einen intraabdominellen Druck, der wichtiger Bestandteil der Wirbelsäulenstabilität ist. Die folgende Übung ist eine Möglichkeit, diejenigen Bewegungen des Zwerchfells und der Rippen zu erkunden und wiederzuerlangen, die Sie vielleicht gewohnheitsmäßig vermeiden. Das kann die Koordination und Kraft des gesamten Rumpfes beeinflussen.

Schaukelatmung

1. Legen Sie sich mit aufgestellten Beinen auf den Rücken, die Knie zeigen zur Decke. Beobachten Sie Ihre Atmung und achten Sie darauf, wo Sie Bewegungen wahrnehmen, die mit der Atmung zusammenhängen, und wo nicht.

2. Atmen Sie tief in den Bauch, sodass er sich wie ein Ballon aufbläht. Halten Sie die Atmung an und schieben Sie diesen „Luftball" aus dem Bauch in den Brustkorb, sodass dieser sich maximal ausdehnt und Sie den Bauch so weit wie möglich einziehen.

3. Halten Sie den Atem weiter an und bewegen Sie den Ball zwischen Bauch und Brustkorb hin und her, wobei Sie jeweils den einen ausdehnen, während Sie den anderen zusam-

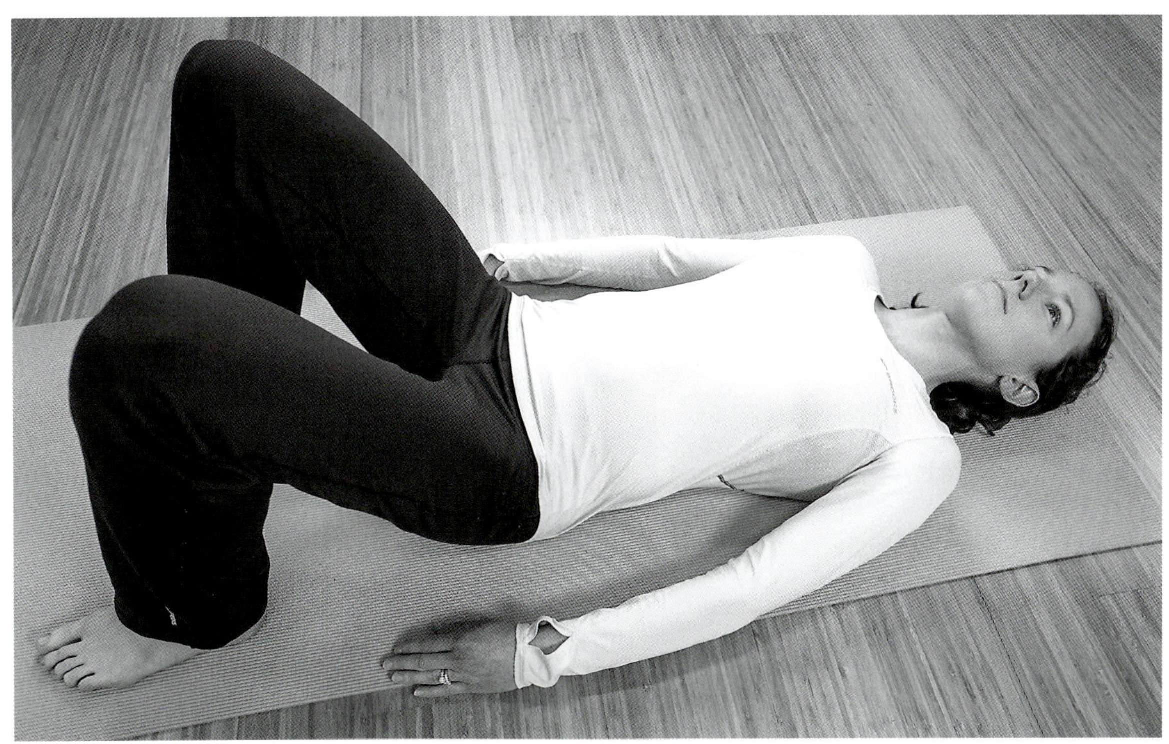

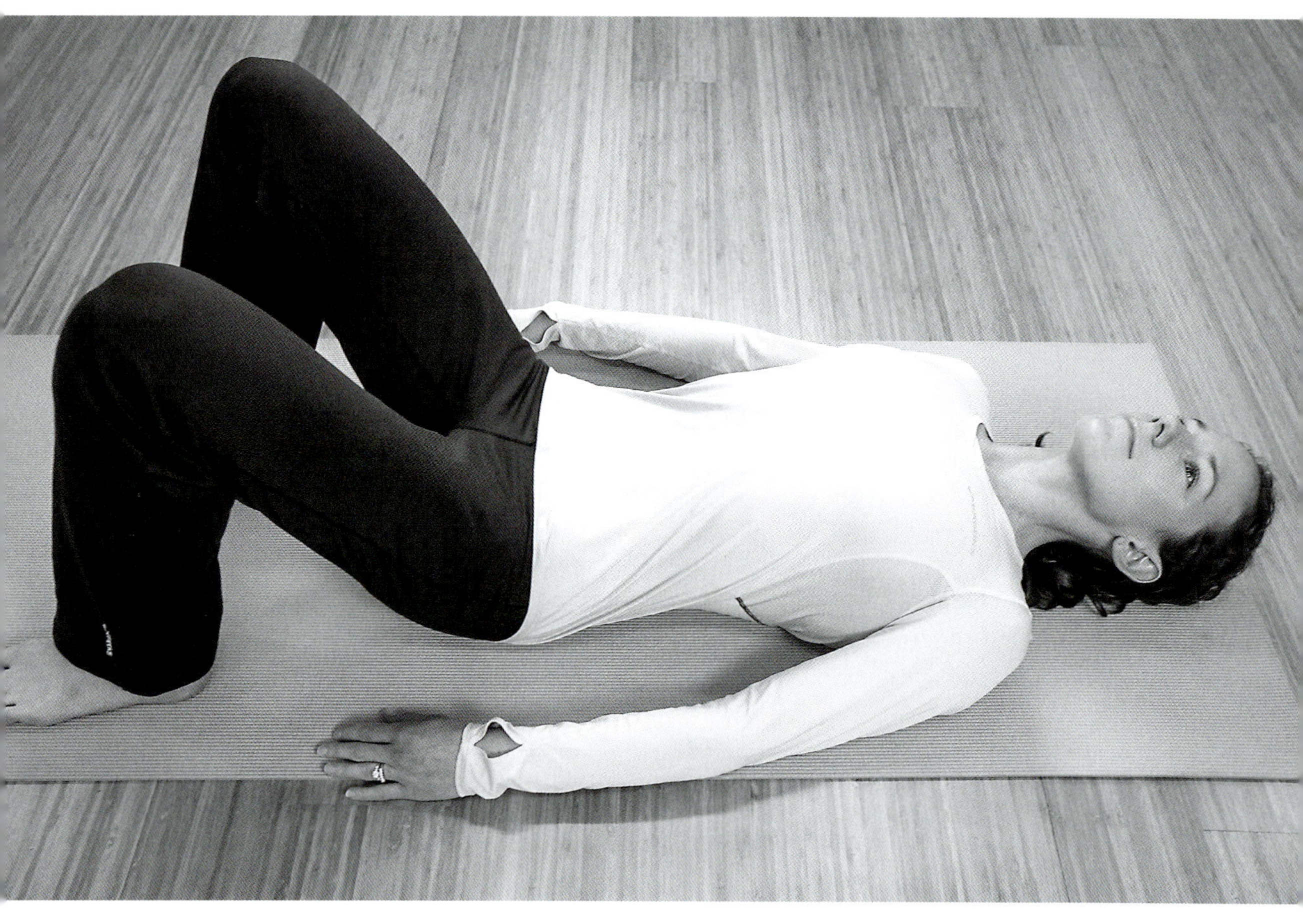

menziehen. Dann atmen Sie aus und atmen anschließend normal und entspannt weiter. (Halten Sie den Atem nicht zu lange an!)

4 Wenn Sie bereit sind, wiederholen Sie dieselbe „Schaukel"-Bewegung so oft, dass Sie Zeit haben, auf folgende Punkte zu achten.

Ausrichtung der Wirbelsäule

5 Spüren Sie, wie sich der Rücken abwechselnd rundet und streckt, während Sie den Ball hin- und herbewegen? Versuchen Sie, die Wirbelsäule während der Übung in derselben Position zu halten, sodass sich ihr Kontakt zum Boden nicht wesentlich ändert. Das schult Ihre Fähigkeit, Bewegungen des Zwerchfells und der Rippen von denen der Wirbelsäule zu unterscheiden.

Gleichmäßige Ausdehnung von Bauch und Brust

6 Spüren Sie, dass einige Anteile des Bauches und des Brustkorbes sich leichter mit Luft füllen lassen als andere, während Sie den Luftball hin- und herbewegen? Ist es einfacher, in die rechte oder die linke Seite des Bauches zu atmen? Welcher Anteil des Brustkorbes dehnt sich leichter aus?

7 Versuchen Sie, jeden Bereich gleichmäßig zu füllen. Achten Sie darauf, den Bauch zu den Seiten hin auszudehnen, nicht nur nach oben.

Legen Sie Ihre Daumen auf die Taille, gerade unterhalb der unteren Rippen, und die Finger auf den unteren Bauch, um sicherzustellen, auch in diese oft vernachlässigten Bereiche hineinzuatmen. Stellen Sie sich vor, Sie dehnen sich wie ein Ballon nach allen Seiten hin aus.

Gezielte Ausdehnung von Bauch und Brust

8. Können Sie den Luftball so steuern, dass sich die rechte Seite des Bauches und der Brust mehr mit Luft füllen als die linke? Versuchen Sie es umgekehrt, und schauen Sie, was Ihnen leichter fällt.

9. Können Sie den Luftballon diagonal bewegen, also vom rechten Bauch zum linken Brustkorb? Welche Diagonale fällt Ihnen leichter? Achten Sie darauf, den Ball so zu bewegen, dass sich die Wirbelsäule nur minimal mitbewegt.

10. Können Sie den Bauch so mit Luft füllen, dass Sie anfangen zu schweben? War nur Spaß!

Umgekehrte Atmung

11. Versuchen Sie eine andere Art der Atmung: Atmen Sie ein, während Sie den Bauch einziehen und die Brust ausdehnen. Dann atmen Sie aus, während Sie die Brust absenken und den Bauch aufblähen. Achten Sie auch hier darauf, dass Ihre Wirbelsäule währenddessen neutral bleibt. Versuchen Sie sich in alle Richtungen auszudehnen.

Atmung mit konstanter Ausdehnung des Bauches

12. Atmen Sie ein und aus, während Sie den Bauch in alle Richtungen hin gleichmäßig ausgedehnt lassen, insbesondere zu den Seiten hin und nach unten in die Leisten hinein. Benutzen Sie Ihre Finger, um nach den Bereichen zu suchen, die sich bei der Ausatmung nur schwierig gefüllt halten lassen. Spüren Sie Anspannung im Nacken? Falls ja, legen Sie ein Kissen unter den Kopf und schauen Sie, ob es dann leichter geht.

Varianten und Steigerung

Sie können jede dieser drei Atemtechniken (Schaukeln, umgekehrte Atmung und Atmung mit intraabdominellem Druck) in unterschiedlichen Ausgangspositionen ausprobieren, was zu sehr unterschiedlichen Aktivierungsmustern der Muskulatur führen wird.

- **BAUCHLAGE:** Das erleichtert die Atmung in die rückwärtigen Rippen.
- **SEITLAGE:** Legen Sie sich auf die rechte oder linke Seite, um die Atmung in die oben liegende Seite zu erleichtern.
- **DREHDEHNLAGERUNG:** Sie liegen auf dem Rücken, die Arme seitlich ausgestreckt und die Beine nach rechts oder links gekippt. Das öffnet die Rippen auf der gegenüberliegenden Seite.
- **VIERFÜSSLERSTAND:** Vergleichen Sie, wie leicht Sie bei unterschiedlicher Ausprägung von Beugung und Streckung der Wirbelsäule in die verschiedenen Bereiche atmen können.
- **JEDE SCHWIERIGE POSITION:** Wenn Sie Schwierigkeiten mit irgendeiner der Körperhaltungen aus diesen Übungen haben, einer Yogahaltung oder irgendeiner Haltung im Verlauf einer bestimmten Bewegung, etwa der tiefsten Kniebeugeposition, nehmen Sie diese Haltung ein und führen Sie dann einige der Atemübungen durch. Sicherzustellen, in einer bestimmten Haltung atmen zu können, ist eine Möglichkeit, diese Haltung zu „meistern“.

4. Beugen und Strecken im Vierfüßlerstand

Ziel

Die Übung soll dazu dienen, die Beweglichkeit und Verteilung der Wirbelsäulenbewegung zu verbessern sowie Bewegungen der Schultern, Rippen, des Zwerchfells und der Hüften mit einzubeziehen.

Ausführung

1. Gehen Sie in den Vierfüßlerstand. Stellen Sie sicher, dass sich die Hände unter den Schultergelenken und Ihre Knie unter den Hüftgelenken befinden. Wenn Sie in dieser Haltung unangenehmen Druck auf die Handgelenke verspüren, können Sie auch Ihre Fäuste aufstellen oder sich an einer Kante abstützen, damit Ihre Handgelenke etwas mehr gestreckt sind.

   Stellen Sie sich Ihre Wirbelsäule bildlich in ihrer gesamten Länge vor, vom Steißbein durch den Nacken und aus dem Scheitel heraus. Stellen Sie sich vor, Sie hätten einen langen Schwanz wie ein Hund. Strecken Sie Ihre Wirbelsäule.

2. Strecken Sie die Mitte Ihres Rückens Richtung Decke und senken Sie sie dann zum Boden ab, sodass Sie die Wirbelsäule abwechselnd beugen und strecken. Diese Bewegung nennt man auch Katze-Kuh oder Katze-Kamel.

3. Wiederholen Sie die Bewegung so oft und so langsam, dass Sie wahrnehmen, welche Abschnitte der Wirbelsäule sich unabhängig voneinander bewegen und welche sich anfühlen, als seien sie fest miteinander verbunden.

4. Machen Sie eine Pause.

5. Wiederholen Sie die Bewegung und konzentrieren Sie sich auf die Bewegung Ihres Beckens. Ziehen Sie das Steißbein nach vorne-unten, wenn Sie einen Buckel machen, als wenn Sie versuchen wollten, es sich anzusehen. Wenn Sie anschließend den Rücken durchstrecken, heben Sie das Steißbein an, als wenn Sie es zur Decke strecken wollten.

   Wohin will Ihr Kopf, wenn Sie das Steißbein anheben? Wohin, wenn Sie es absenken?

6. Machen Sie eine Pause.

7. Fahren Sie mit der Bewegung fort. Wenn Sie das Steißbein einziehen, senken Sie Ihren Kopf und schauen es an. Wenn Sie das Steißbein zur Decke ziehen, schauen Sie nach vorne.

   Überstrecken Sie Ihren Nacken nicht, wenn Sie nach vorne schauen. Halten Sie ihn gestreckt und stellen Sie sich vor, Sie würden Ihren Scheitel verlängern und zur Decke schieben.

8. Machen Sie eine Pause.

9. Machen Sie erneut einen Buckel und nehmen Sie die Bewegung Ihres Nabels wahr. Wenn Sie anschließend den Rücken nach unten bewegen, atmen Sie in den Bauch und strecken ihn wie ein Ballon Richtung Boden. Bewegen Sie sich so, dass der Nabel die Abwärtsbewegung Ihres Oberkörpers „führt".

10. Atmen Sie aus, wenn Sie einen Buckel machen, damit der Nabel sich so weit wie möglich zur Decke bewegt. Beugen und strecken Sie den Rücken ein paar Mal, während Sie die Atmung mit der Bewegung synchronisieren und vergrößern Sie die Bewegung des Nabels nach oben und unten.

11. Machen Sie eine Pause.

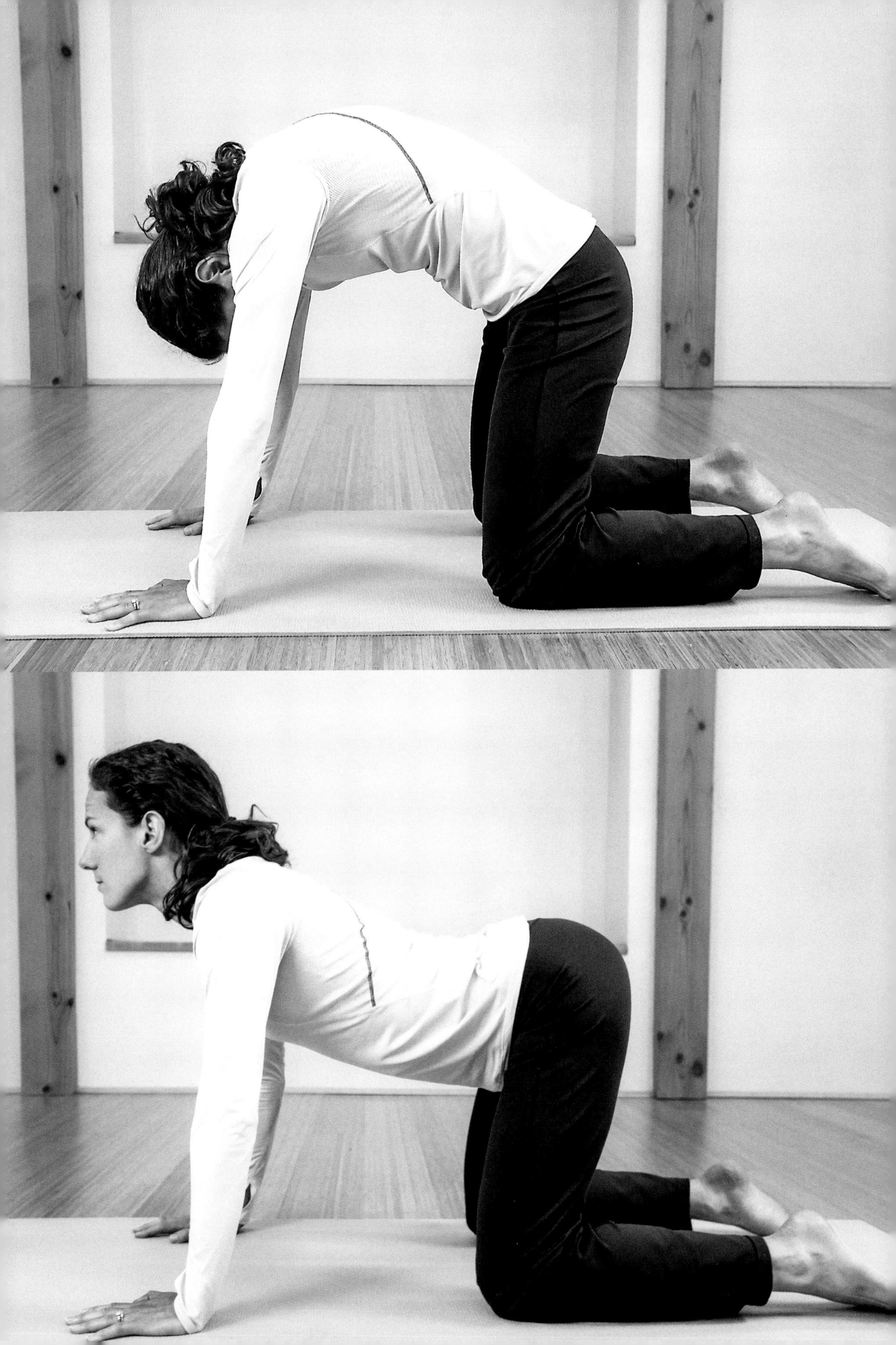

12. Beugen und strecken Sie Ihren Rücken weiter und lenken Sie Ihre Aufmerksamkeit auf die Bewegungen des Brustbeins. Versuchen Sie, das Brustbein so weit wie möglich Richtung Boden abzusenken und so weit wie möglich zur Decke zu heben.

    Wie arbeiten die Bewegungen der Schulterblätter und des Brustbeins zusammen? Können Sie fühlen, wie die Schulterblätter zur Wirbelsäule hin und wieder davon weggleiten?

13. Erlauben Sie den Schulterblättern, näher an die Wirbelsäule und den Rücken hinunter zu gleiten, während das Brustbein sich abwärts bewegt. Erlauben Sie ihnen, sich weit zu öffnen, wenn das Brustbein sich wieder aufwärts bewegt.

14. Wie weit sind Ihre Schultern von den Ohren entfernt, wenn Sie sich beugen und strecken? Versuchen Sie sie soweit wie möglich von den Ohren wegzubewegen, aber so, dass es noch angenehm für Sie ist.

15. Machen Sie eine Pause.

16. Nehmen Sie die Bewegung wieder auf und nehmen Sie den Kontakt Ihrer Hände mit dem Boden wahr. Welche Hand hat festeren Kontakt? Drücken Sie mehr die Innen- oder Außenseiten der Handflächen in den Boden? Gleichen Sie den Druck auf beiden Seiten der Handflächen an und lassen Sie den Mittelfinger nach vorne zeigen. Spreizen Sie Ihre Finger. Wie beeinflusst der Bodenkontakt die Qualität der Wirbelsäulenbewegung?

17. Machen Sie eine Pause.

18. Wiederholen Sie ursprüngliche Bewegung ohne sich auf irgendeinen bestimmten Bereich zu konzentrieren. Hat sich die Qualität oder die Leichtigkeit der Bewegung verändert? Ist die Beweglichkeit besser über die Wirbelsäule verteilt?

Varianten und Steigerung

Sie können diese Basisübung aus Beugen und Strecken aus verschiedenen Ausgangsstellungen heraus üben. Das schränkt sie in bestimmten Bereichen ein, was dazu führt, dass andere Bereiche sich mehr bewegen müssen. Spielen Sie mit den folgenden Möglichkeiten herum, um Ihre Beweglichkeit und Koordination herauszufordern:

- Anstatt auf den Händen stützen Sie sich auf den Ellbogen und Unterarmen ab, die Handflächen auf dem Boden
- Asymmetrisch: Eine Seite stützen Sie auf der Hand ab, die andere auf dem Ellbogen/ Unterarm
- Das Gesäß auf den Fersen abgesetzt, mit den Händen oder Unterarmen auf dem Boden
- Versetzter Stand: Den linken Elllbogen und das linke Knie weiter voneinander entfernt als den rechten Ellbogen und das rechte Knie (und umgekehrt)
- Ein Knie hinter dem anderen gekreuzt

5. Koordination der Flexoren

Ziel

Die Übung soll dazu dienen, die Flexoren auf der Vorderseite des Körpers zu koordinieren, inklusive der tiefen Nackenflexoren. Das kann ihre Funktion als Stabilisatoren der Wirbelsäule verbessern und übermäßiger Streckung im unteren Rücken vorbeugen und/oder die Spannung der dortigen Muskulatur verringern.

Ausführung

1. Legen Sie sich auf den Rücken.

   Nehmen Sie den Raum unter Ihrer Lendenwirbelsäule wahr. Ist er groß genug, dass ein Kartenspiel dort Platz hätte?

2. Heben Sie Ihren Kopf an und schauen Sie auf Ihre Füße. Wiederholen Sie die Bewegung ein paar Mal, sodass Sie wahrnehmen, welche Muskeln dafür zusammenarbeiten müssen, welcher Aufwand für das Anheben des Kopfes notwendig ist und wie hoch sich der Kopf mühelos anheben lässt. Belastet das die Nackenmuskeln?

3. Stellen Sie Ihre Füße auf, sodass die Knie zur Decke zeigen. Heben Sie den rechten Fuß an und umfassen Sie das rechte Knie mit der linken Hand.

4. Legen Sie Ihre rechte Hand hinter den Kopf, sodass Sie das Gewicht des Kopfes in Ihrer Handfläche spüren.

5. Nehmen Sie die rechte Hand zu Hilfe, um den Kopf anzuheben und bringen Sie Ellbogen und Knie zusammen. Sie müssen sich nicht berühren, bewegen Sie sie nur soweit, wie es

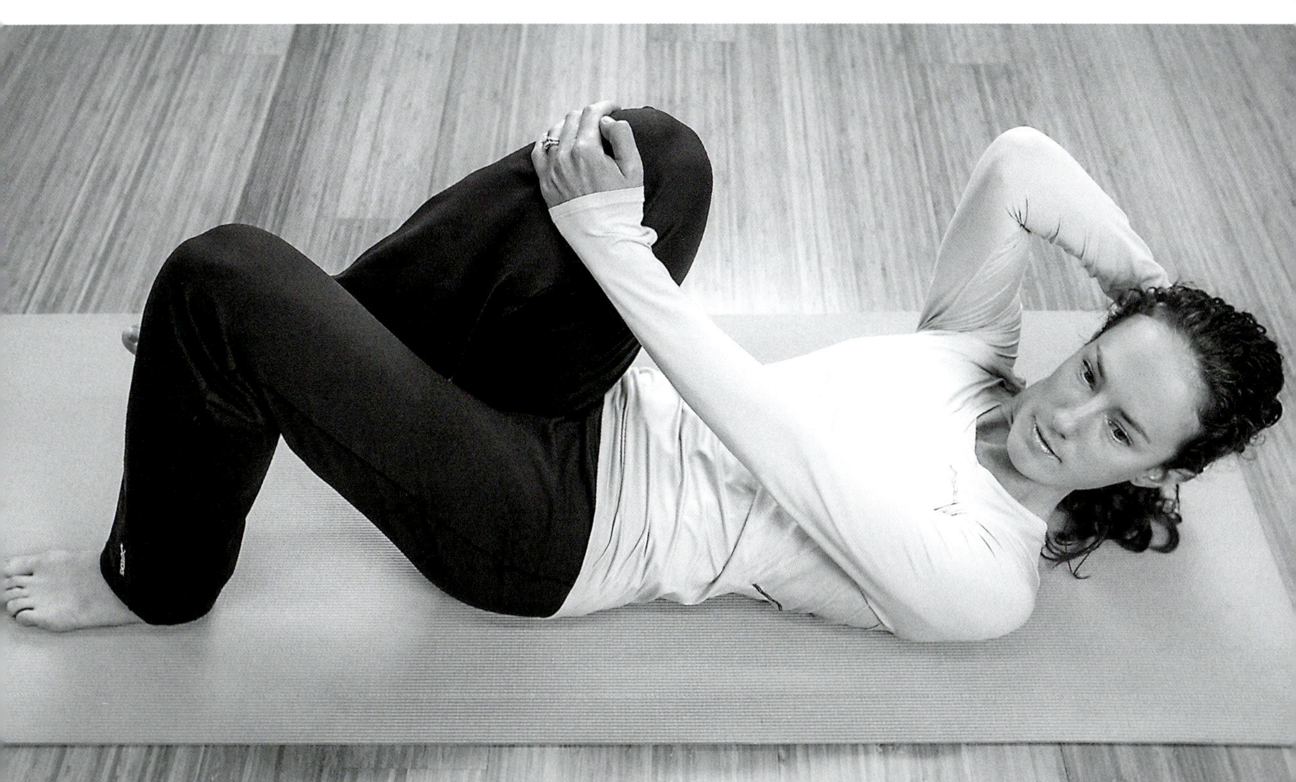

angenehm ist und wiederholen Sie die Bewegung dann.

Nehmen Sie wahr, wie sich Ihre Rippen und das Brustbein nach unten bewegen, damit der Kopf angehoben werden kann. Atmen Sie aus, während Sie den Kopf anheben und atmen Sie ein, während Sie ihn ablegen, sodass Sie sich synchron mit der Atmung bewegen. Versuchen Sie die Bewegung so leicht wie möglich zu machen.

6 Machen Sie eine Pause.

7 Greifen Sie jetzt mit der linken Hand das linke Knie und setzen Sie den rechten Fuß wieder auf dem Boden ab. Dann heben Sie den Kopf mithilfe der rechten Hand an und bringen den rechten Ellbogen zum linken Knie. Damit beugen Sie sich in einem leicht veränderten Winkel. Nehmen Sie wahr, wie sich Ihre Rippen und das Brustbein nach unten und leicht nach links bewegen, wenn Sie den Kopf anheben.

Welche Blickrichtung ist für den Kopf am angenehmsten, wenn sich der rechte Ellbogen zum linken Knie bewegt? Erlauben Sie dem Kopf, sich nach links zu drehen, während Sie ihn anheben, und prüfen Sie, ob das die Bewegung leichter macht.

8 Machen Sie eine Pause.

9 Wechseln Sie die Handhaltung, sodass die rechte Hand das linke Knie umfasst und die linke Hand hinter dem Kopf ist. Führen Sie aus dieser Position heraus den linken Ellbogen mit dem linken Knie zusammen. Wiederholen Sie die Bewegung mehrere Male.

Nehmen Sie wahr, wie sich der Kontakt des Rückens zum Boden ändert, wenn Sie den Kopf anheben und absenken. Der obere Rücken bewegt sich immer wieder vom Boden weg, während der mittlere Anteil eher in den Boden gedrückt wird. Auf welchem Anteil des Rückens stützen Sie sich am meisten ab, wenn Sie Kopf und Knie anheben? Rollen Sie dabei eher zur linken oder zur rechten Seite? Achten Sie besonders auf den Anteil des Rückens unterhalb der unteren Rippen und versuchen Sie diesen Bereich in den Boden zu drücken, während Sie den Kopf anheben.

10 Machen Sie eine Pause.

11 Lassen Sie das linke Knie los und lassen Sie den linken Fuß wieder auf den Boden kommen. Dann greifen Sie das rechte Knie mit der rechten Hand. Führen Sie den linken Ellbogen mit dem rechten Knie zusammen und wiederholen Sie das mehrere Male.

Stellen Sie sich vor, Sie versuchten, Ihren Scheitel so weit wie möglich zur Decke zu strecken, als wenn Sie bis zum Horizont schauen wollten. Wie verändert sich die Bewegung dadurch?

Strengen Sie sich auch hier so wenig wie möglich an. Wenn Sie beginnen zu zittern, den Atem anhalten oder stärker atmen müssen, verringern Sie das Bewegungsausmaß und machen Sie mehr Pausen zwischen den Wiederholungen.

12 Machen Sie eine Pause und ruhen Sie sich mit ausgestreckten Beinen aus.

Wie hoch ist die Wölbung unter Ihrem unteren Rücken jetzt? Und wie lang?

13 Verschränken Sie die Hände und legen Sie sie hinter den Kopf. Heben Sie dann beide Füße vom Boden, sodass sich Ihre Knie über dem Bauch befinden. Atmen Sie aus und benutzen Sie Ihre Hände, um den Kopf anzuheben und Ihre Ellbogen zu den Knie zu bringen. Dann atmen Sie ein und erlauben dem Kopf, wieder abzusinken. Wiederholen Sie das einige Male.

Nehmen Sie wahr, wie sich der obere Brustkorb bei der Ausatmung vom Boden aufrollt. Stellen

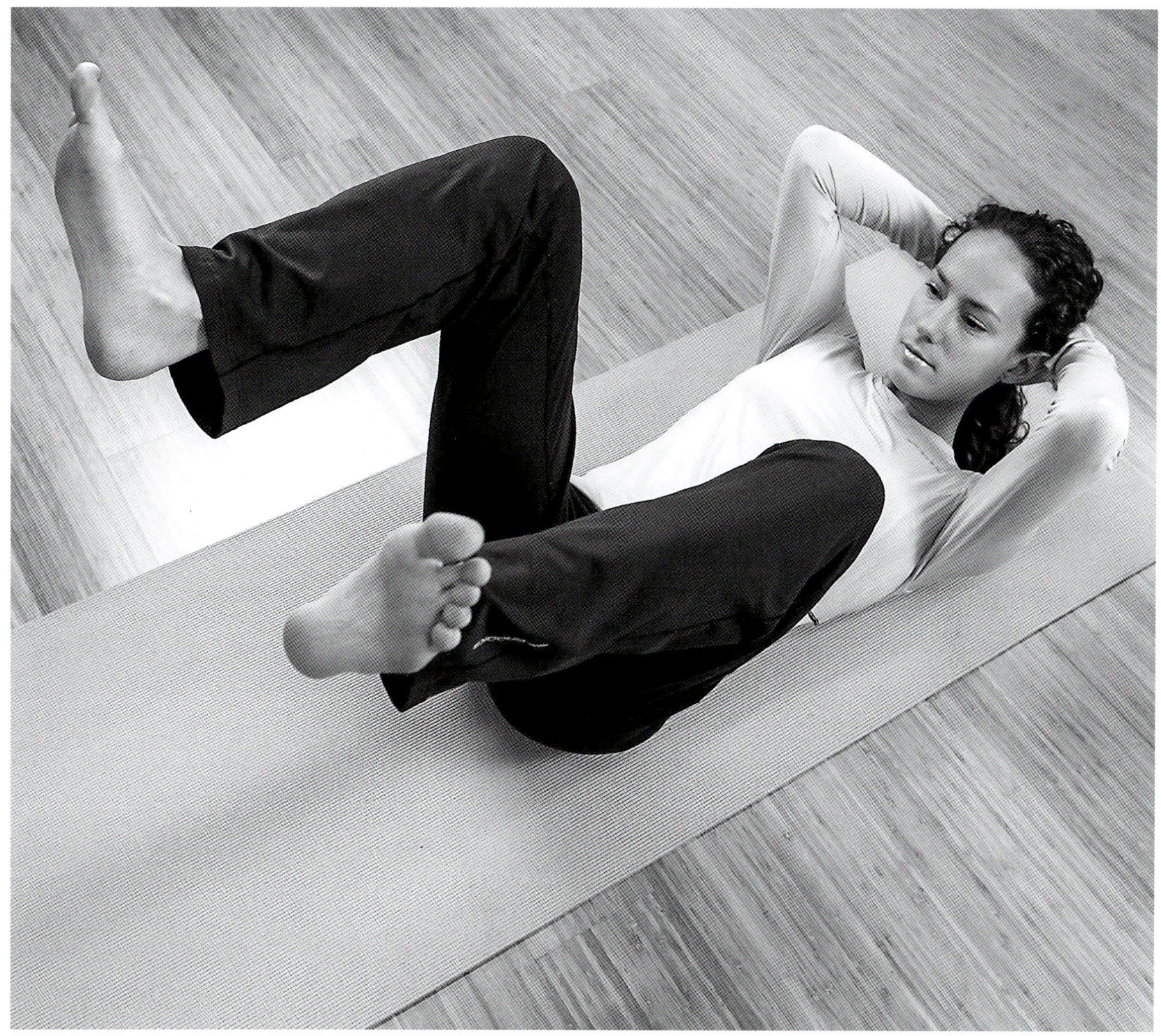

Sie sich vor, Sie würden die unteren Rippen nach unten schieben und in den Körper ziehen. Drücken Sie Ihren Rücken unterhalb der Rippen vermehrt in den Boden.

Während Sie den Kopf anheben, stellen Sie sich vor, Sie würden Ihren Nacken verlängern, sodass Ihr Kinn sich nicht nach vorne schiebt, sondern leicht einzieht. Schieben Sie Ihren Scheitel Richtung Decke.

14 Machen Sie eine Pause.

15 Kehren Sie zu derselben Bewegung zurück. Können Sie den Kopf anheben und dabei die Wölbung unter dem unteren Rücken beibehalten? Oder ist es leichter, den unteren Rücken dabei zu strecken und in den Boden zu drücken?

16 Beginnen Sie damit, das linke Knie zum rechten Ellbogen zu bewegen, dann das rechte Knie zum linken Ellbogen und spielen Sie mit unterschiedlichen Kombinationen, um herauszufinden, welche Beugungswinkel leichter und welche schwieriger sind. Rollen Sie auf Ihrem unteren Rücken herum, um zu spüren, wie alle

Berührungspunkte des Rückens in den Boden drücken und Sie tragen.

17 Strecken Sie die Beine aus und machen Sie eine Pause.

18 Heben Sie den Kopf ein paar Mal an und schauen Sie auf Ihre Füße. Fühlt die Bewegung sich leichter an? Fühlt der Kopf sich leichter an?

19 Stehen Sie auf und gehen Sie ein wenig herum. Nehmen Sie wahr, ob Ihre Brust sich offener anfühlt. Paradoxerweise ist es manchmal einfacher, die Vorderseite des Körpers zu öffnen, wenn sie sich besser zusammenziehen lässt.

Varianten

Versuchen Sie den Kopf mit den folgenden Varianten auf ähnliche Weise anzuheben:

- Mit einem oder beiden Beinen ausgestreckt
- Ziehen Sie an den Haaren auf Ihrem Scheitel, während Sie den Kopf anheben, um die Streckung im Nacken zu erleichtern
- Benutzen Sie eine oder beide Hände dazu, das Brustbein Richtung Boden und hinab zum Schambein zu führen, um das Einrollen der Brust zu erleichtern

6. Koordination der Extensoren

Ziel

Die Übung soll dazu dienen, die Aktivität derjenigen Muskeln zu koordinieren, die Wirbelsäule, Hüften und Nacken strecken.

Ausführung

1. Legen Sie sich auf den Bauch, die Hände liegen mit den Handflächen nach unten zeigend aufeinander, die Ellbogen weisen nach außen. Legen Sie das Kinn auf den Handrücken ab.

2. Schauen Sie zur Wand vor Ihnen, blicken Sie nach oben und heben Sie Ihren Kopf an, um die Wand hinauf bis zur Decke über Ihnen zu schauen. Erlauben Sie Ihrem Brustkorb, sich vom Boden abzurollen, damit Sie weiter nach oben schauen können. Wiederholen Sie das einige Male.

Wie viel Kraft müssen Sie aufbringen, um Kopf und Brustkorb anzuheben und wie weit können Sie mühelos nach oben schauen? Fühlt sich die Bewegung unangenehm im unteren Rücken an oder spüren Sie dort eine übermäßige Anspannung? Wie sieht es im Nacken aus?

3. Legen Sie die rechte Hand auf die linke und legen Sie dann die linke Wange auf der rechten

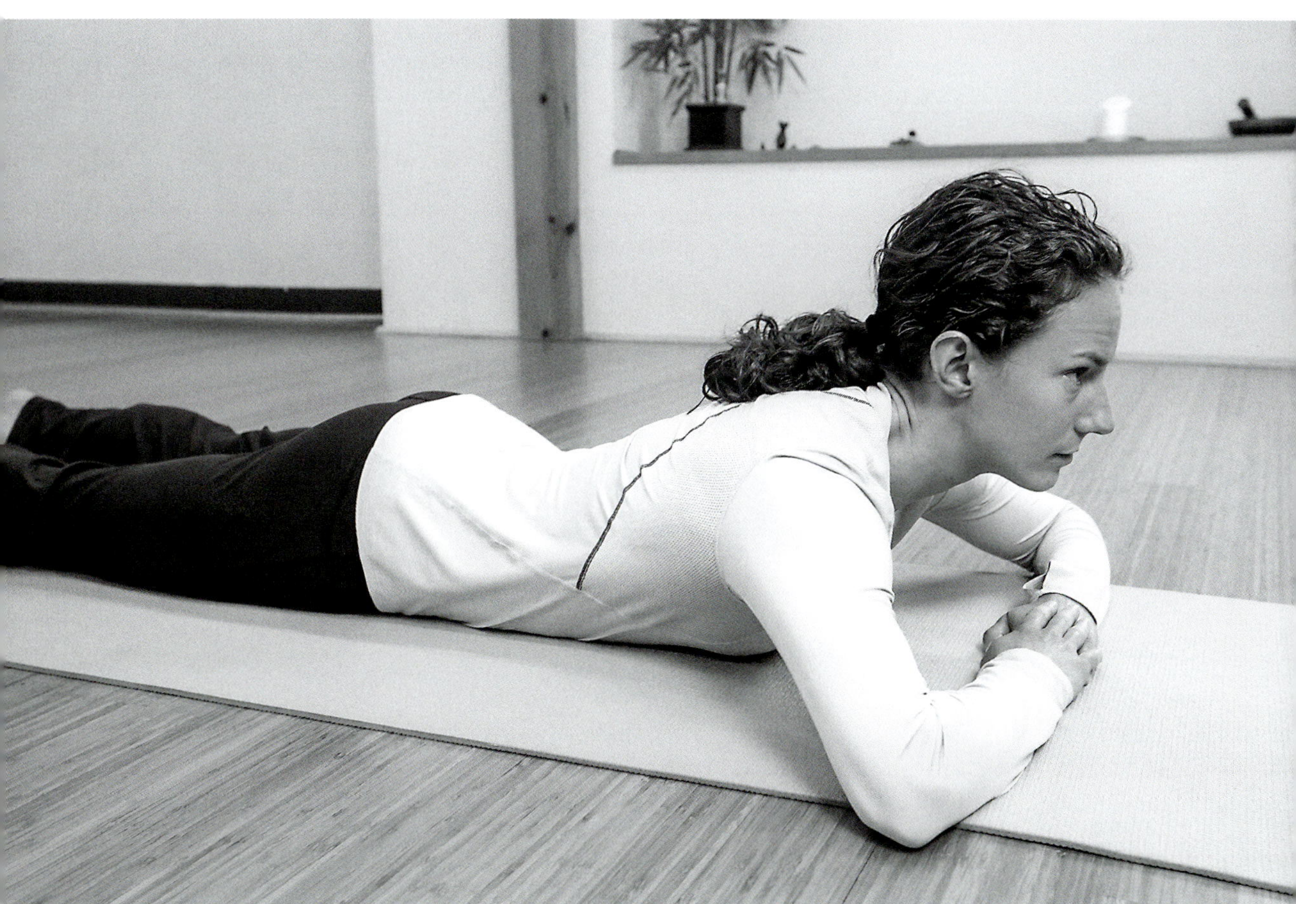

Hand ab, sodass Sie zum rechten Ellbogen schauen. Machen Sie es sich bequem.

4. Stellen Sie sich vor, Ihre Wange würde an der rechten Hand kleben. Heben und senken Sie den rechten Ellbogen und die rechte Hand und mit ihnen den Kopf. Versuchen Sie dabei, den rechten Unterarm parallel zum Boden zu halten. Wiederholen Sie das mehrere Male.

Nehmen Sie während der Auf- und Abwärtsbewegung wahr, wie sich der Kontakt zwischen Brustkorb und Boden verändert. Drückt sich Ihr Brustkorb stärker in den Boden? Rollen Sie ein wenig zur einen oder anderen Seite? Suchen Sie nach den Bereichen des Brustkorbes, auf denen Sie sich beim Anheben des Rumpfes am besten abstützen können.

5. Drehen Sie Ihr Gesicht anschließend zur linken Seite und wechseln Sie die Handposition, sodass die rechte Wange auf der linken Hand liegt. Wiederholen Sie dann dieselben Bewegungen, indem Sie den Kopf und den linken Unterarm heben und senken.

Suchen Sie erneut den Bereich des Brustkorbes, auf dem Sie sich am besten abstützen können.

Reagieren Ihre Beine auf die Bewegungen von Arm und Kopf? Wenn Sie ein Knie und einen Fuß vom Boden anheben müssten, während Sie den linken Arm anheben, wäre es eher das rechte oder das linke Bein?

6. Machen Sie eine Pause.

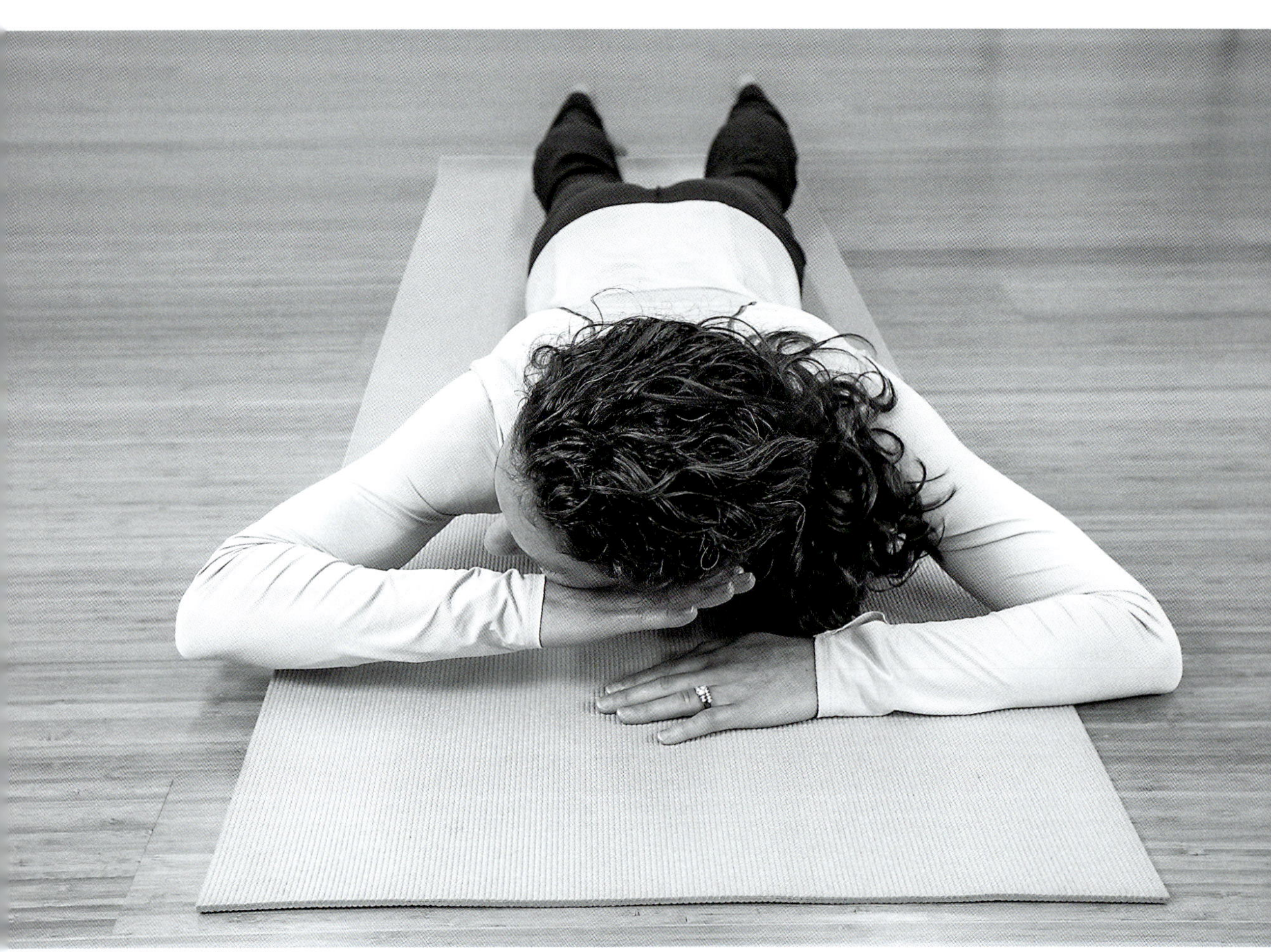

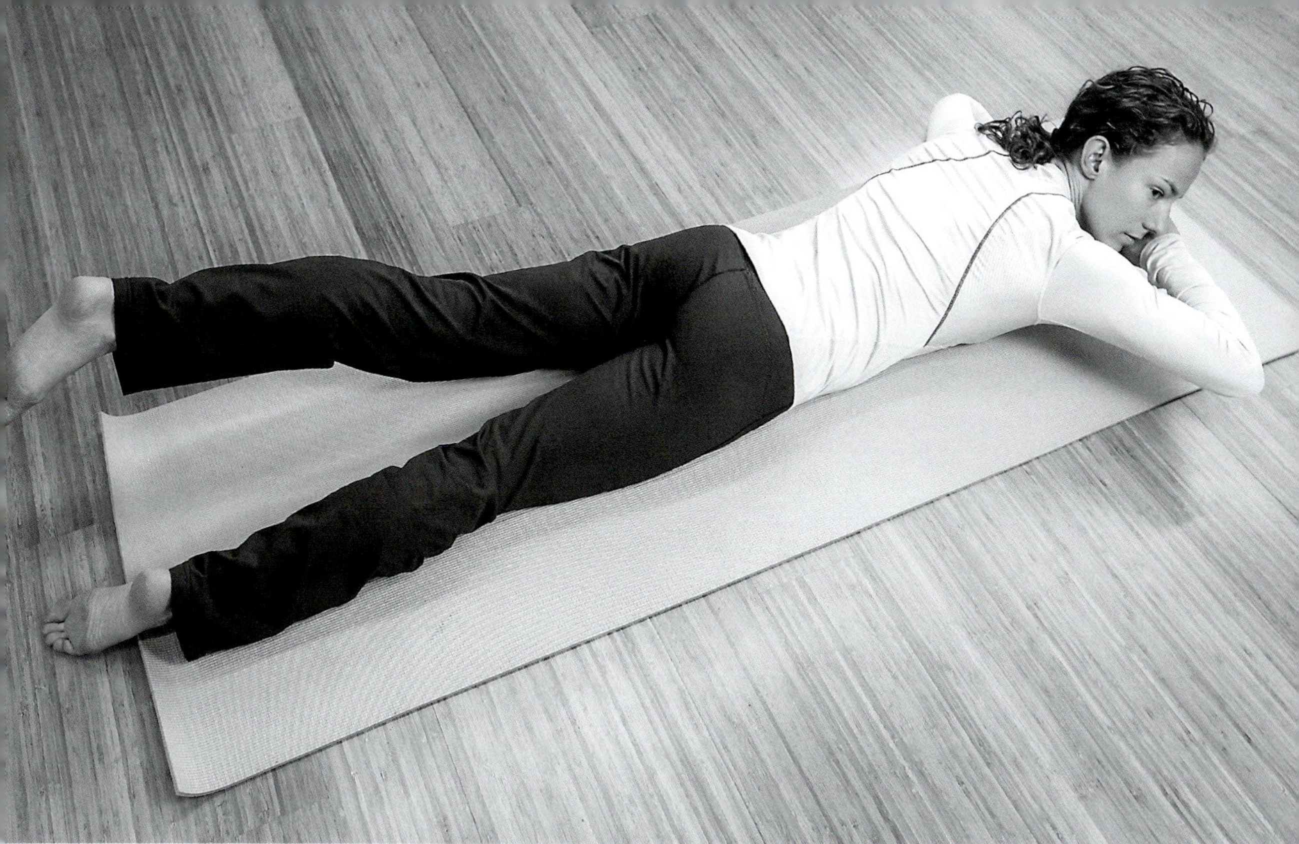

7 Heben Sie den rechten Fuß und das rechte Knie ein paar Zentimeter vom Boden an und senken Sie sie wieder ab. Wiederholen Sie das mehrere Male.

Nehmen Sie wahr, wie die Muskeln auf der Beinrückseite und im unteren Rücken arbeiten, um den Fuß anzuheben. Drücken Ihr Kopf und Ihr Arm weniger in den Boden, wenn Sie den Fuß anheben?

8 Wenn Sie das nächste Mal den rechten Fuß anheben, heben Sie gleichzeitig den linken Arm und den Kopf an und senken Sie anschließend alle gleichzeitig wieder ab. Wiederholen Sie das mehrere Male.

Nehmen Sie wahr, wie die Bewegung einer Gliedmaße die Bewegung einer anderen leichter macht. Spüren Sie den Teil Ihrer Brust oder Ihres Bauches, die mehr in den Boden gedrückt werden, um das Anheben der gegenüberliegenden Gliedmaßen zu unterstützen.

9 Machen Sie eine Pause.

10 Wechseln Sie die Handposition, sodass die rechte Hand auf der linken liegt und legen Sie Ihren Kopf auf der linken Wange ab, sodass Sie auf den rechten Ellbogen schauen. Heben und senken Sie den rechten Arm und den Kopf ein paar Mal und nehmen Sie wahr, welches Bein sich dabei leichter anfühlt. Setzen Sie nicht voraus, dass es das linke Bein ist! Suchen Sie Ihr gewohntes Bewegungsmuster.

11 Machen Sie eine Pause.

12 Heben und senken Sie den linken Fuß ein paar Mal, bis Sie spüren, dass diese Bewegung dazu einlädt, den rechten Arm und den Kopf anzuheben. Dann heben Sie das linke Bein und den rechten Arm gleichzeitig an, sodass Sie spüren können, wie diese Bewegungen sich gegenseitig ausgleichen.

13 Machen Sie eine Pause.

14 Legen Sie Ihre Stirn auf die übereinander gefalteten Hände und heben Sie dann Hände,

Ellbogen und den Kopf an, sodass die Unterarme sich parallel zum Boden befinden. Wiederholen Sie das Anheben und Absenken ein paar Mal und verändern Sie dabei jedes Mal ein wenig den Auflagepunkt. Verlagern Sie ihn von der Brust zum Bauch und zum Schambein.

Welcher Auflagepunkt erlaubt die größte Bewegung?

Was passiert in den Beinen, wenn Sie die Arme und den Kopf anheben? Versuchen Sie die Übung auch mit angehobenen und abgelegten Beinen.

15 Wenn Sie mögen, versuchen Sie Ihren Kopf und Ihren Unterarm ein paar Mal in der Luft nach links und rechts zu schwenken, nachdem Sie sie auf eine angenehme Position angehoben haben. Nehmen Sie wahr, wie sich Ihre Brust bewegt, um das zu ermöglichen.

16 Machen Sie eine Pause.

17 Kehren Sie zur Anfangsbewegung zurück. Lassen Sie die Hände am Boden, heben Sie Ihren Kopf an und schauen Sie nach oben zur Decke, während Sie dem Brustkorb erlauben, sich vom Boden abzurollen. Konnten Sie Ihr Bewegungsausmaß erweitern? Ist das Anheben des Kopfes weniger anstrengend?

18 Stehen Sie auf, gehen Sie ein wenig herum und schauen Sie, ob Sie ein besseres Bewusstsein für die Muskulatur an der Körperrückseite haben. Heben Sie Ihre Brust mehr an?

19 Wenn Ihre Rückenmuskeln sich anfühlen, als würden sie zu viel Spannung haben, können Sie sie mit ein paar Bewegungen aus Übung 5 entspannen.

Varianten

Ein paar Variationsvorschläge:

- Beschreiben Sie mit dem angehobenen Fuß kleine Kreise
- Heben Sie den Fuß mit gebeugtem Knie und vertikal stehendem Unterschenkel an
- Bewegen Sie Arm und Kopf nach links und rechts, nachdem Sie sie angehoben haben, als würden sie über dem Boden schweben
- Drehen Sie den Kopf in Richtung der unten liegenden Hand und heben Sie dann den anderen Arm und die oben liegende Hand an. Spüren Sie dabei ebenfalls Aktivität im gegenüberliegenden Bein?

7. Koordination der seitlichen Flexoren

Ziel

Die Übung soll dazu dienen, die Muskelketten an den Körperseiten besser zu koordinieren, inklusive der Abduktoren, des quadratischen Lendenmuskels (M. quadratus lumborum), der schrägen Bauchmuskeln, der Interkostalmuskeln sowie der Nackenflexoren.

Ausführung

1. Legen Sie sich auf die rechte Seite. Ziehen Sie die Beine an, sodass Knie als auch Hüften angenehm gebeugt sind und die Knie sowie Füße aufeinanderliegen. Stellen Sie sicher, dass Sie wirklich auf der rechten *Seite* liegen und Ihr Rumpf nicht nach vorne oder hinten gedreht ist.
2. Strecken Sie den rechten Arm weit über den Kopf, sodass er eine Linie mit der Wirbelsäule bildet und der Kopf darauf abgelegt ist. Wenn das unangenehm ist, können Sie den Arm auch nach vorne strecken.
3. Umfassen Sie den Kopf mit dem linken Arm, sodass die linke Hand am rechten Ohr liegt.
4. Aus dieser Position heraus heben Sie den Kopf an, als wollten Sie zum Horizont schauen. Bewegen Sie sich nur innerhalb eines angenehmen Bewegungsausmaßes und wiederholen Sie das Ganze mehrere Male.

Versuchen Sie die Bewegung als reine Seitbeuge auszuführen. Stellen Sie sich vor, Sie würden zwischen zwei Wänden liegen und wollten diese während der Bewegung nicht berühren.

Wie schwer ist der Kopf und wie hoch können Sie ihn ohne Mühe anheben?

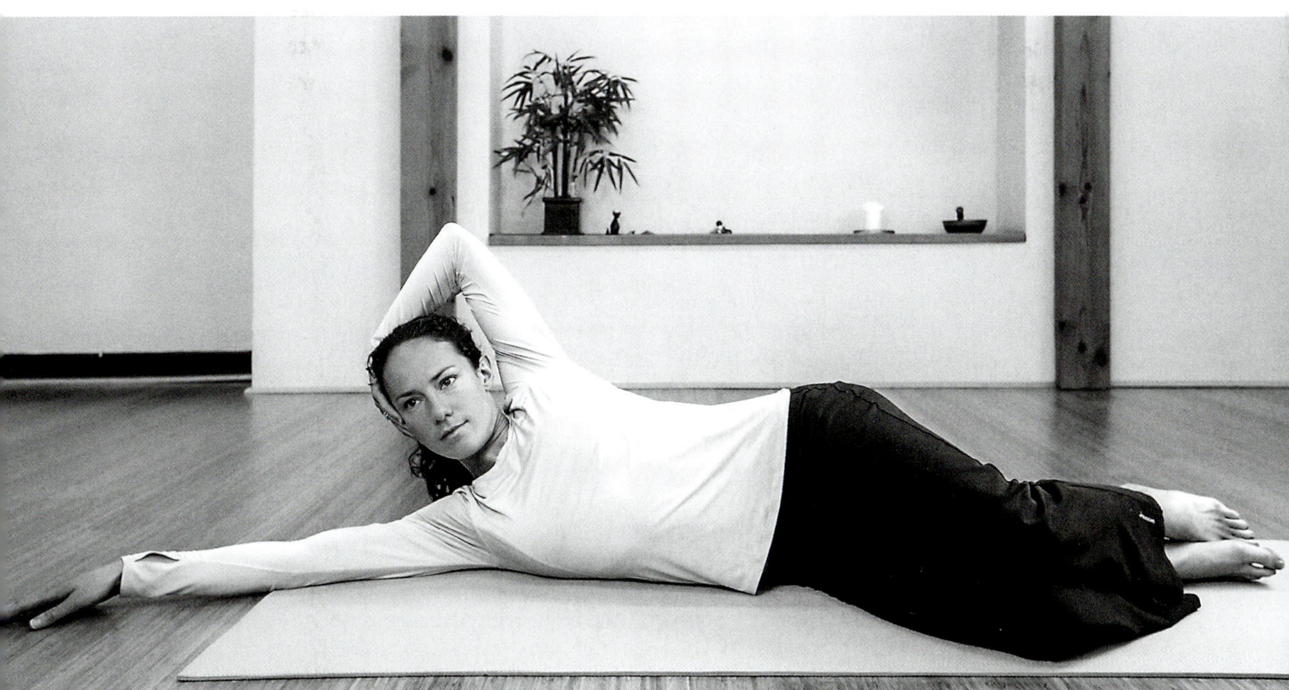

5 Senken Sie den Kopf wieder ab und ruhen Sie sich aus. Sie können den linken Arm dabei vor dem Körper ablegen.

6 Heben Sie den linken Fuß vom rechten ab, *während das linke Knie auf dem rechten liegen bleibt*. Senken Sie ihn wieder ab und wiederholen Sie das Ganze mehrere Male.

Bewegt sich der Beckenkamm in Richtung der Rippen, wenn Sie den Fuß anheben (d. h. verkürzt sich die linke Körperseite)? Sie können das zulassen, um den Fuß höher anzuheben.

7 Ruhen Sie sich aus.

8 Strecken Sie das linke Bein aus, sodass es eine Linie mit der Wirbelsäule bildet. Halten Sie das Bein gestreckt und heben Sie den Fuß so weit an, dass es noch angenehm ist. Senken Sie ihn wieder ab und wiederholen Sie das Ganze mehrere Male.

Können Sie fühlen, wie sich die rechte Körperseite in den Boden drückt, während sich die linke Seite verkürzt? Liegt der Kopf leichter auf dem Boden auf oder möchte er sich zusammen mit dem Fuß anheben?

9 Machen Sie eine Pause.

10 Umfassen Sie wie zuvor den Kopf mit Ihrer linken Hand. Heben Sie jetzt den Kopf und das linke Bein gleichzeitig an. Senken Sie sie gleichzeitig wieder ab und wiederholen Sie das Ganze mehrere Male.

Fühlt sich der Kopf leichter an, wenn Sie gleichzeitig das Bein anheben?

11 Ruhen Sie sich aus und legen Sie das linke Knie wieder auf dem rechten ab. Heben Sie den Kopf ein paar Mal mit der linken Hand an und spüren Sie, ob die Bewegung sich leichter anfühlt.

12 Drehen Sie sich auf den Bauch.

13 Verschränken Sie die Hände und legen Sie die Stirn darin ab. Schieben Sie die Hände mitsamt dem Kopf dann in einem großen Bogen nach links und anschließend wieder zurück zur Mitte. Wiederholen Sie das Ganze mehrere Male.

Achten sie darauf, wie sich die Rippen auf der rechten Seite wie ein Akkordeon öffnen, während sich jene auf der linken Seite schließen. Versuchen Sie die Reibung zu verringern, während Sie sich hin- und herschieben. Wie weit können Sie gehen, sodass die Bewegung trotzdem noch angenehm bleibt?

14 Machen Sie eine Pause, den Kopf mittig abgelegt.

15 Schieben Sie das linke Bein so weit wie möglich nach links und legen Sie es dort ab. Dann schieben Sie den Kopf und die Hände wieder nach links.

Kommen Sie mit dem Kopf weiter nach links, wenn das Bein links abgelegt ist? Schieben Sie den Kopf wieder zurück und vergleichen Sie Bewegungsqualität und -ausmaß mit dem Bein in verschiedenen Positionen.

16 Drehen Sie sich auf den Rücken.

17 Verschränken Sie die Finger und legen Sie den Kopf in den Handflächen ab. Aus dieser Position und mit dem Kopf in den Händen beugen Sie sich in einem großen Bogen nach rechts, sodass sich der linke Ellbogen in Richtung der linken Hüfte bewegt. Stellen Sie sicher, dass Sie die ganze Zeit zur Decke schauen und der Kopf nicht zur Seite rollt.

18 Nachdem Sie das ein paar Mal gemacht haben, beginnen Sie damit, den Kopf und den linken Fuß *gleichzeitig* nach links zu schieben.

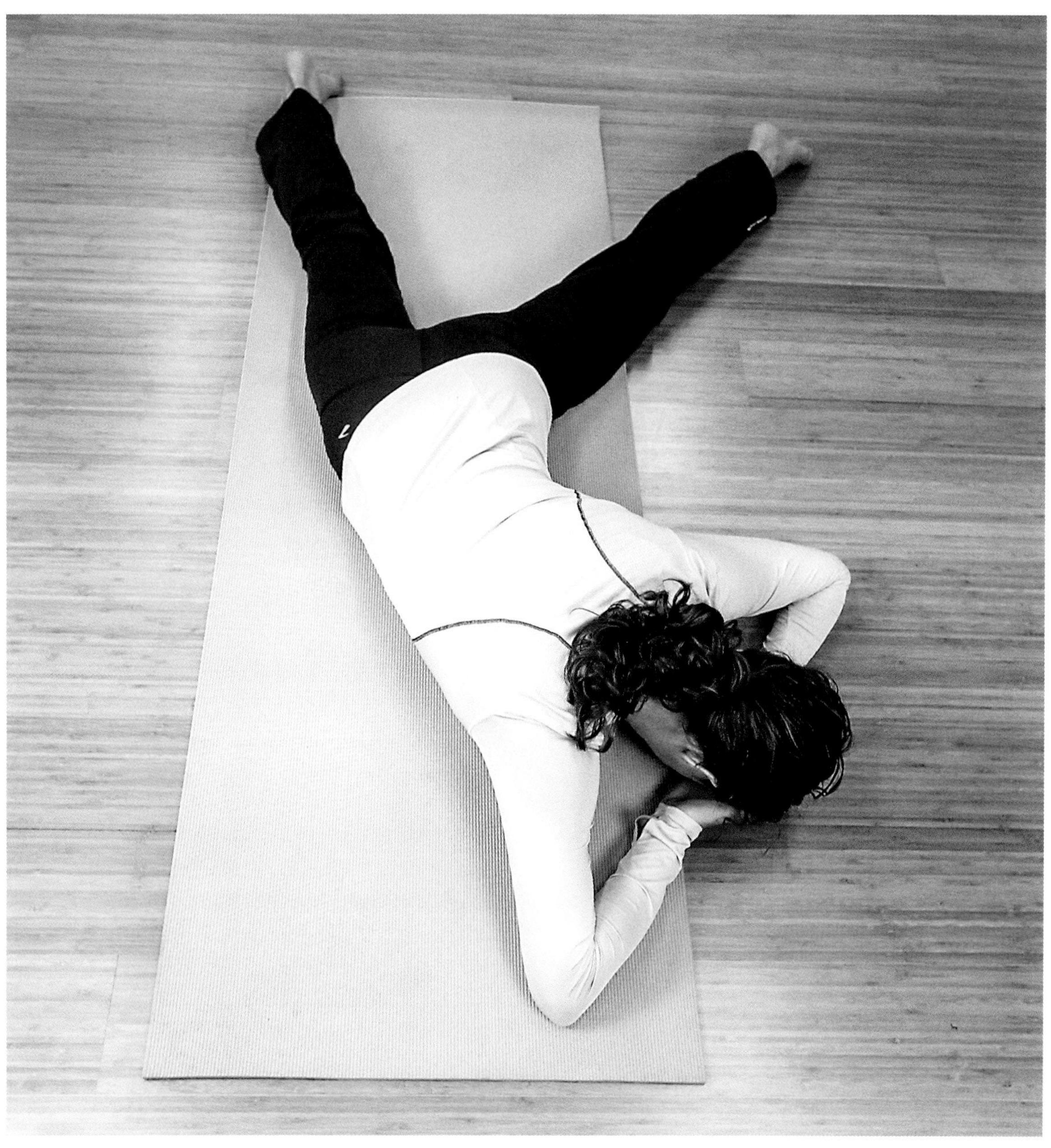

Bewegen Sie den Kopf abwechselnd allein oder zusammen mit dem Bein und achten Sie auf die Unterschiede.

⑲ Stehen Sie auf, gehen Sie ein wenig umher und nehmen Sie die Unterschiede zwischen rechter und linker Körperseite wahr. Welche Seite fühlt sich länger an? Spüren Sie, wie die Muskeln auf der linken Seite Sie stützen, während das linke Bein nach vorne schwingt? Wenn Sie einen deutlichen Unterschied zwischen den Seiten wahrnehmen, legen Sie sich wieder hin und wiederholen Sie dieselben Bewegungen zur anderen Seite.

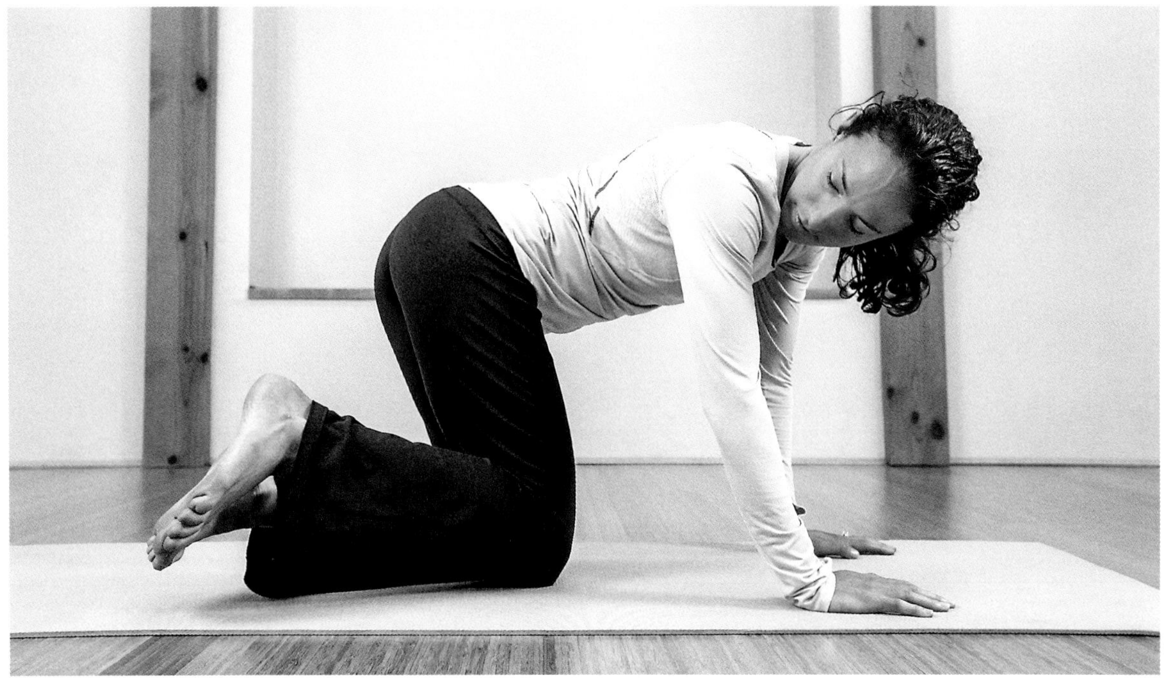

Varianten

Seitbeugen aus dem Vierfüßlerstand

Gehen Sie in den Vierfüßlerstand und halten Sie Knie und Füße geschlossen. Mit den Knien als Drehpunkt schwenken Sie die Füße nach rechts und links.

Drehen Sie dabei Ihren Kopf, um auf Ihre Füße zu schauen. Achten Sie darauf, wie diese Bewegung abwechselnd die eine und die andere Seite beugt. Das ist in etwa die seitliche Version der Katze-Kuh-Übung.

Versuchen Sie wie in der Übung davor die seitliche Beugung gleichmäßig auf die Länge der Wirbelsäule zu verteilen und die Bewegungen des Beckens und der Schulterblätter zu integrieren. Beschleunigen Sie die Bewegung, sodass sie sich leicht und schnell anfühlt. Krabbeln Sie umher, um zu schauen, ob Sie fühlen können, wie sich die Körperseiten dabei verlängern und verkürzen.

Seitbeugen im Stehen

Strecken Sie den linken Arm soweit wie möglich zur Decke, als wenn Sie wirklich etwas über Ihrem Kopf berühren wollten. Nehmen Sie wahr, wie sich die gesamte linke Seite Ihres Körpers verlängert. Welcher Fuß trägt mehr Gewicht, während sie den linken Arm strecken? Verlagern Sie Ihr Gewicht vollständig auf den linken Fuß, sodass sich die gesamte linke Seite verlängern kann. Drücken Sie die linke Ferse in den Boden und strecken Sie die linke Hand zum Himmel.

Führen Sie dieselbe Bewegung auf der rechten Seite aus, erlauben Sie dem linken Becken nach oben zu kommen und der linken Seite, sich zu verkürzen.

Wechseln Sie dann von rechts nach links, strecken Sie erst den einen, dann den anderen Arm, während Sie das Gewicht auf den Fuß derselben Seite verlagern. Welche Seite verlängert sich leichter? Welches Michael-Jackson-Video kommt Ihnen in den Sinn? (Ein Tipp: Beat It)

8. Verbesserung der Rotation

Ziel

Die Übung soll dazu dienen, die Rotationsfähigkeit des Beckens, der Wirbelsäule und der Schultern zu verbessern.

Ausführung

1. Legen Sie sich auf den Rücken und ziehen Sie Ihre Beine an, sodass die Füße auf dem Boden stehen und Ihre Knie zur Decke zeigen.

   Nehmen Sie den Kontakt des Beckens mit dem Boden wahr. Welche Seite des Beckens trägt mehr Gewicht? Welche Seite Ihres unteren Rückens ist weiter vom Boden entfernt? Welches Schulterblatt liegt flacher auf dem Boden?

2. Pendeln Sie mit den Knien sanft hin und her, sodass Sie spüren, wie sich Ihr Körper vom Becken bis zu den Schultern verdreht.

   Nehmen Sie ein für Sie angenehmes Bewegungsausmaß und die Bewegungsqualität in der Wirbelsäule und den Rippen wahr. Wo fühlt die Bewegung sich vielleicht steif und eingeschränkt an?

3. Schlagen Sie das rechte Bein über das linke, sodass kein Raum zwischen den Oberschen-

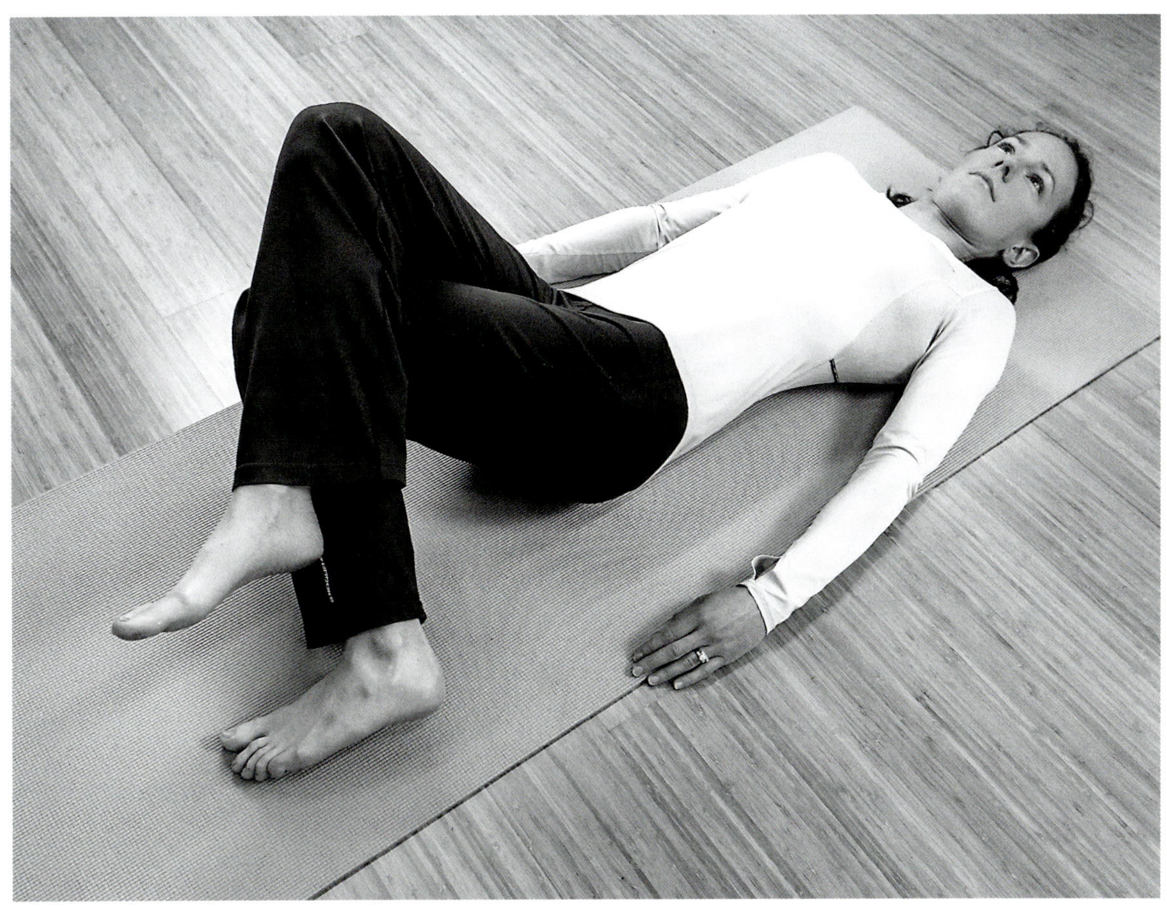

keln bleibt. Sie stehen jetzt auf dem linken Fuß, während der rechte in der Luft hängt.

4. Lassen Sie beide Knie nach rechts in Richtung Boden sinken und richten Sie sie dann wieder auf. Wiederholen Sie die Bewegung mehrere Male.

   Suchen Sie nach dem Punkt in der Bewegung, an dem Sie eine Einschränkung spüren. Bewegen Sie sich nicht darüber hinaus – warten Sie stattdessen darauf, dass dieser Punkt sich zunehmend weiter nach rechts verschiebt.

5. Machen Sie eine Pause, die Knie in der Mitte.

6. Legen Sie Ihre Handflächen aneinander und richten Sie sich zur Decke aus, sodass Ihre Arme ein Dreieck formen. Achten Sie darauf, die Ellbogen vollständig zu strecken.

7. Behalten Sie das Dreieck mit aneinandergelegten Handflächen und gestreckten Ellbogen bei und neigen Sie es dann nach links, sodass sich die rechte Schulter vom Boden löst und der Brustkorb nach links rollt.

   Achten Sie darauf nicht zu schummeln, indem Sie den linken Ellbogen beugen. Nehmen Sie die Muskeln wahr, die für die Bewegung verantwortlich sind. Sie führen jetzt aktiv dieselbe Bewegung aus, die Sie vorher passiv durch das Kniependeln erzeugt haben.

8. Machen Sie eine Pause und legen Sie die Arme seitlich ab.

9. Neigen Sie die Knie wieder nach rechts und spüren Sie, ob die Bewegung freier geworden ist. Nehmen Sie wahr, wie die Rippen auf der linken Seite sich öffnen und die Drehung zulassen.

   Reagiert Ihr Kopf auf die Drehung des Beckens? Lassen Sie zu, dass das Kinn sich zur Brust bewegt, währen die Knie sich nach rechts neigen.

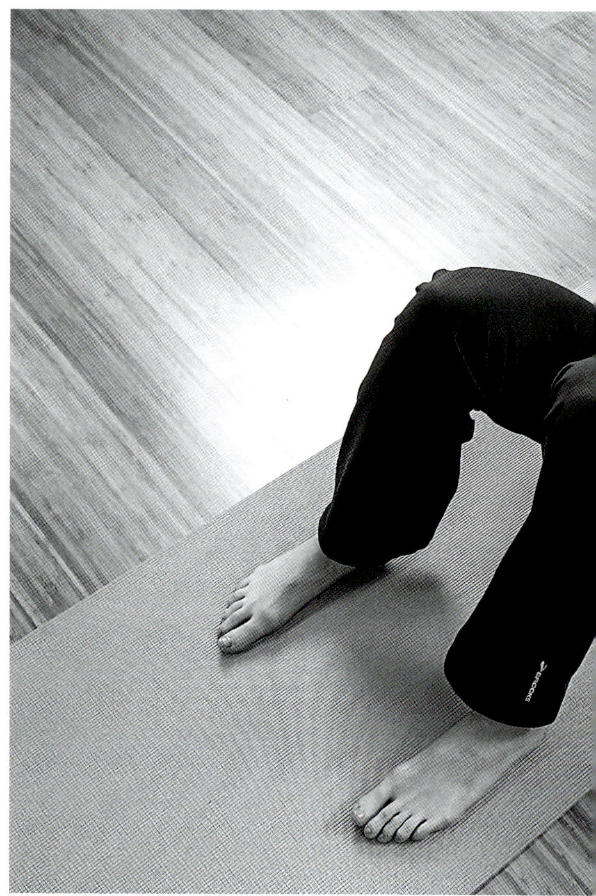

10. Wenn Sie die Knie das nächste Mal absenken, lassen Sie sie so weit vom Boden entfernt hängen, dass es für Sie angenehm ist.

11. Halten Sie die Knie in dieser Position, verschränken Sie die Hände und legen Sie sie hinter den Kopf. Benutzen Sie die Hände, um Ihren Kopf anzuheben, sodass Ihre Nase zur linken Hüfte zeigt. Wiederholen Sie das mehrere Male.

    Beeinflusst die Kopfbewegung die Stellung der Knie? Die Aktivierung der Bauchmuskeln wird die Knie vermutlich ein wenig zur Körpermitte ziehen. Wenn Sie den Kopf wieder absenken, werden Sie vielleicht spüren, dass Sie die Knie ein wenig mehr absenken können.

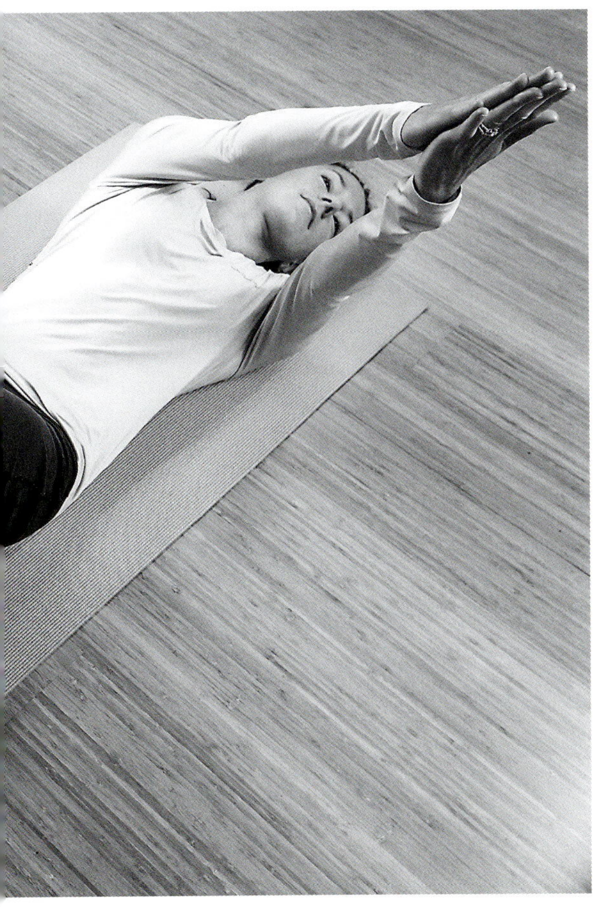

12 Machen Sie eine Pause und strecken Sie die Beine aus. Welche Seite des Beckens liegt mehr auf dem Boden auf? Und welches Schulterblatt?

13 Schlagen Sie das linke Bein über das rechte und neigen Sie sie ein paar Mal zur linken Seite. Wie unterscheidet sich die Bewegung von der anderen Seite?

14 Bewegen Sie Ihre Beine soweit nach links, dass Sie spüren, wie sich das rechte Schulterblatt vom Boden hebt. Wenn Sie diese Position erreicht haben, halten Sie die Knie in Position und drücken dann Ihre rechte Schulter ein paar Mal aktiv in den Boden, sodass Sie spüren, wie die Muskeln auf der Körperrückseite arbeiten und die Rotation verstärken.

15 Bringen Sie die Knie zurück zur Mitte und machen Sie eine Pause.

16 Neigen Sie die Knie wieder nach links und lassen Sie sie in einem angenehmen Abstand zum Boden hängen. Wie bereits in Übung 3, atmen Sie jetzt einen Ball aus Luft in Ihren Bauch, halten den Atem an und bewegen diesen Ball vom Bauch zur Brust und wieder zurück.

Welcher Anteil Ihres Bauches lässt sich einfacher füllen? Spüren Sie, wie die Knie sich vor- und zurückbewegen, während der Bauch sich ausdehnt und zusammenzieht?

17 Stellen Sie beide Füße wieder auf und ruhen Sie sich eine Minute aus. Nehmen Sie wahr, wo in Ihrem Bauch die Atmung stattfindet. Rollen Sie Ihren Kopf ein paar Mal von rechts nach links, um Ihren Nacken zu entspannen.

18 Strecken Sie beide Arme seitlich aus. Bewegen Sie Ihre Knie wie zuvor von rechts nach links und vergleichen Sie die Bewegungsqualität mit der vom Beginn der Übung. Nehmen Sie wahr, wie der Bauch sich ausdehnt und dem unteren Rücken erlaubt, sich vom Boden zu wölben, wie die Rippen sich auf der Gegenseite öffnen und wie das Kinn sich zum Brustbein und wieder davon weg bewegt.

19 Lassen Sie die Beine ein paar Mal ganz langsam und für Sie angenehm von rechts nach links fallen, um Ihren Rumpf und die Wirbelsäule zu entspannen.

20 Wenn Sie bereit sind, stehen Sie auf und nehmen die Drehung der Hüften, der Wirbelsäule, der Rippen und Schultern während des Gehens wahr.

9. Herumrollen wie ein Fass

Ziel

Die Übung soll dazu dienen, durch entspannende und angenehme Rollbewegung übermäßige Muskelspannung zu reduzieren und gleichzeitig die tiefer liegenden Wirbelsäulenstabilisatoren zu aktivieren.

Ausführung

1. Legen Sie sich auf den Rücken und heben Sie Ihre Beine an, sodass Sie die Knie mit beiden Händen umfassen können. Die Arme sollten dabei rein passiv sein, ähnlich einem Seil.
2. Benutzen Sie die Hände, um die Knie zunächst zu öffnen und dann wieder zu schließen, sodass sie sich berühren. Stellen Sie sich vor, Sie würden ein Buch öffnen und schließen.
3. Öffnen und schließen Sie das Buch ein paar Mal, um herauszufinden, wie weit Sie die Knie zu den Seiten fallen lassen können, sodass es sich noch angenehm anfühlt. Dann lassen Sie sie geöffnet, die Händen liegen dabei auf den Knien.
4. Nehmen Sie wahr, wie Ihr Rücken auf dem Boden liegt. Ist der untere Rücken nach oben

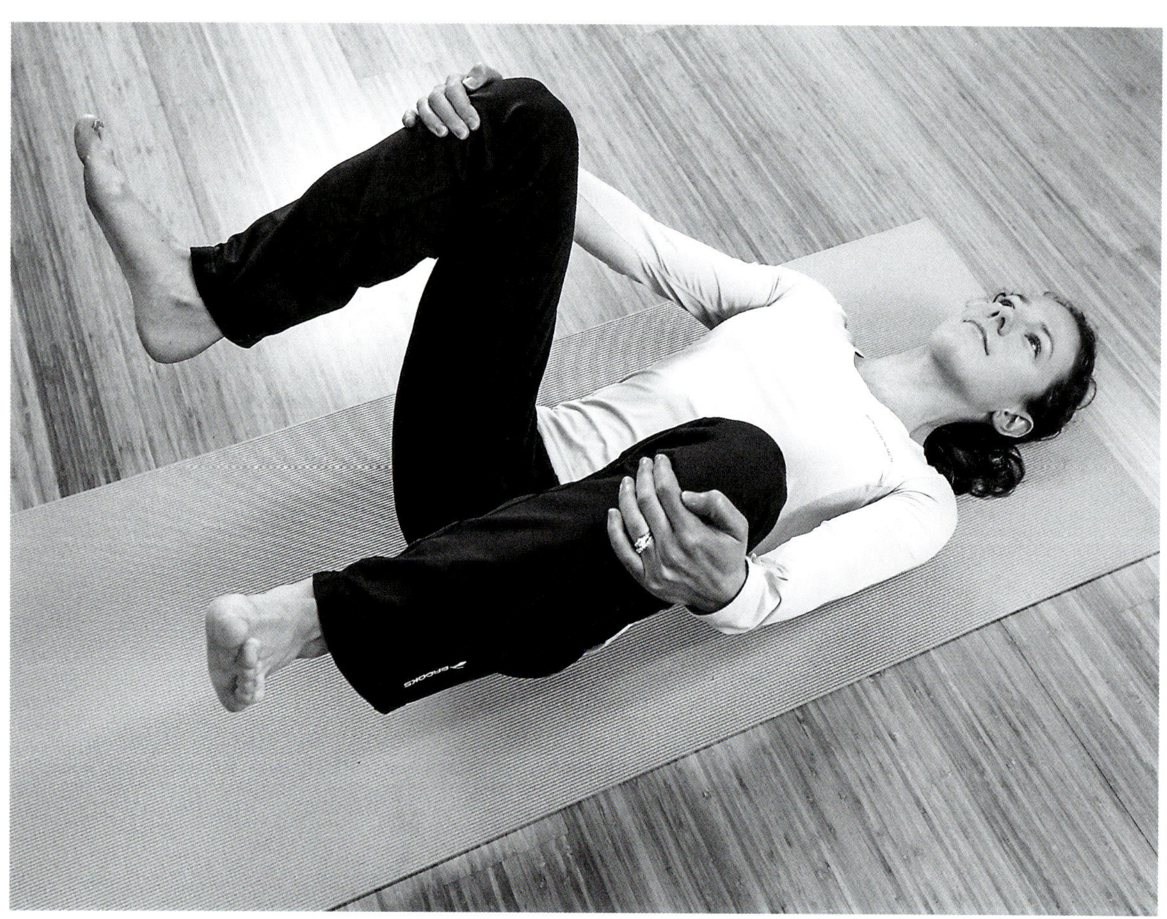

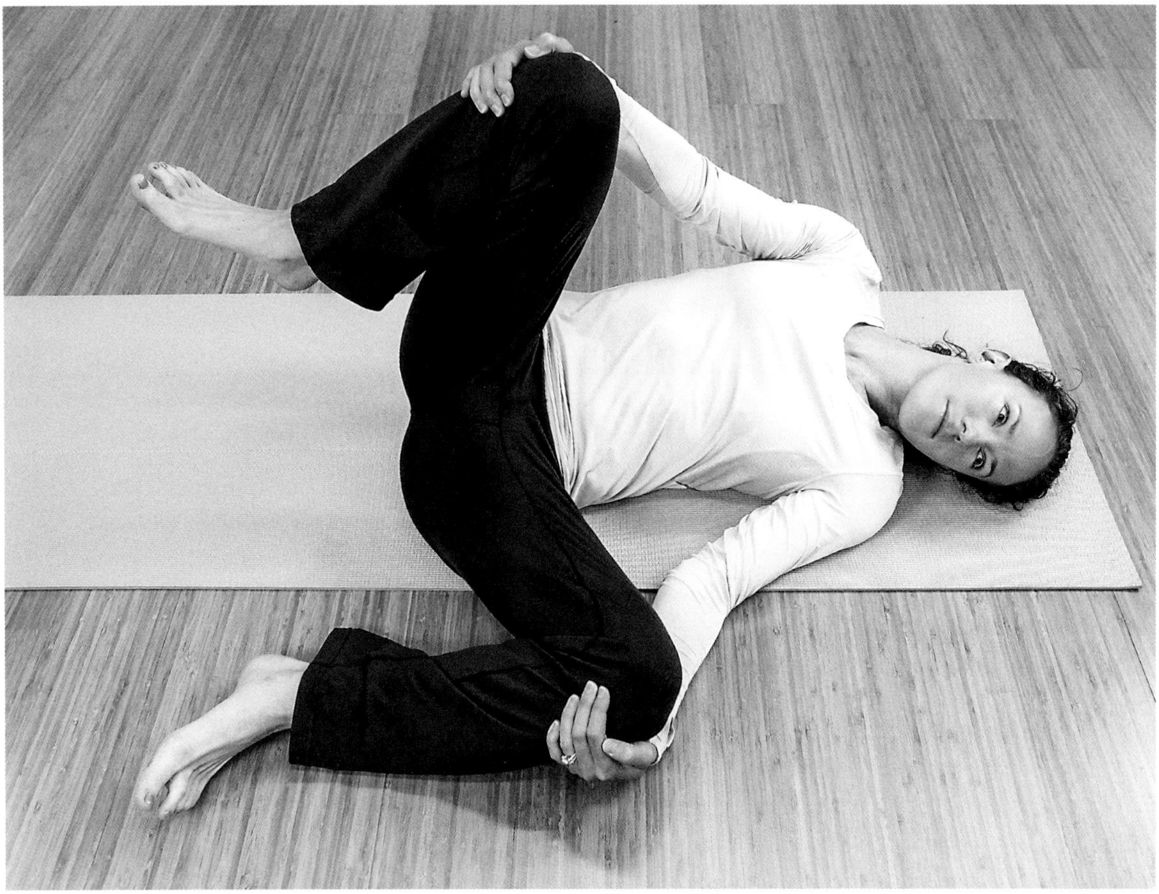

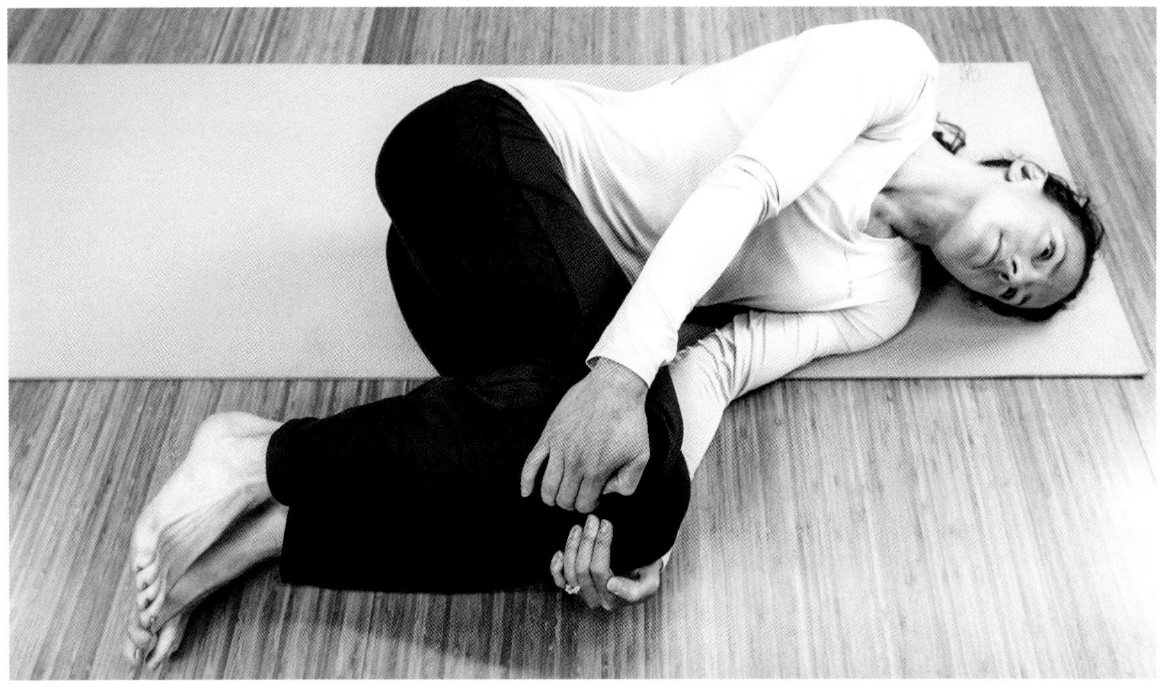

gewölbt oder liegt er flach auf? Rollen Sie mit dem Becken vor und zurück und erkunden Sie unterschiedliche Positionen des Beckens und des unteren Rückens auf dem Boden. Suchen Sie dann eine für Sie angenehme und neutrale Position.

5 Nehmen Sie die zylinderförmige Rundung Ihres Brustkorbes wahr. Atmen Sie in den Bauch, besonders in die Seiten, und auch bis ganz hinunter in Ihre Leisten. Lassen Sie den Rücken breit auf dem Boden aufliegen.

6 Ziehen Sie das linke Knie mit Ihrer linken Hand zur Seite, bis Ellbogen und Knie den Boden berühren. Erlauben Sie dem rechten Knie, dem Kopf und dem Rest des Körpers mit nach links zu rollen, bis Sie auf der linken Seite liegen und das rechte Knie auf dem linken liegt.

7 Entspannen Sie sich eine Minute in dieser Haltung, dann ziehen Sie das rechte Knie mit der rechten Hand nach oben und vom linken Knie weg, bis Sie zunächst wieder auf den Rücken und anschließend auf die rechte Seite rollen. Das linke Knie kommt auf dem rechten zu liegen.

8 Rollen Sie sanft und weich abwechselnd von rechts nach links, indem Sie die Knie mit den Händen in die entsprechende Richtung ziehen.

Stellen Sie sich die Knie als Steuerrad für die Hände vor, mit dem Sie den Körper hin- und herbewegen. Beachten Sie, dass Sie nur leicht am Knie ziehen müssen, um die Rollbewegung einzuleiten.

9 Achten Sie darauf, beim Seitwärtsrollen nicht auf den Boden zu plumpsen. Versuchen Sie so zu rollen, dass Sie keinen Schwung benötigen. Sie können sicherstellen, dass Ihre Bewegung vollständig kontrolliert und ausgewogen abläuft, indem Sie sich die Fähigkeit erhalten, sie jederzeit in die Gegenrichtung umzukehren.

10 Atmen Sie in Ihren gesamten Bauch, sodass er sich wie ein Fass in alle Richtungen ausdehnt. Lassen Sie zu, dass Ihr Rücken und Ihre Rippen sich runden und dem Boden anpassen, sodass Sie auf jedem Punkt des Rumpfes das Gleichgewicht halten können.

11 Nehmen Sie wahr, in welchem Rhythmus und mit welcher Geschwindigkeit Ihr Kopf rollt. Rollen Sie ihn mit konstant langsamer Geschwindigkeit von rechts nach links, sodass es sich angenehm und fast hypnotisch anfühlt. Lassen Sie den Kopf die Bewegung der Knie entweder führen oder ihr folgen, aber suchen Sie immer einen für Sie angenehmen Rhythmus.

12 Rollen Sie weiter und entspannen Sie dabei Ihren gesamten Körper immer mehr, auch wenn Sie spüren, wie Ihre Körpermitte Sie stützt und aktiviert wird.

Varianten

Probieren Sie gleichartige Rollbewegungen aus, mit den Knien und Füßen in ähnlichen Positionen, bei denen die Hände allerdings *nicht* die Knie berühren. Strecken Sie Arme und Füße in die Luft und rollen Sie von rechts nach links, als würden Sie einen imaginären Gymnastikball festhalten. Halten Sie die Hüft-, Knie- und Sprunggelenke in einem rechten Winkel. Das erfordert mehr Stabilität und Kontrolle.

10. Vom Rücken auf die Seite rollen

Ziel

Die Übung stellt eine spielerische Möglichkeit dar, allgemeine Anspannung zu lösen, die tiefer liegenden Muskelketten für die Rumpfstabilität zu koordinieren und Arme und Beine in den Rumpf zu integrieren.

Beachten Sie: Diese Übung beinhaltet Gleitbewegungen und sollte daher auf einer möglichst glatten Unterlage ausgeführt werden.

Ausführung

1. Legen Sie sich auf den Rücken, die Beine ausgestreckt, die Arme liegen auf dem Boden und sind über den Kopf gestreckt.

   Wie weit können Sie die Arme ausstrecken, sodass die Position dennoch angenehm bleibt? Wie hoch ist die Wölbung unter Ihrer Lendenwirbelsäule? Atmen Sie mehr in den Bauch oder in die Brust?

2. Schieben Sie beide Hände und die Füße nach links, bis Sie sich auf der linken Seite liegend zu einem Ball zusammengerollt haben, die Knie dicht an den Ellbogen.

3. Kehren Sie die Bewegung anschließend um, indem Sie die Hände und Füße zum Ausgangspunkt zurückgleiten lassen und Sie wieder mit ausgestreckten Armen und Beinen auf dem Rücken liegen.

4. Wechseln Sie mehrmals zwischen diesen beiden Positionen hin und her und beschreiben Sie mit Händen und Füßen dabei große, langsame Bögen auf dem Boden. Lenken Sie Ihre Aufmerksamkeit auf die folgenden Punkte:

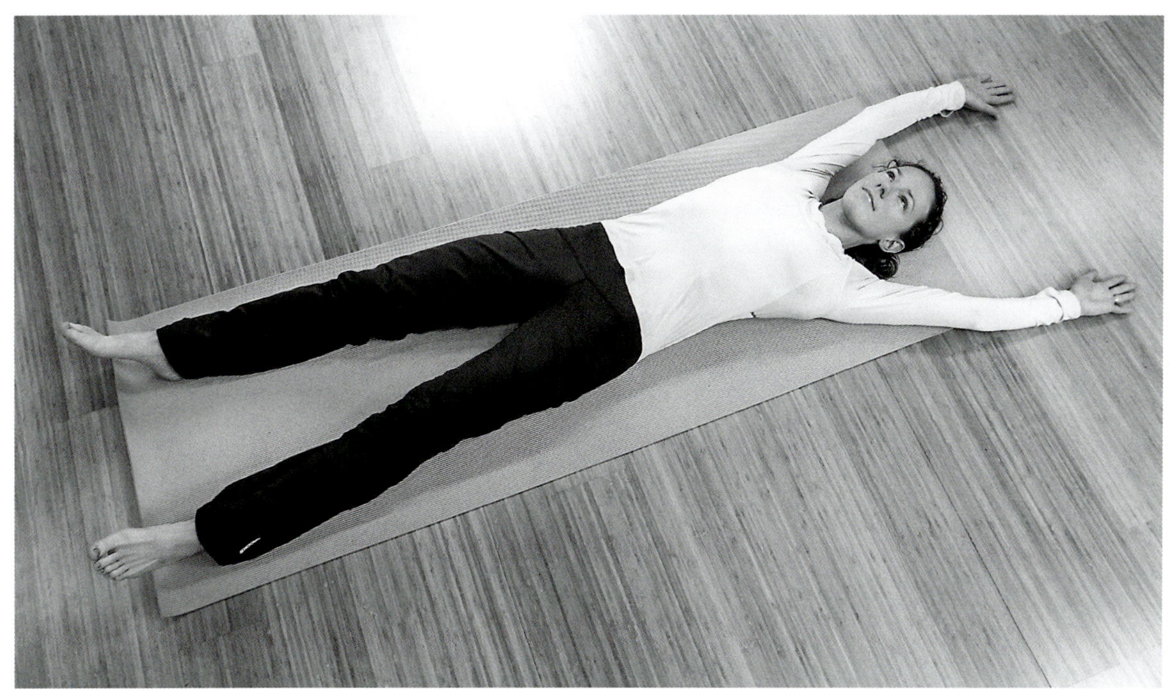

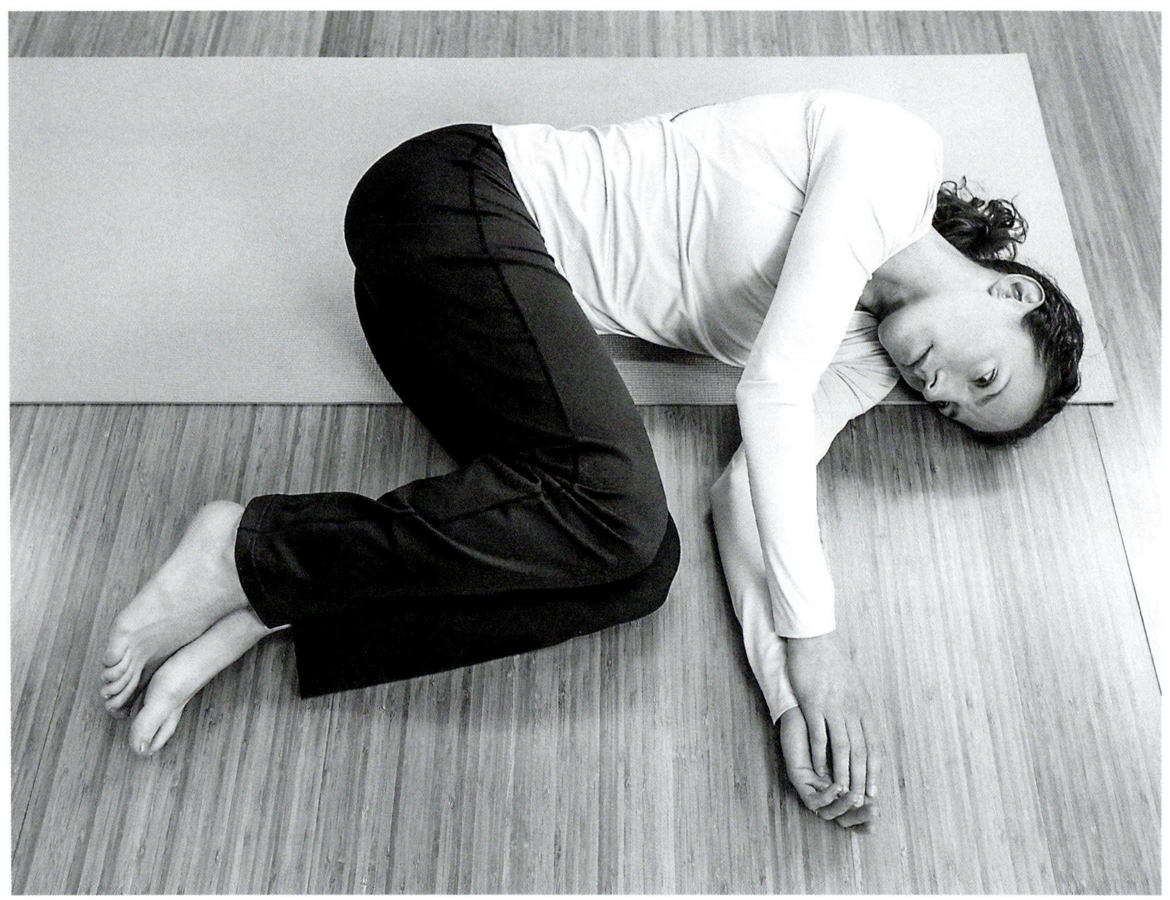

- Achten Sie darauf, dass die Hände und Füße immer Bodenkontakt haben und Sie sie nicht anheben.
- Leiten Sie die Rollbewegung mit dem Ausstrecken und Schieben der Arme ein, während Becken und die Beine passiv mitrollen. Stellen Sie sich Ihren Unterleib und die Beine wie die einer Puppe vor. (Das geht am leichtesten beim Zurückrollen aus der Seitenlage auf den Rücken.)
- Welches Knie beugt sich und rollt zuerst mit, wenn Sie sich nach links drehen? Wenn Sie sehr langsam vorgehen und die Beine auf die Beckenbewegung reagieren lassen, werden Sie feststellen, dass sich das linke Knie zuerst beugt und mitbewegt, während das rechte Bein etwas hinterher hängt. Beim Zurückrollen auf den Rücken wird sich das rechte Bein dagegen zuerst strecken und erst dann das linke.

5. Machen Sie eine Pause und ruhen Sie sich in Rückenlage aus.

6. Strecken Sie die Arme wieder über den Kopf und rollen Sie nach rechts. Beim Zurückkommen rollen Sie gleich weiter nach links und dann abwechselnd hin und her.

Beachten Sie, wie Ihr Körper sich beim Rollen öffnet und schließt. Übertreiben Sie diese Bewegung etwas, indem Sie sich in Seitlage zu einem festen Ball zusammenrollen und in Rückenlage die Arme und Beine maximal ausstrecken.

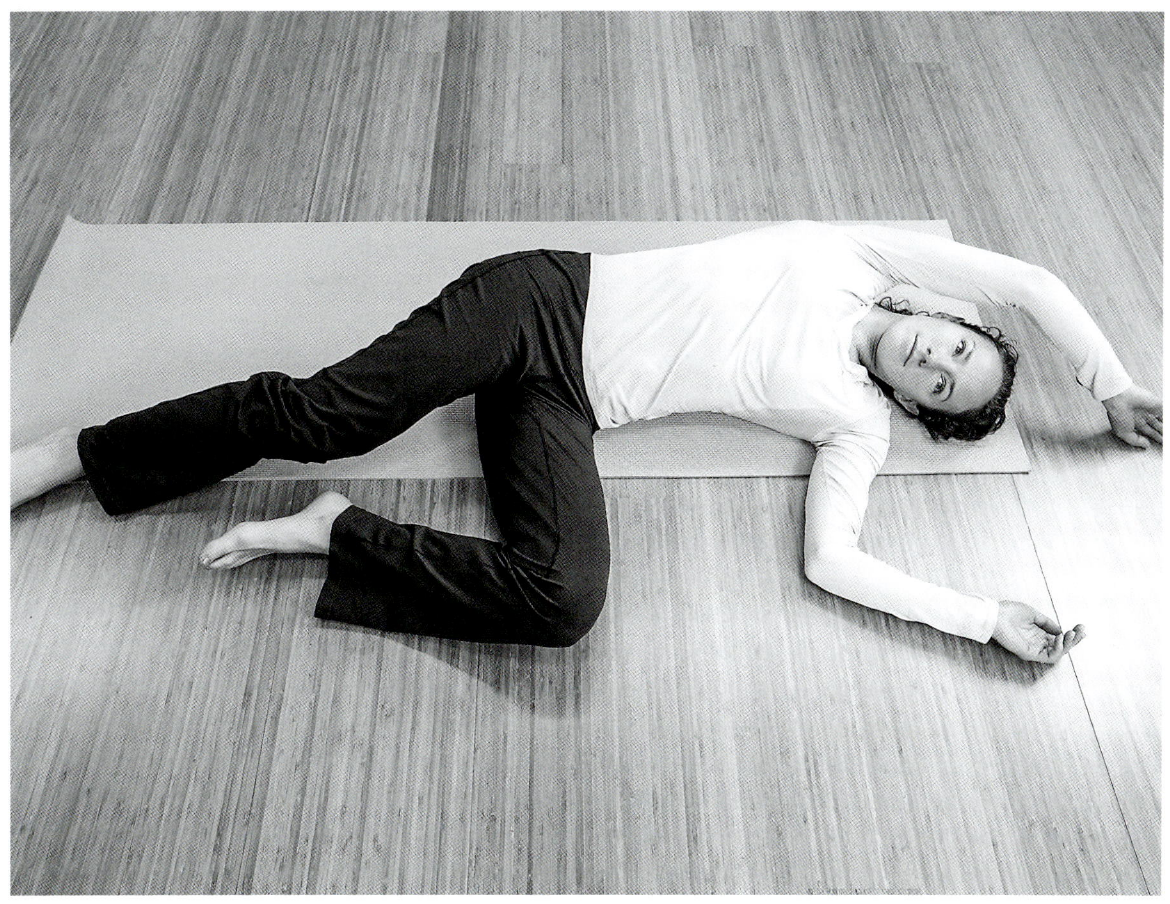

7 Rollen Sie weiter, aber bewegen Sie sich dabei so langsam wie möglich. Nehmen Sie sich 15 Sekunden für einen vollständigen Durchgang, während Sie sich mit konstanter Geschwindigkeit und minimaler Anspannung bewegen. Das stellt sicher, dass Sie immer die Kontrolle über die Bewegung behalten, auch wenn sich Ihre Unterstützungsfläche dabei ständig ändert. Fühlen Sie sich an jedem Punkt der Bewegung ausbalanciert und wohl?

8 Führen Sie die Bewegung anschließend ein paar Mal so schnell wie möglich aus.

Macht die schnelle Bewegung die Koordination zwischen Rumpf und den Extremitäten präziser? Nehmen Sie wahr, wie der Rumpf die Arme und Beine zu sich heranzieht.

9 Bremsen Sie wieder ab und schauen Sie, ob sich die Bewegungsqualität irgendwie verändert hat.

10 Können Sie eine ähnliche Bewegung vollführen, um auf den Bauch zu rollen? Nein? Dann versuchen Sie die nächste Übung.

11. Von der Seite auf den Bauch rollen

Ziel

Wie die vorhergehende Übung zielt auch diese darauf ab, die allgemeine Anspannung des Rumpfes zu verringern, die Koordination der schrägen Muskelketten zu verbessern und die Arme und Beine in die Rumpfbewegungen zu integrieren. Auch diese Übung sollten Sie am besten auf einer glatten Unterlage ausführen.

Ausführung

1. Legen Sie sich auf den Bauch, mit leicht geöffneten Beinen, die Arme am Boden über den Kopf gestreckt. Rollen Sie das Becken ein wenig nach links, sodass sich die rechte Hüfte vom Boden hebt. Erlauben Sie dem rechten Knie und dem rechten Ellbogen sich ein wenig zu beugen, sodass sie sich etwas annähern. Wiederholen Sie das ein paar Mal.

2. Machen Sie eine Pause.

3. Wenn Sie das nächste Mal zur linken Seite rollen, lassen Sie den linken Arm unter Ihren Kopf gleiten, sodass der linke Ellbogen sich zum linken Knie bewegt und Sie mit angebeugten Armen und Beinen auf der linken Seite zu liegen kommen.

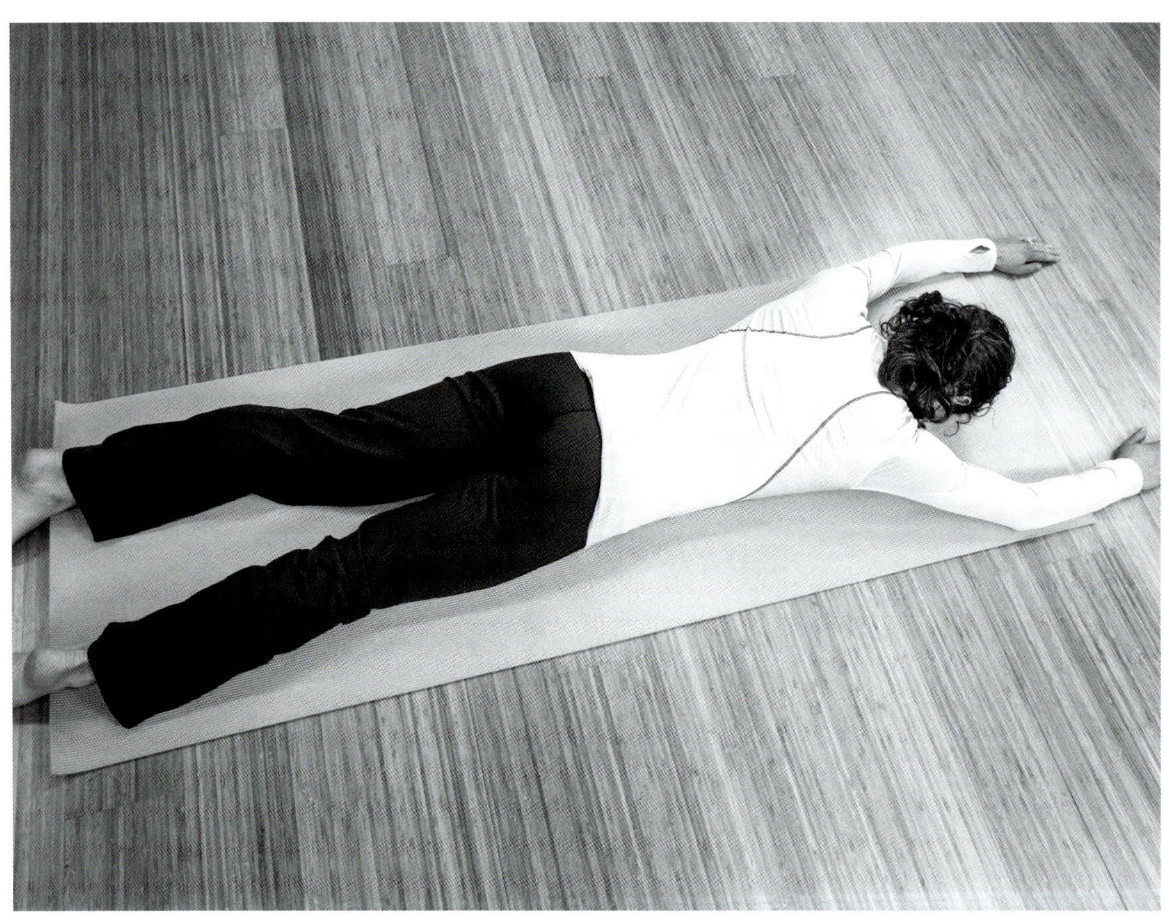

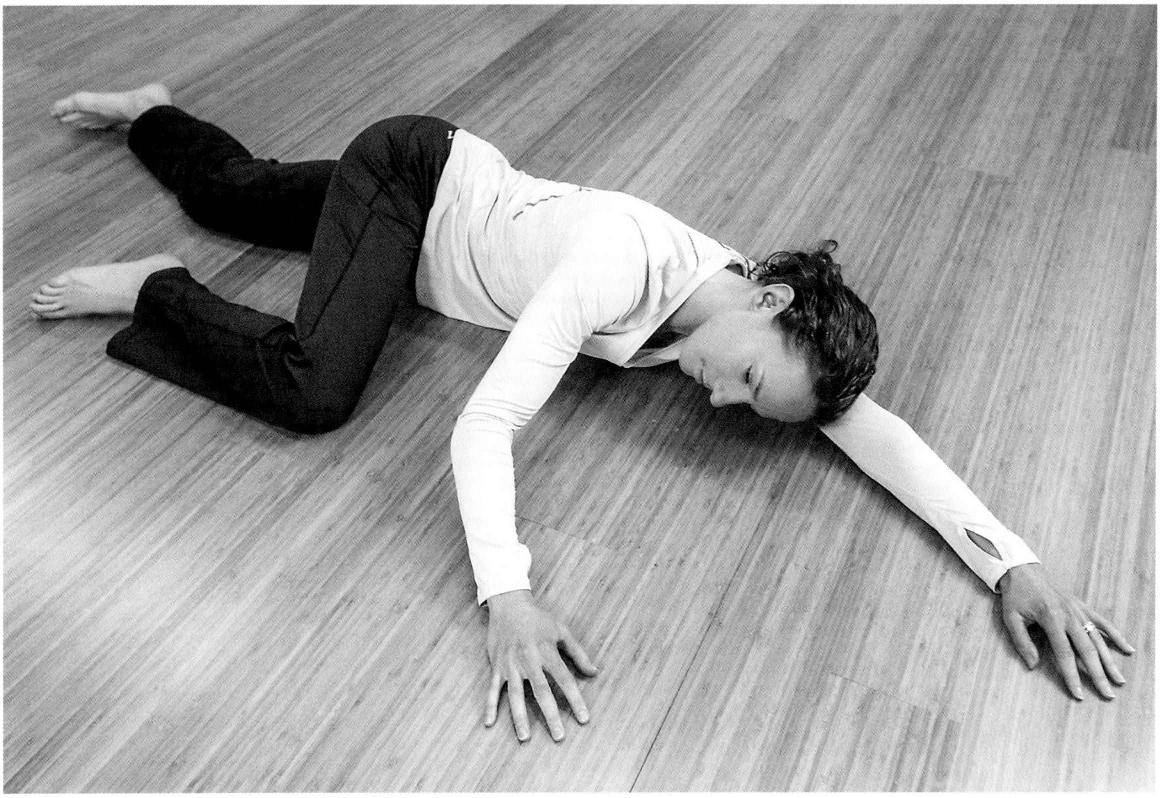

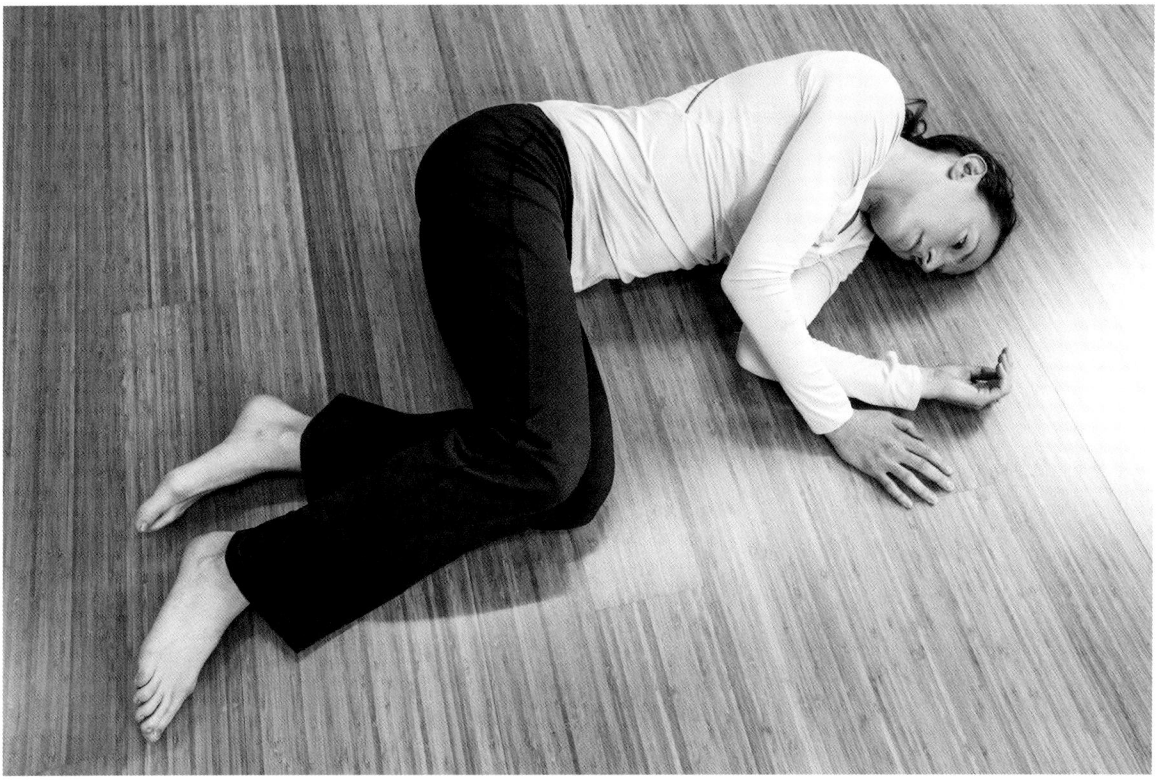

4. Kehren Sie die Bewegung um, indem Sie beide Arme über den Kopf strecken und die Beine ausstrecken, sodass Sie wieder auf den Bauch rollen. Wiederholen Sie das ein paar Mal.

   Achten Sie auf die Reihenfolge – der rechte Ellbogen und das rechte Knie bewegen sich gemeinsam, bevor der linke Ellbogen und das linke Knie sich zusammen bewegen. Auf dem Rückweg in die Bauchlage ist es genau umgekehrt.

5. Wenn Sie das nächste Mal wieder auf dem Bauch liegen, versuchen Sie die Bewegung nach rechts zu machen.

   Steuern Sie das Timing und die Koordination bei jeder Rollbewegung so, dass die Bewegung leicht und einfach wird.

6. Wenn Sie das nächste Mal auf Ihren Bauch rollen, fahren Sie mit der Bewegung fort, sodass Sie zuerst auf die linke Seite rollen und dann über Ihren Bauch abwechselnd nach rechts und wieder nach links. Wie bei der vorhergehenden Übung können Sie ein wenig mit der Geschwindigkeit spielen, um unterschiedliche Arten der Bewegungskoordination zu erkunden.

7. Wenn Sie das nächste Mal auf einer Seite ankommen, versuchen Sie die Bewegung der vorhergehenden Übung einzubeziehen, indem Sie auf Ihren Rücken rollen und dann auf die andere Seite und wieder auf den Bauch. Fahren Sie im Anschluss auf diese Weise fort (je nachdem, wie viel Platz Sie zur Verfügung haben). Spielen Sie mit diesen öffnenden und schließenden Bewegungen herum und finden Sie heraus, wie Sie auf dem Boden umherrollen können, indem Sie einfach Ihre Arme und Beine öffnen und schließen.

8. Sie können diese Übung schnell ausführen, um Ihren Rumpf zu aktivieren, oder sehr langsam und sanft, um Muskelspannung auf hypnotische und angenehme Art und Weise zu reduzieren.

9. Spielen Sie etwas mit der Bewegung und erkunden Sie unterschiedliche Möglichkeiten zur Bewegungsabfolge – die Bewegung kann mit unterschiedlichen Körperteilen „geführt" werden: Der rechten Hand, der linken Hand, dem Fuß, dem Becken, dem Kopf usw.

10. Versuchen Sie sicherzustellen, dass die Bewegung an jedem Punkt umkehrbar ist, sodass Sie immer ausgeglichen und flexibel bleiben.

12a. Lösen des Nackens, Teil 1

Ziel

Die Übung soll dazu dienen, übermäßige Anspannung im Nacken zu lösen und neuronale Verbindungen zwischen Nackenbewegungen und Schmerz aufzubrechen.

Ausführung

1. Legen Sie sich auf den Rücken und legen Sie die Handfläche Ihrer linken Hand auf die Stirn, der Ellbogen zeigt nach außen.
2. Stellen Sie sich die Hand und den Unterarm als Brett und den Kopf als Ball vor. Bewegen Sie Hand und Unterarm so, dass der Kopf von rechts nach links rollt.
3. Lassen Sie die Muskeln im Nacken vollständig locker – der Kopf dreht sich nur durch die Kraft des Armes und ohne jegliche Anspannung des Nackens. Das ist leichter gesagt als getan! Lassen Sie den Kiefer, Ihre Augen und Ihre Mundwinkel locker.
4. Versuchen Sie dieselbe Bewegung mit der rechten Hand zu machen. Auch hier lassen Sie den Nacken so locker wie möglich, sodass der Kopf von der Hand bewegt wird und nicht von den Nackenmuskeln.

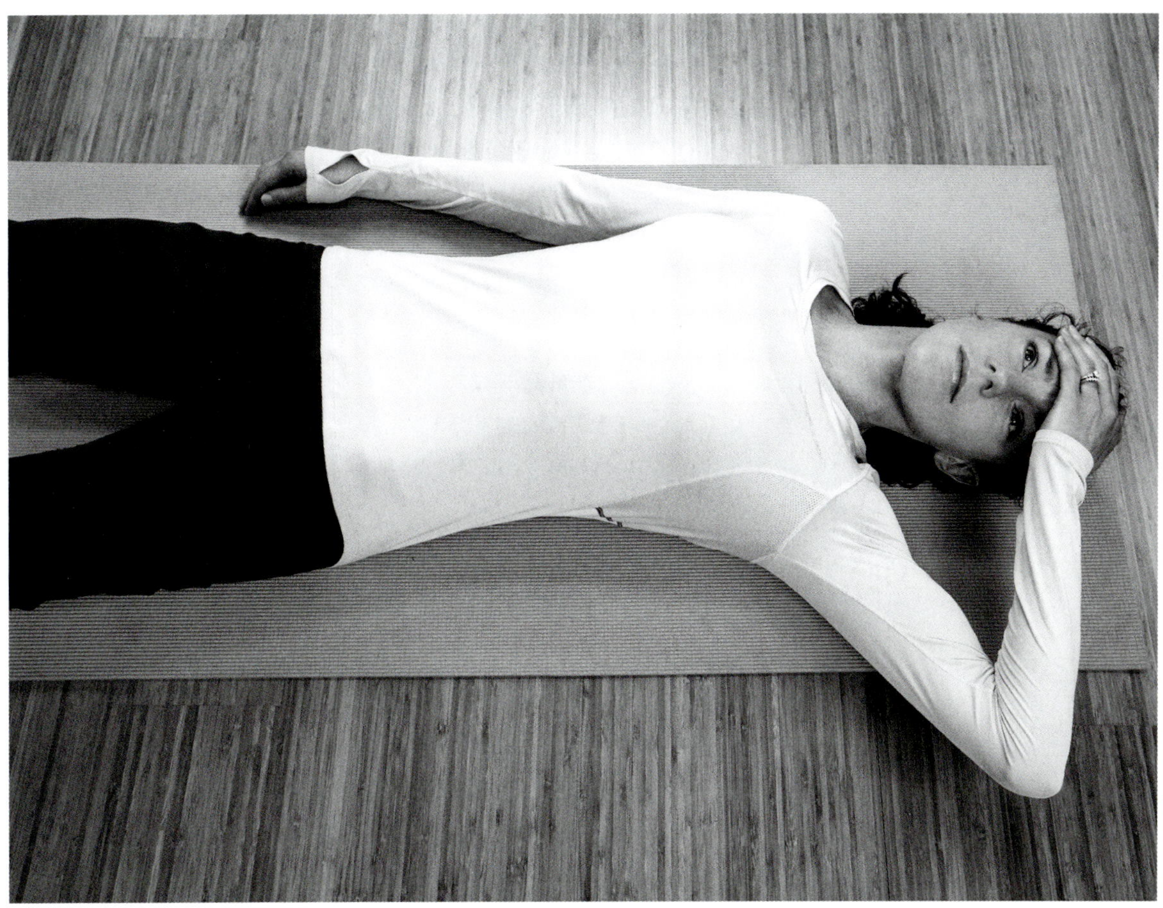

Ohne Muskelaktivität im Nacken werden die Nackenwirbel weniger stark zusammengedrückt, was wiederum die Nozizeption reduzieren kann, die gegebenenfalls mit einer Rotationsbewegung assoziiert ist. Das erlaubt es dem Gehirn, Verbindungen zwischen Schmerz und Bewegung aufzulösen und ein auf die Bewegung bezogenes Bedrohungsgefühl zu verringern.

5. Legen Sie die Hände neben dem Körper ab und ruhen Sie sich aus.

6. Jetzt rollen Sie den Kopf langsam hin und her, ohne Ihre Hände zu benutzen. Nehmen Sie dabei die Kontur Ihres Kopfes wahr.

   Ist Ihr Kopf perfekt gerundet oder gibt es abgeflachte und kantige Bereiche? Ist der Kopf rechts genauso geformt wie links?

   Können Sie spüren, wie Ihr Unterkiefer nach links fällt, wenn Sie den Kopf nach links drehen? Falls nicht: Was hält ihn an Ort und Stelle? Erlauben Sie Ihrem Unterkiefer, Ihren Wangen, Ihrer Zunge und Ihren Augäpfeln auf die veränderte Relation zur Schwerkraft zu reagieren und leicht zur Seite zu fallen, wenn Sie den Kopf drehen.

7. Reduzieren Sie schrittweise das Bewegungsausmaß der Rollbewegung Ihres Kopfes, bis Sie in der Mitte angekommen sind. Lassen Sie den Kopf dort liegen und ruhen Sie sich aus.

8. Wenn Sie bereit sind, stehen Sie auf, gehen Sie umher und drehen Sie Ihren Kopf langsam hin und her, um zu sehen, ob Sie weniger Anspannung im Nacken verspüren oder eine größere Bewegungsfreiheit.

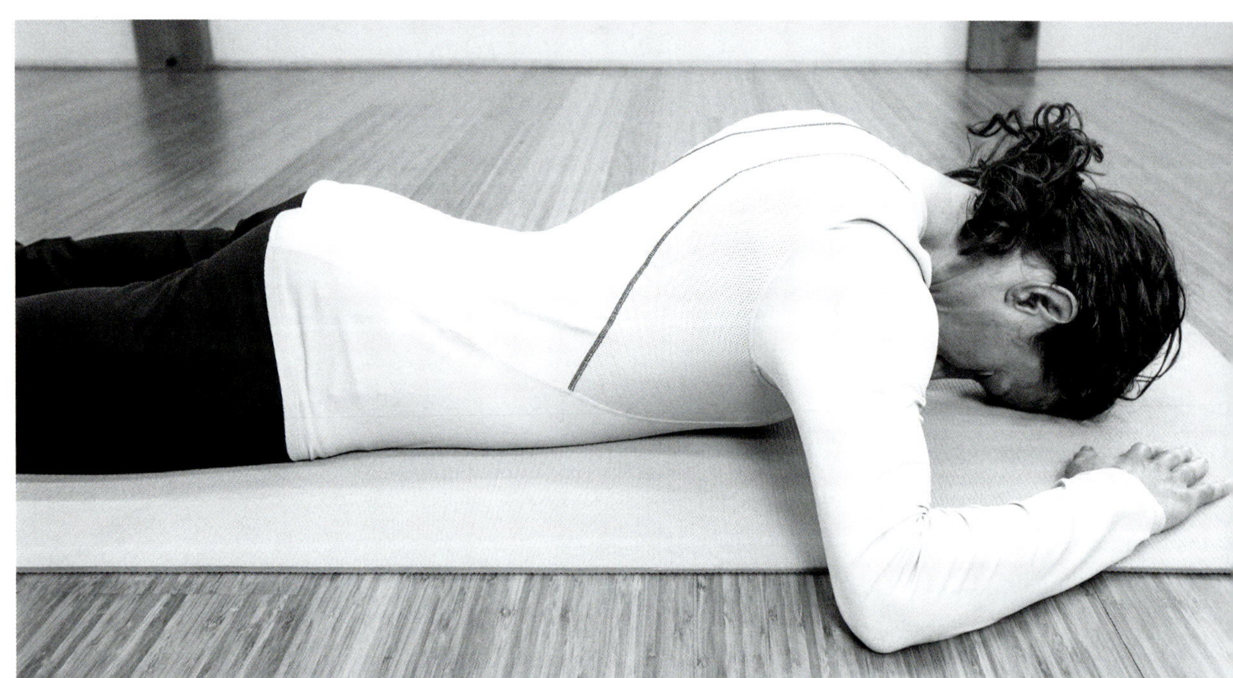

12b. Lösen des Nackens, Teil 2

Ziel

Die Übung soll dazu dienen, die tiefen Nackenflexoren zu aktivieren und übermäßige Anspannung im Nacken zu lösen.

Ausführung

1. Legen Sie sich auf den Bauch und platzieren Sie die Hände dicht am Kopf. Legen Sie Ihre Stirn auf den Boden ab.

2. Legen Sie den Kopf dann nicht auf der Stirn, sondern auf dem Kinn ab, so als wollten Sie nach vorne schauen. Dann bewegen Sie Ihren Kopf nach unten, um auf Ihren Bauchnabel zu schauen. Rollen Sie den Brustkorb dafür langsam vom Boden hoch, damit Sie soweit wie möglich zum Bauch sehen können. Wechseln sie zwischen diesen beiden Positionen und erweitern Sie dabei jedes Mal Ihr Bewegungsausmaß.

3. Legen Sie die Stirn auf dem Boden ab und machen Sie eine Pause.

4. Bringen Sie Ihre Hände in eine Liegestützposition. Drücken Sie Ihre linke Hand in den Boden, sodass Sie über Ihre Stirn hinweg rollen, bis der Kopf so weit zur Seite blickt, dass Sie auf Ihre linke Hand schauen können. Anschließend drücken Sie die rechte Hand in den Boden, bis der Kopf wieder in der Mitte angekommen ist, und dann weiter, bis Sie auf Ihre rechte Hand schauen können. Benutzen Sie anschließend Ihre Hände, um den Kopf vor- und zurückrollen zu lassen. Ziehen Sie das Kinn etwas ein, damit Ihre Nase nicht in den Boden drückt. Lassen Sie die Nackenmuskeln locker, sodass die Arbeit von den Händen

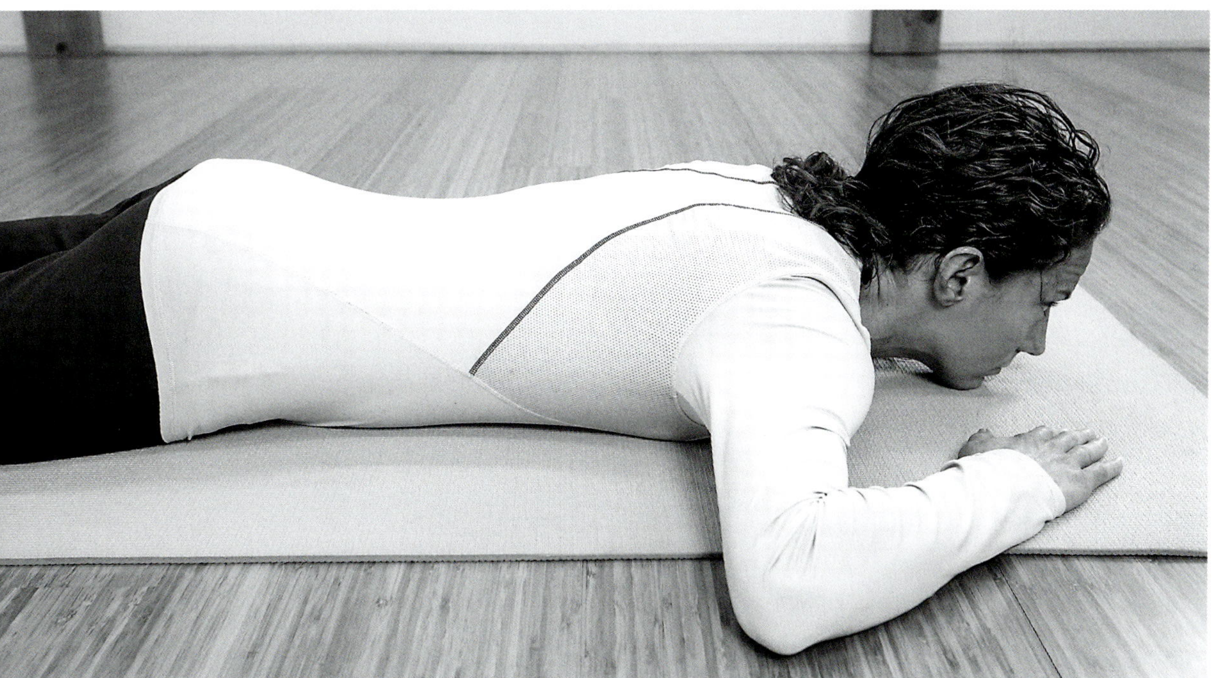

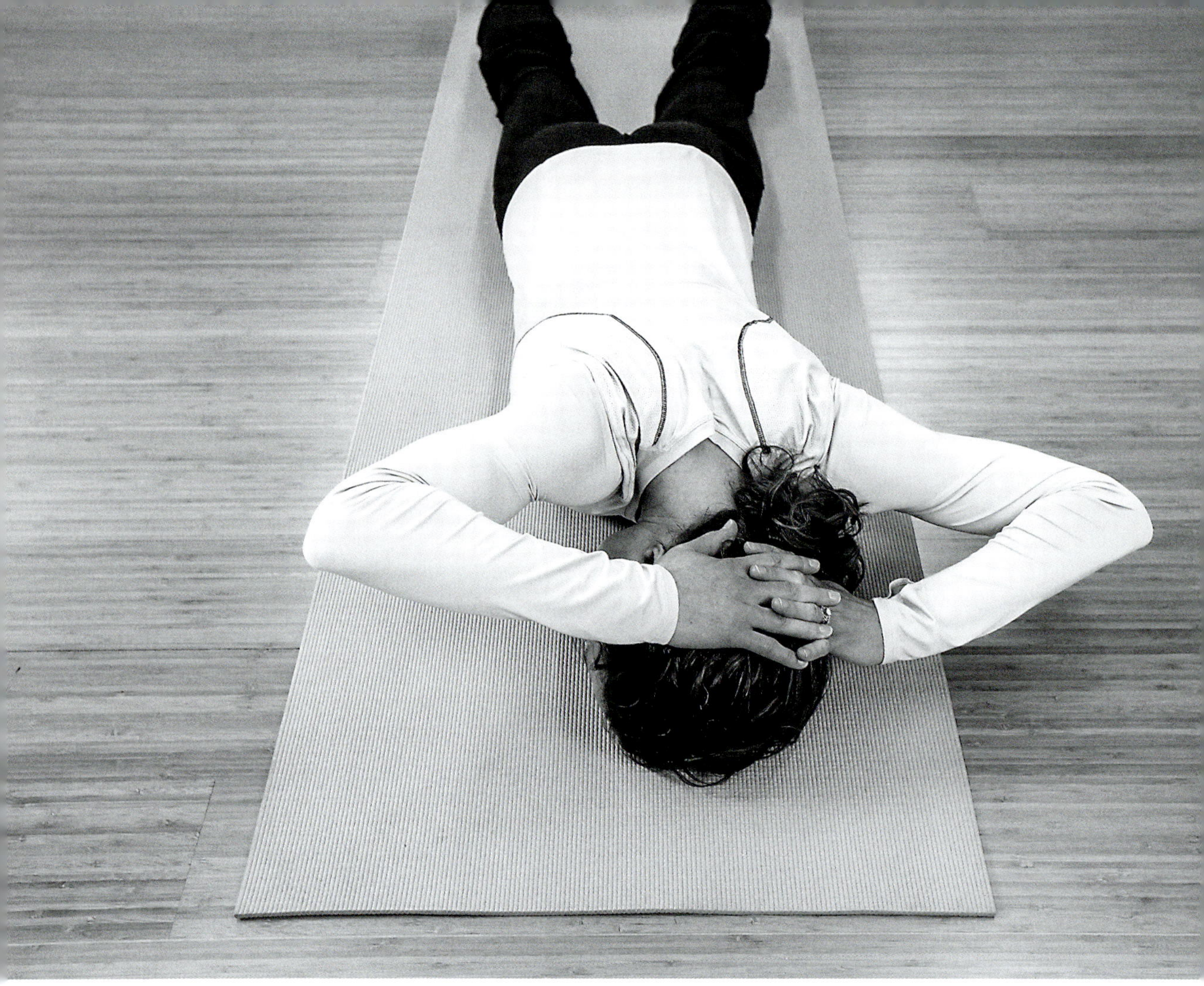

verrichtet wird. Wiederholen Sie die Bewegung, bis Sie spüren, wie sich die Spannung im Nacken löst.

5 Machen Sie eine Pause, die Stirn in der Mitte abgelegt.

6 Lassen Sie die Stirn auf dem Boden liegen und legen Sie die verschränkten Hände auf dem Hinterkopf ab. Heben Sie Ihre Ellbogen ein paar Mal an, sodass sie sich auf gleicher Höhe mit den Händen befinden. Spüren Sie, wie die Muskeln zwischen den Schulterblättern bei der Bewegung helfen. Versuchen Sie dabei, Ihre Hände so wenig wie möglich auf den Hinterkopf zu pressen.

7 Halten Sie die Ellbogen in der Luft und rollen Sie Ihren Kopf dann sanft mit den Händen von rechts nach links. Auch hier sollen Sie versuchen, den Nacken passiv zu bewegen, sodass der Kopf herumrollt, ähnlich wie ein Ball unter einem Brett.

8 Ruhen Sie sich aus.

9 Stehen Sie auf und achten Sie darauf, wie Ihr Kopf auf dem Oberkörper sitzt und wie er sich anfühlt.

13a. Schulterdrehung, Teil 1

Ziel

Die Übung soll dazu dienen, die Armrotation mit den Bewegungen des Schulterblattes, des Rumpfes, des Nackens und des Beckens zu koordinieren. Sie ist außerdem eine gute Möglichkeit, auf schonende Weise die Armnerven zu mobilisieren.

Ausführung

1. Legen Sie sich auf den Rücken, die Füße aufgestellt und die Knie zur Decke zeigend. Strecken Sie die Arme seitlich aus.
2. Machen Sie lockere Fäuste und legen Sie sie auf dem kleinen Finger ab. Halten Sie die Ellbogen gestreckt und rollen Sie die Fäuste aufwärts und wieder zurück in die Ausgangsposition.

   Nehmen Sie die Rotation in Ihren Schultern wahr, die es den Fäusten erlaubt, sich zu drehen. Achten Sie darauf, wie weit sie sich drehen können, ohne dass es unangenehm wird. Können Sie die Fäuste so weit drehen, dass die Handflächen zum Boden zeigen?
3. Machen Sie eine Pause, die Arme und Fäuste in der Ausgangsposition. Achten Sie darauf, dass die Arme 90 Grad seitlich abgewinkelt und ganz ausgestreckt sind und dass Sie die Fäuste auf dem kleinen Finger abgelegt haben.

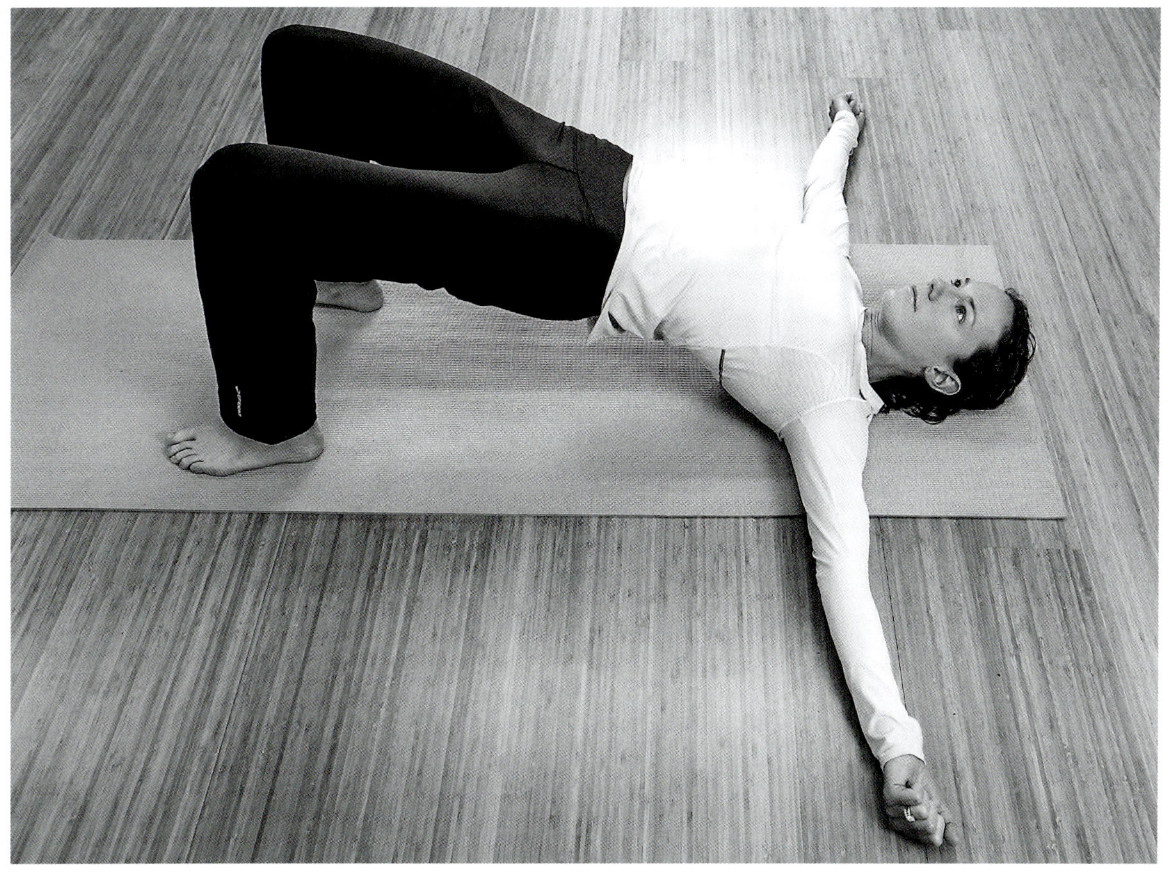

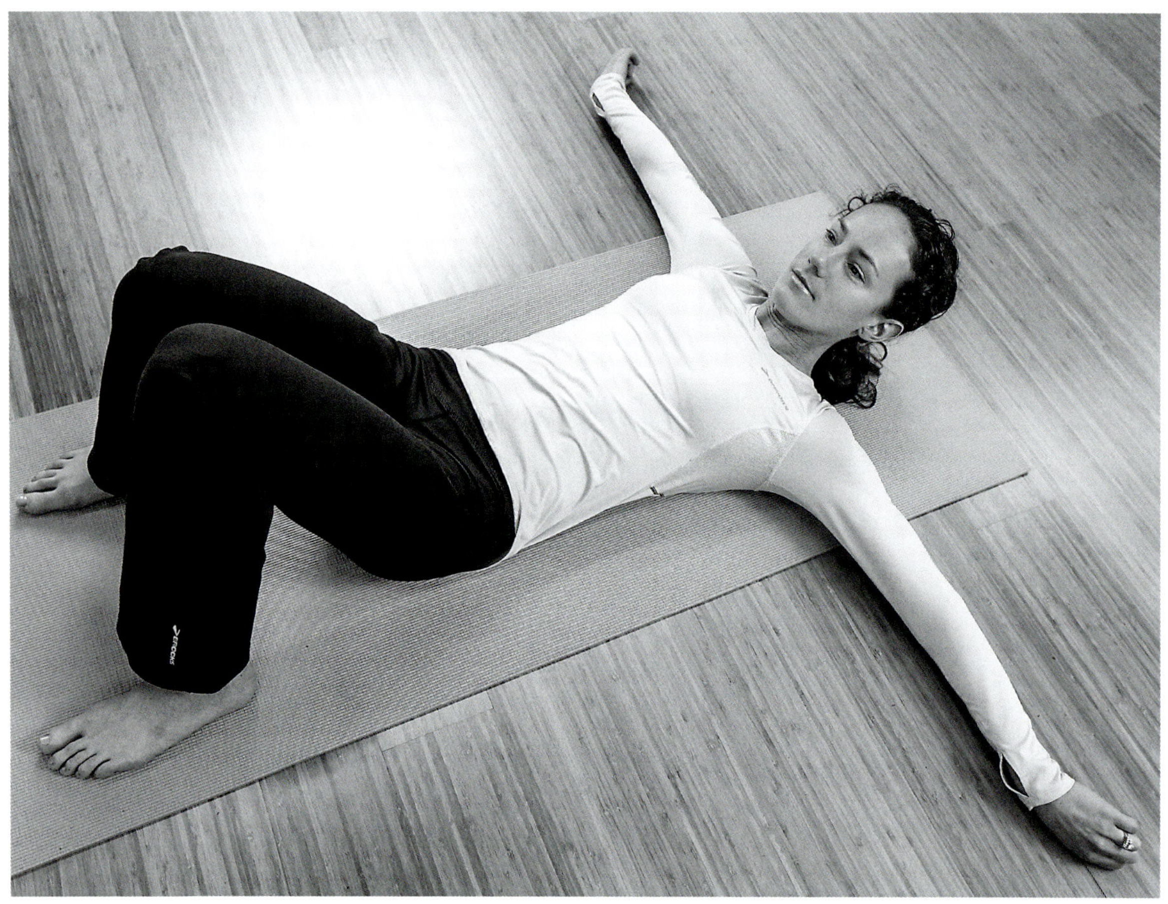

4 Rollen Sie die Fäuste wieder aufwärts *und heben Sie gleichzeitig das Becken an*, indem Sie die Füße in den Boden drücken. Dadurch können Sie die Fäuste noch etwas weiter aufwärtsrollen. Kehren Sie in die Ausgangsposition zurück und wiederholen Sie die Bewegung mehrere Male.

Je höher Sie das Becken heben, desto weiter können Sie die Fäuste aufwärtsrollen. Ist es Ihnen möglich das Becken so weit anzuheben, dass Sie Ihr Gewicht nur auf den beiden untersten, vorstehenden Nackenwirbeln tragen?

5 Machen Sie eine Pause und ruhen Sie sich aus.

6 Heben Sie das Becken wieder an und rollen Sie die Fäuste soweit aufwärts wie möglich. *Halten Sie die Fäuste in dieser Position am Boden* und senken Sie das Becken wieder ab. Gehen Sie soweit wie es Ihnen möglich ist, heben Sie das Becken dann wieder an und rollen Sie die Hände noch etwas weiter aufwärts. Halten Sie sie erneut in Position und senken Sie das Becken wieder ab.

Lassen Sie die Wirbel nacheinander, wie die Glieder einer Kette, auf den Boden sinken, während Sie das Becken absenken.

Können Sie Ihre Wirbelsäule vollständig auf dem Boden ablegen, während die Fäuste maximal aufwärts gedreht sind?

7 Machen Sie eine Pause.

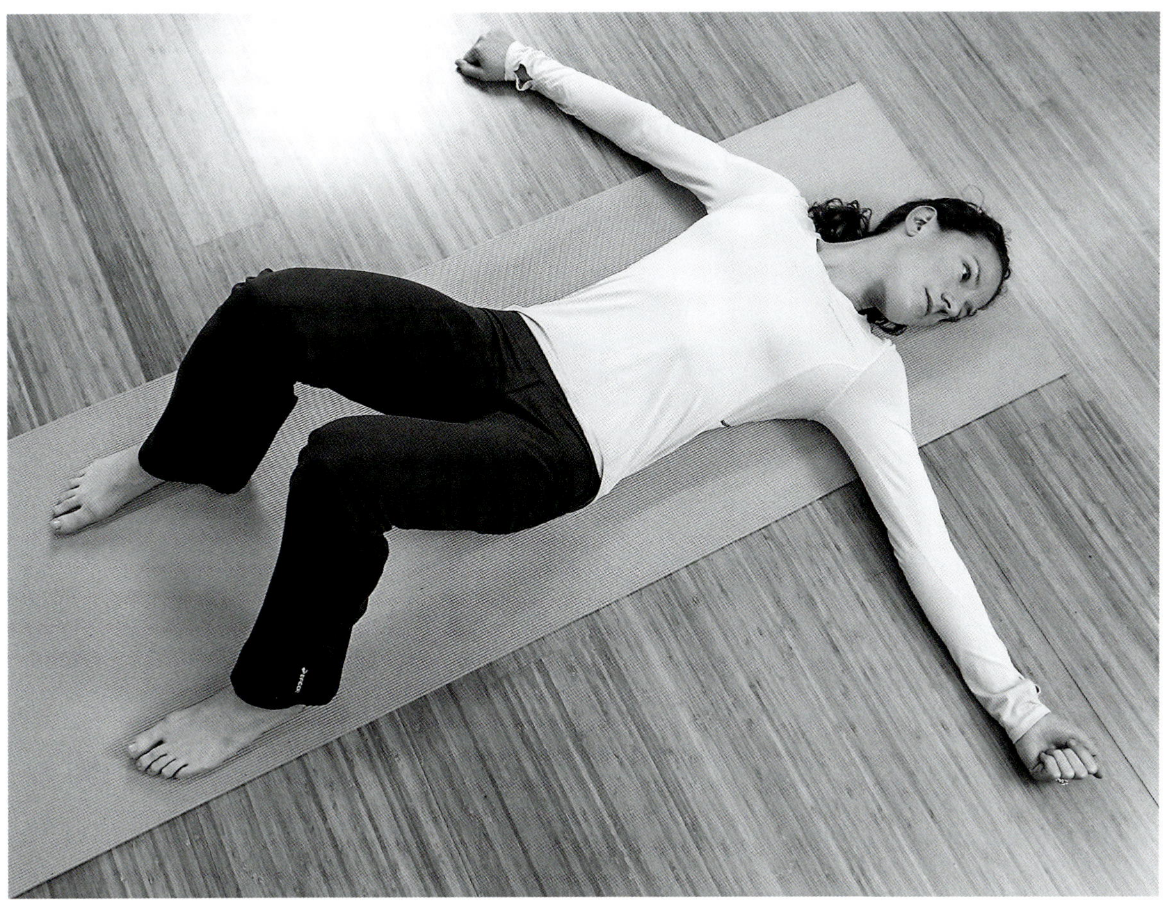

8 Halten Sie das Becken jetzt am Boden und rollen Sie nur die Fäuste aufwärts. Schauen Sie, ob sich das Bewegungsausmaß vergrößert hat oder ob die Bewegung geschmeidiger und ganzheitlicher geworden ist.

9 Machen Sie eine Pause. Prüfen Sie, ob Ihre Arme 90 Grad seitlich ausgestreckt sind und die Fäuste auf dem kleinen Finger liegen.

10 Rollen Sie Ihre Fäuste jetzt abwärts und nehmen Sie das Bewegungsausmaß rechts und links wahr.

Heben sich Ihre Schultern vom Boden, damit die Fäuste abwärtsrollen können? Lassen Sie diese Bewegung zu. Ist das Bewegungsausmaß rechts und links gleich?

11 Machen Sie eine Pause.

12 Rollen Sie Ihre Fäuste wieder abwärts, heben Sie dieses Mal aber zusätzlich den Kopf an und schauen Sie nach unten auf Ihre Zehen. Dadurch werden Sie die Fäuste noch weiter abwärtsrollen können. Kehren Sie in die Ausgangsposition zurück, während Sie den Kopf ablegen und wiederholen Sie die Bewegung mehrere Male.

Nehmen Sie wahr, wie diese Bewegungen zusammenarbeiten – das Anheben des Kopfes, das Vorwärtsrollen der Schultern, das Einrollen der Brust, die Abwärtsbewegung der Rippen und das Rollen der Fäuste.

13 Machen Sie eine Pause.

14 Rollen Sie die Fäuste nach unten und heben Sie den Kopf an, bis Sie das Bewegungsmaximum erreicht haben, was gerade noch angenehm ist. *Halten Sie die Fäuste in dieser Position* und senken Ihren Kopf wieder bis auf den Boden ab. Nehmen Sie die Bewegung in den Schlüsselbeinen wahr, die stattfinden muss, damit die Wirbelsäule sich wieder an den Boden schmiegen kann.

15 Machen Sie eine Pause.

16 Rollen Sie die Fäuste auf- sowie abwärts und achten Sie darauf, wie groß das für Sie angenehme Bewegungsausmaß ist.

Spüren Sie die Aktivität der Schulterblattmuskeln? Und die Bewegung der Schulterblätter auf dem Brustkorb?

17 Machen Sie eine Pause.

18 Rollen Sie eine Faust aufwärts, die andere abwärts. Erlauben Sie der aufrollenden Schulter, sich in den Boden zu drücken, während die andere sich vom Boden hebt.

Spüren Sie, wie die Bewegungen der Schultern den Kopf dazu einladen, sich zu drehen? Wenn Sie zu einer der Hände schauen müssten, wäre es die aufwärts oder die abwärtsrollende?

19 Fahren Sie mit der Bewegung fort und versuchen Sie jeweils zu der Hand zu schauen, die sich aufwärts dreht. Wiederholen Sie die Übung mehrere Male und nehmen Sie wahr, ob es sich natürlich anfühlt, so als ob die Bewegungen der Schultern den Kopf hin- und herschieben.

20 Jetzt versuchen Sie zu der abwärtsrollenden Hand zu schauen, sodass Nacken und Schultern sich entgegengesetzt bewegen.

21 Machen Sie eine Pause.

22 Wenn Sie dazu bereit sind, stehen Sie auf und nehmen einmal die Position der Schultern auf der Brust wahr. Gehen Sie umher und spüren Sie, wie die Bewegung der Arme mit dem Rumpf verbunden sind.

13b. Schulterdrehung, Teil 2

Ziel

Diese Übung baut auf der vorhergehenden auf und koordiniert die Rotation der Arme mit den Bewegungen der Schulterblätter, des Rumpfes, des Nackens und Beckens.

Ausführung

1. Sitzen Sie im Schneidersitz auf dem Boden. Strecken Sie die Arme seitlich aus, sodass sie eine waagerechte, gerade Linie bilden. Schließen Sie die Hände zu Fäusten und schieben Sie die Arme aktiv aus dem Körper heraus.
2. Drehen Sie die gestreckten Arme langsam in den Schultergelenken, sodass die Fäuste aufwärtsrollen. Kehren Sie zur Ausgangsposition zurück und wiederholen Sie das mehrere Male. Achten Sie darauf, die Hände immer auf Schulterhöhe zu halten. (Man schummelt leicht, wenn man die Hände sinken lässt.)

   Wohin will sich Ihr Kopf bewegen? Was macht das Brustbein?

3. Strecken Sie die Arme wieder, rollen Sie die Fäuste erneut aufwärts und schauen Sie gleichzeitig an die Decke. Erlauben Sie der Brust, sich

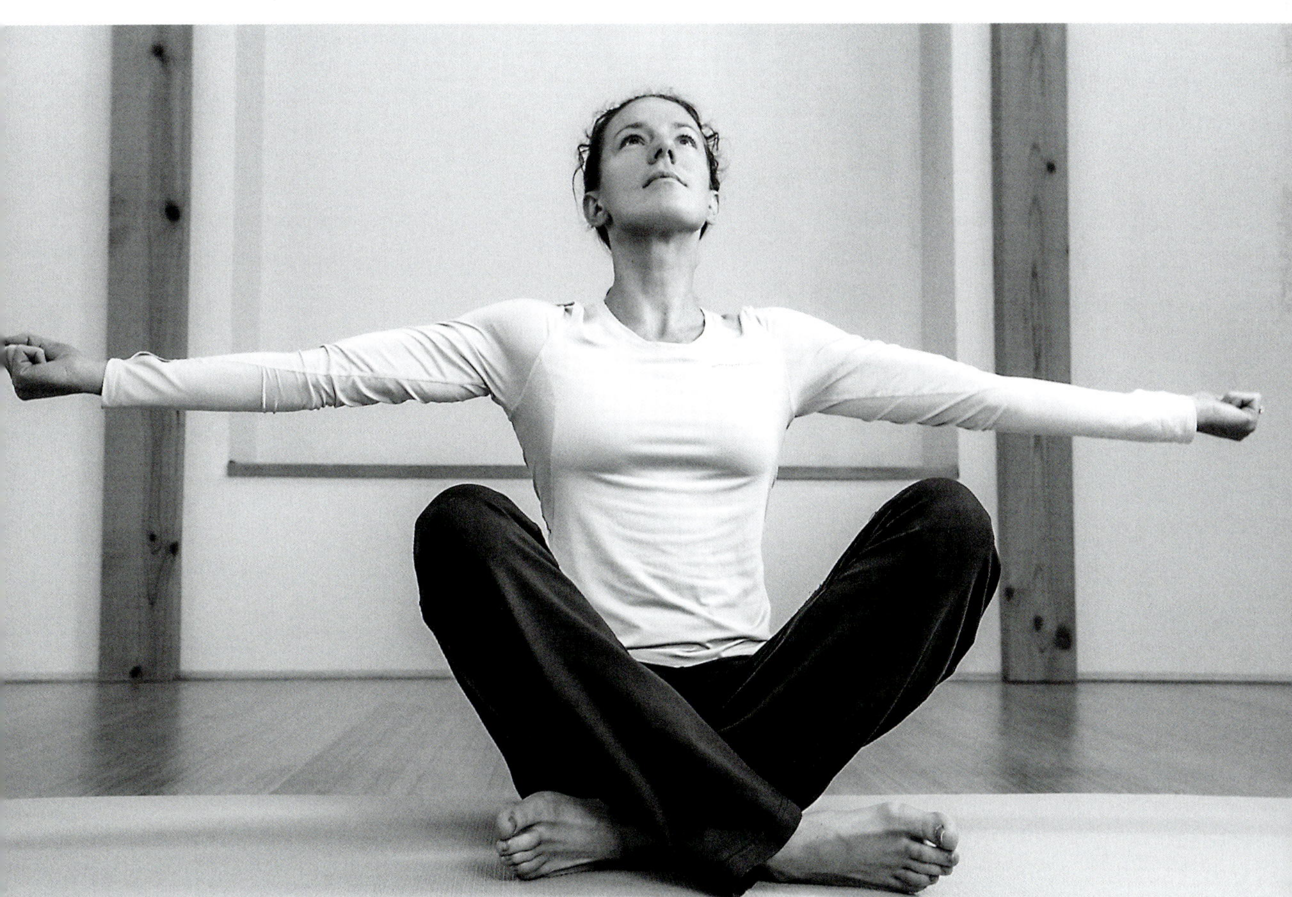

dabei auszudehnen. Nehmen Sie wahr, wie die Schulterblätter sich aufeinander zu und zur Wirbelsäule hin bewegen.

4 Machen Sie eine Pause.

5 Strecken Sie die Arme wieder aus und rollen Sie die Fäuste dieses Mal abwärts. Schauen Sie dabei nach unten und erlauben Sie der Brust, etwas einzusinken. Beachten Sie, dass dieses Einsinken es Ihnen erlaubt, die Fäuste weiter nach unten zu rollen.

Atmen Sie aus, während der Brustkorb einsinkt. Erlauben Sie dem Becken, nach hinten zu rollen und spüren Sie, wie die Schulterblätter auseinandergleiten.

6 Machen Sie eine Pause.

7 Jetzt setzen Sie die beiden Bewegungen zusammen. Rollen Sie die Hände abwärts und schauen Sie nach unten, dann rollen Sie sie aufwärts und schauen nach oben. Lassen Sie die Augen die Bewegung führen und atmen Sie im Rhythmus mit der Bewegung. Achten Sie darauf, das Becken in die Bewegung einzubeziehen.

8 Machen Sie eine Pause.

9 Können Sie eine gegenteilige Bewegung ausführen? Während die Fäuste aufwärtsrollen, schauen Sie nach unten und lassen die Brust einsinken. Wenn die Fäuste abwärtsrollen, schauen Sie nach oben und dehnen den Brustkorb aus.

Das ist schwieriger auszuführen! Gehen Sie sehr langsam und bewusst vor, bis die Bewegung leichter wird.

10 Machen Sie eine Pause.

11 Rollen Sie die Fäuste dann wieder abwärts und schauen Sie dabei nach unten. Rollen Sie die Fäuste aufwärts und schauen Sie nach oben. Schauen Sie, ob die Bewegung geschmeidiger geworden ist und koordinierter abläuft.

12 Machen Sie eine Pause.

13 Gehen Sie in einen Kniestand, sodass Ihre Unterschenkel und Füße hinter Ihnen abgestützt sind. Strecken Sie die Arme seitlich aus und schließen Sie die Hände zu Fäusten.

14 Rollen Sie eine Faust aufwärts und die andere abwärts. Drehen Sie Ihren Kopf dabei so, dass Sie jeweils auf die Faust schauen, die sich aufwärtsdreht.

Nehmen Sie die Drehung in den Schultern wahr, die sich mit dem Auswringen eines Handtuchs vergleichen lässt. Dreht sich Ihr Brustkorb, um die Bewegung zuzulassen? Spüren Sie, wie Ihr Gewicht sich von einem auf das andere Knie verlagert?

15 Machen Sie eine Pause.

16 Wiederholen Sie dieselbe Bewegung, schauen Sie dieses Mal aber zu der Hand, die sich abwärtsdreht.

Ist es leichter oder schwieriger auf die sich aufwärtsdrehende Hand zu schauen? Wechseln Sie zwischen den Bewegungen, um es herauszufinden.

17 Machen Sie eine Pause.

18 Stellen Sie den rechten Fuß vor sich auf und halten Sie das linke Knie am Boden, unter der linken Hüfte. Strecken Sie die Arme aus, machen Sie leichte Fäuste und drehen Sie Ihren Körper so, dass der rechte Arm parallel zum rechten Oberschenkel ausgerichtet ist und der linke Arm nach hinten zeigt.

19 Verwringen Sie Ihre Arme wieder, indem Sie eine Faust aufwärts drehen, die andere

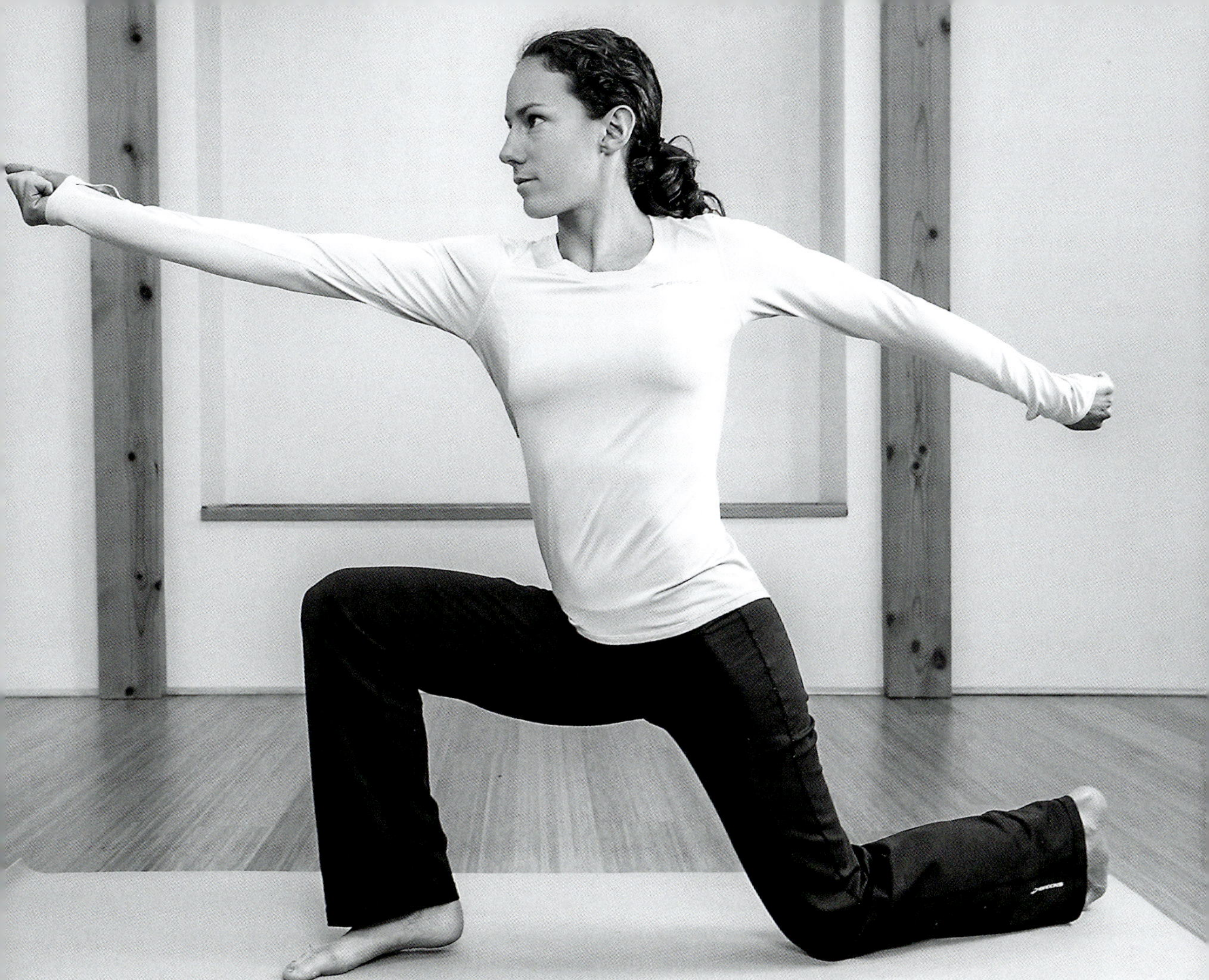

abwärts. Schauen Sie zu der Hand, die sich aufwärts dreht.

Spüren Sie, wie Sie sich in die Richtung lehnen, in die Sie schauen?

20 Während Sie auf die aufwärtsgedrehte Hand schauen, schieben Sie diese Hand von sich weg, als würden Sie fechten. Achten Sie darauf, dass die Hände auf Schulterhöhe bleiben und nehmen Sie wahr, wie Rollen, Drehen und Vorlehnen sich zu einer ganzheitlichen Bewegung zusammenfügen.

21 Kehren Sie die Bewegung um, sodass Sie sich zur *abwärtsgedrehten* Hand lehnen. Kehren Sie dann zu der natürlicheren Bewegung zurück.

22 Wechseln Sie die Fußposition und führen Sie die Bewegung zur anderen Seite aus. Zu welcher Seite können Sie besser fechten?

Varianten

Es gibt zahlreiche Möglichkeiten, mit dieser Bewegung zu spielen. Sie können z. B. versuchen, sich von der Blickrichtung wegzulehnen.

Sie können auch die Reihenfolge der Bewegungen verändern: indem Sie z. B. eine Hand abwärtsdrehen und damit eine Drehung des Nackens zur Gegenseite unterstützen, was wiederum den Brustkorb dreht und die andere Schulter aufwärts rotieren lässt. Als ob eine Welle von einer zur anderen Faust verläuft.

14. Schulterkreisen

Ziel

Die Übung soll dazu dienen, die Schultern in vollem Bewegungsausmaß zu mobilisieren und die Bewegungen der Rippen, der Wirbelsäule und des Beckens zu integrieren.

Ausführung

1. Legen Sie sich auf die linke Seite, die Hüft- und Kniegelenke bequem angebeugt und beide Arme vor dem Körper ausgestreckt. Achten Sie darauf, die Ellbogen gestreckt zu halten und legen Sie die rechte Handfläche auf der linken ab. Sie können sich ein Kissen oder ein zusammengerolltes Handtuch unter den Kopf legen.

2. Schieben Sie die rechte Hand am Boden entlang nach vorne und über die linke Hand, als wenn Sie nach etwas greifen wollten, das ein paar Zentimeter weiter entfernt am Boden liegt. Dann lassen Sie die Hand bei gestrecktem Ellbogen wieder zurückgleiten. Achten Sie darauf, die rechte Hand *gleiten* zu lassen – heben Sie den Arm nicht an. Wiederholen Sie die Bewegung mehrere Male.

   Gleitet dabei das rechte Knie über das linke? Rollt Ihr Kopf mit? Sie können dem gesamten Körper erlauben, an der Bewegung mitzuwirken, damit Sie sich weiter nach vorne strecken können.

3. Machen Sie eine Pause.

4. Wenn die rechte Hand das nächste Mal über die linke gleitet, schieben Sie sie am Boden langsam in einen aufwärtsführenden Bogen. Gehen Sie langsam und forschend vor, auf- und abwärts, als wenn Sie ein Baby wären, das den Boden mit seinen Händen erkundet. Schauen Sie dabei auf die Hand und erlauben Sie Ihrem Kopf und dem Rumpf, soweit nötig, mitzurollen. Stellen Sie sich vor, Sie wollten die Beschaffenheit des Bodens genau untersuchen.

5. Lassen Sie die Hand weiter auf- und abwärtsgleiten, aber arbeiten Sie sich stetig weiter nach oben vor. Machen Sie den Bogen so groß, dass es sich noch angenehm anfühlt und lassen Sie, wenn nötig, eine Beugung im Ellbogen zu, wenn die Hand sich über den Kopf bewegt.

6. Lassen Sie die Hand am Boden liegen, wenn sie sich direkt über dem Kopf und in einer Linie mit der Wirbelsäule befindet.

7. Halten Sie jetzt das linke Bein gebeugt und strecken Sie das rechte Bein aus, sodass es eine durchgängige Linie mit der Wirbelsäule und dem Arm bildet.

8. Nehmen Sie wahr, wie der innere Bereich der rechten Ferse den Boden berührt und schieben Sie die Ferse ein wenig von sich *weg*.

   Hier ist nur ein sehr geringes Bewegungsausmaß möglich. Wenn es Ihnen Probleme bereitet, den Fuß wegzuschieben, versuchen Sie ihn zunächst heranzuziehen und dann wegzuschieben.

   Können Sie wahrnehmen, wie sich der Kontakt der rechten Hand zum Boden ändert, während Sie die Ferse vor- und zurückschieben?

9. Wenn Sie die Ferse das nächste Mal wegschieben, strecken Sie gleichzeitig die rechte Hand weiter über den Kopf, sodass sich Ihre gesamte rechte Seite verlängert.

   Nehmen Sie wahr, wie sich die linke Seite verkürzt und sich die rechte Taille zur Decke schiebt.

10. Drehen Sie sich auf den Rücken und ruhen Sie sich aus.

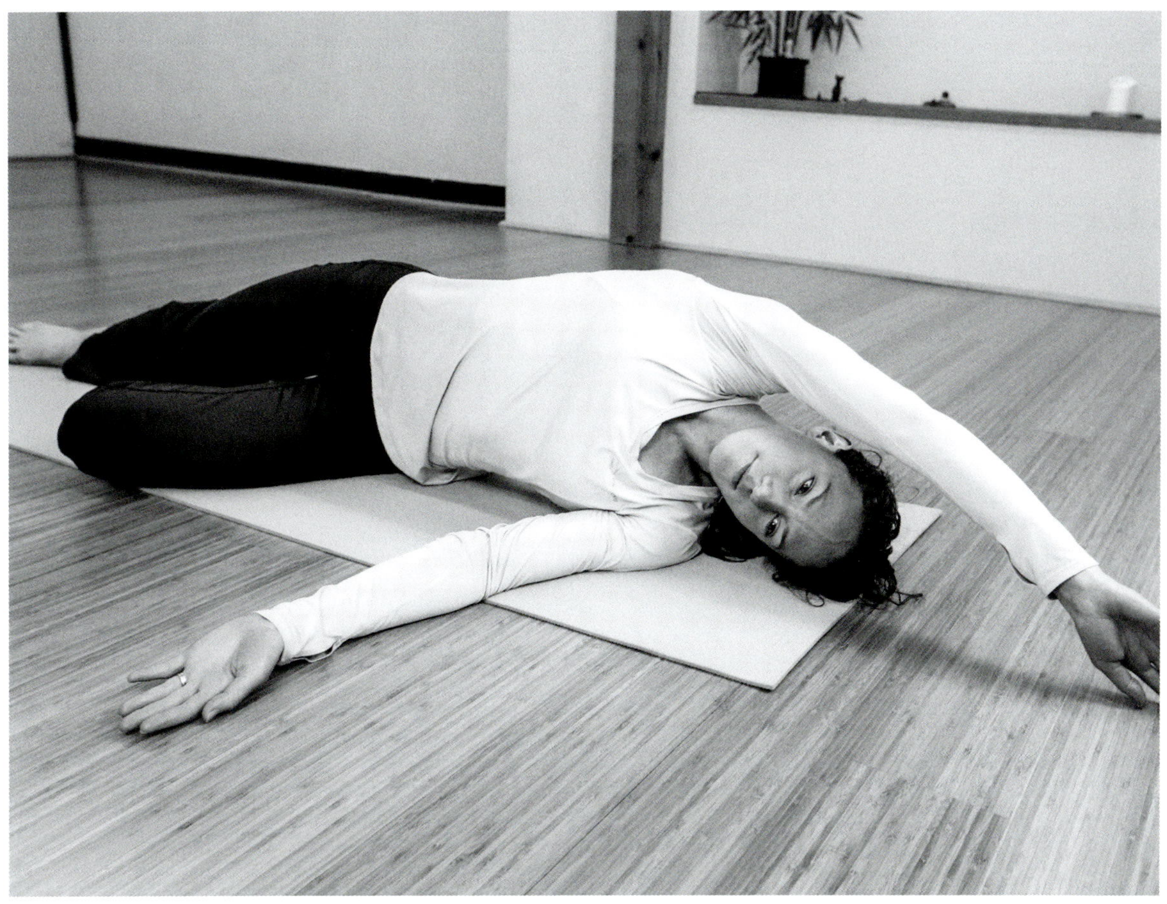

Spüren Sie einen Unterschied zwischen der rechten und linken Körperseite? Welche von beiden fühlt sich länger an?

⓫ Drehen Sie sich wieder auf die linke Seite, mit gebeugten und übereinander abgelegten Knien. Legen Sie die rechte Hand direkt über dem Kopf und in einer Linie mit der Wirbelsäule ab.

⓬ Schieben Sie die Hand so weit hinter den Kopf, bis sie sich wie von selber auf den Handrücken dreht. Schieben Sie die Hand dann über diesem Umkehrpunkt hin und her, sodass Sie die genaue Stelle ermitteln und wahrnehmen, an der sie sich drehen will. Lassen Sie zu, dass der Kopf und der gesamte Rumpf sich als Reaktion auf die Handbewegung mitdrehen.

Bewegen Sie sich ein paar Mal zwischen diesen Positionen vor und zurück, sodass Sie spüren, wie sich die Rippen und die Achsel auf der rechten Seite öffnen müssen, damit der rechte Arm sich verlängern und am Boden entlanggleiten kann.

⓭ Führen Sie dann die rechte Hand in einem Bogen weiter nach hinten, bis sich der rechte und linke Arm genau gegenüberliegen. Legen Sie die rechte Schulter dabei auf dem Boden ab, sodass sich das Schultergelenk nicht überdehnt.

⓮ Hat sich das rechte Knie vom linken abgehoben? Falls ja, lassen Sie den rechten Arm liegen und bewegen Sie das rechte Knie ein paar Mal leicht zum linken. Nehmen Sie wahr, wie das die Rotation in der Wirbelsäule verstärkt.

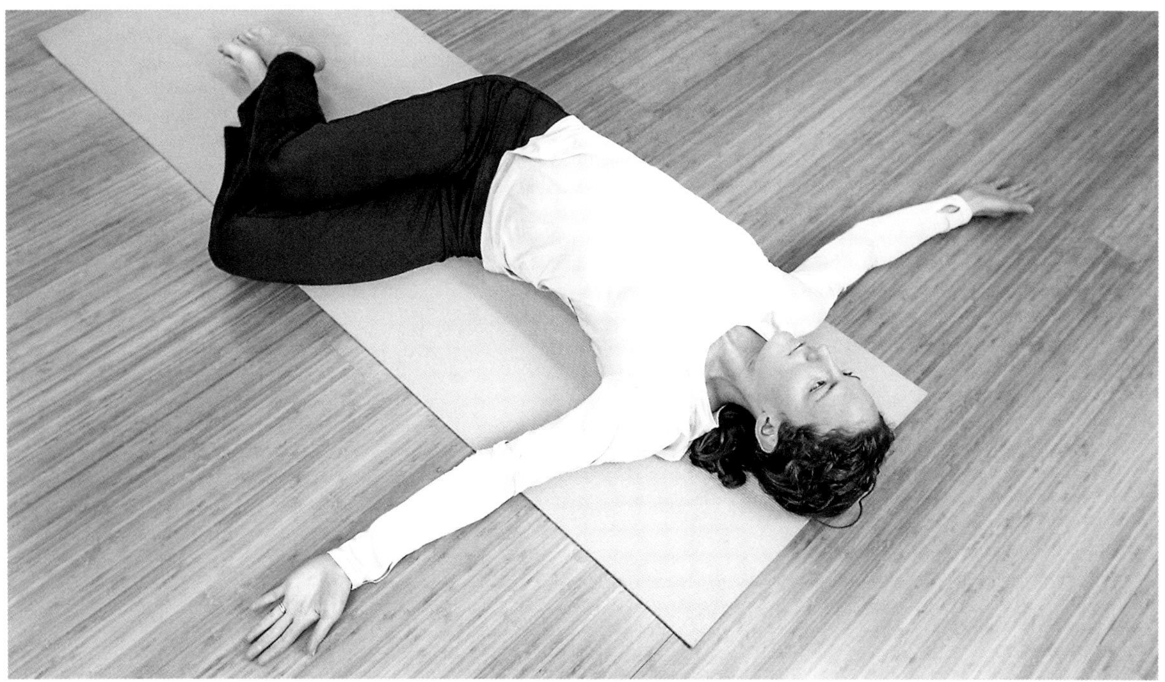

⑮ Lassen Sie das rechte Knie locker und fahren Sie fort, die rechte Hand in einer Kreisbewegung nach unten und über die rechte Hüfte zu bewegen, bis sie wieder auf der linken Hand liegt.

⑯ Wiederholen Sie den gesamten Zyklus ein paar Mal, langsam, vorsichtig und erforschend.

Nehmen Sie die Verbindung zwischen Arm und Körper wahr, und zwischen allen Muskeln, die aus verschiedenen Richtungen zu den Rippen, der Wirbelsäule und auch dem Becken ausstrahlen. Spüren Sie, wie der Arm in jedem Winkel eine andere Zuglinie anspricht und unterschiedliche Kompensationsbewegungen des Rumpfes und des Beckens bewirkt. Arbeiten Sie sich langsam und geduldig vor, um in jedem Winkel eine gleichmäßige Spannung zu erzielen, sodass die Bewegung geschmeidig und ganzheitlich ist und sich angenehm anfühlt.

⑰ Wenn Sie dazu bereit sind, stehen Sie auf und gehen Sie ein wenig umher, sodass Sie einen Unterschied zwischen rechter und linker Körperseite wahrnehmen können. Wenn Sie gehen und dabei mit den Armen pendeln: Welcher Arm fühlt sich mehr in den Rumpf und in die Bewegungen der Hüften und Beine integriert an?

Falls Sie einen deutlichen Unterschied wahrnehmen, begeben Sie sich wieder auf den Boden und führen Sie dieselbe Übung zur anderen Seite aus. (Falls nicht, machen Sie sich nicht die Mühe.)

Varianten

Sie können ähnliche Bewegungen ausführen, wenn Sie an einer Wand stehen. (Dazu benötigen Sie relativ viel Platz.) Um die rechte Schulter zu mobilisieren, stellen Sie sich mit der rechten Ferse, Hüfte und Schulter an die Wand und bringen Sie dann die rechte Hand in einem großen Bogen über den Kopf, hinter den Körper, nach vorne und wieder über den Kopf.

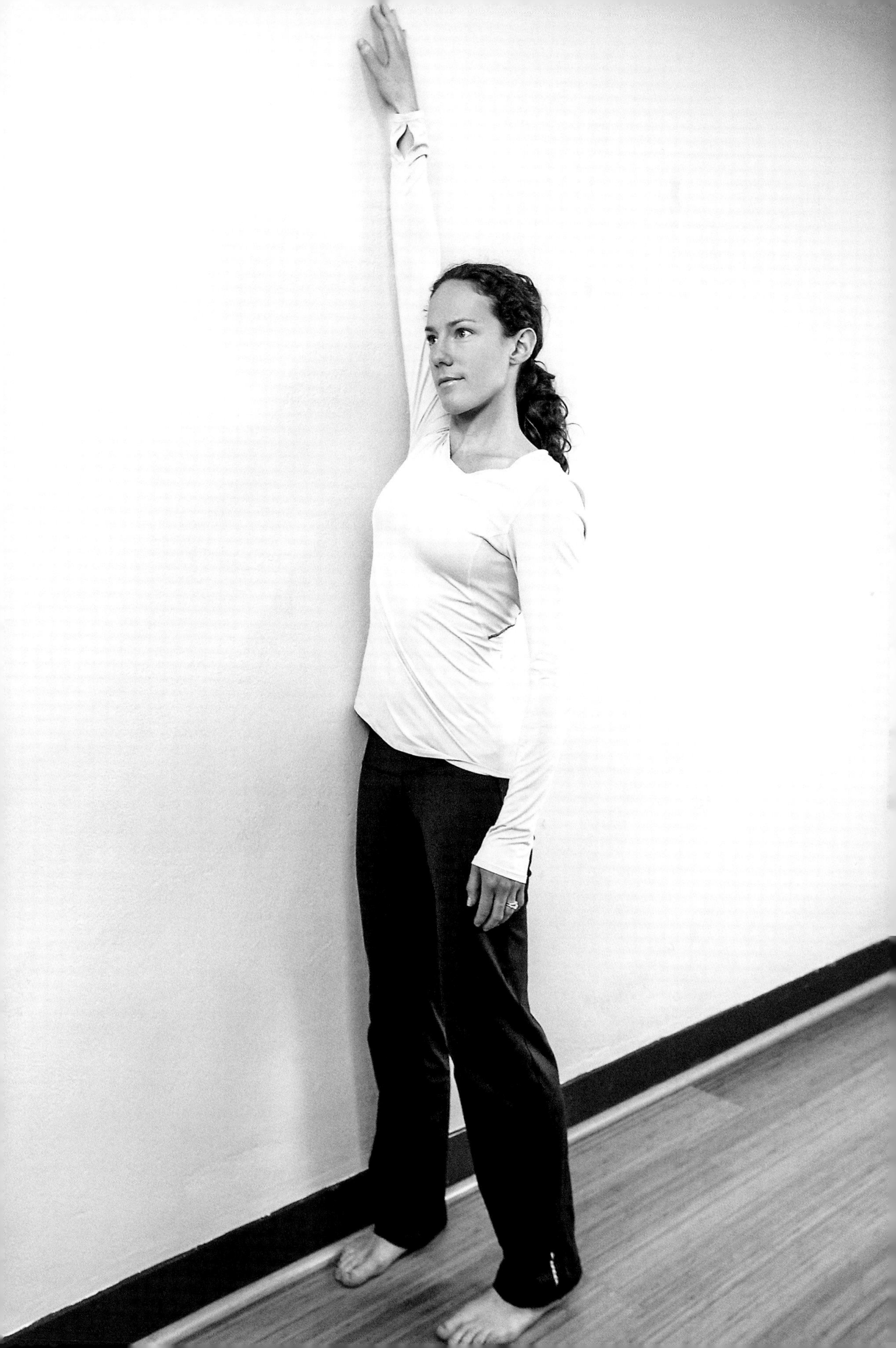

15. Grundlegende Hüftbeugung

Ziel

Die Übung soll dazu dienen, mittels eines grundlegenden Bewegungsmusters, dass man etwa bei Babys und Reptilien beobachten kann, die Hüftbeugung zu verbessern. Dieses Muster kombiniert Hüftbeugung mit Außenrotation sowie Abduktion und zentriert dabei das Hüftgelenk. Es aktiviert bevorzugt den großen Lendenmuskel (M. psoas major) gegenüber anderen Hüftbeugern (M. tensor fasciae latae, M. rectus femoris und die Adduktoren), die in geringerem Ausmaß zu einer Gelenkzentrierung beitragen.

Beachten Sie: Da diese Übung Gleitbewegungen beinhaltet, sollte sie auf einer glatten Unterlage ausgeführt werden.

Ausführung

1. Legen Sie sich auf den Rücken.

   Können Sie spüren, wohin Ihre Füße zeigen? Gerade zur Decke oder mehr nach außen? Wo haben die Fersen Kontakt zum Boden?

2. Lassen Sie das rechte Knie auswärtsrollen, bis Sie spüren, dass es sich beginnt zu beugen. Beachten Sie, dass die Beugung beginnt, sobald Sie es nach außen drehen. Rollen Sie es mehrmals langsam nach außen, sodass Sie diesen Zusammenhang wirklich spüren.

3. Dann rollen Sie das Knie weiter, sodass Sie den Fuß auf der Außenkante ablegen können. Ziehen Sie anschließend den rechten Fuß nach oben, in Richtung des rechten Sitzbeins. Kehren Sie die Bewegung jetzt um, bis das rechte Bein wieder gestreckt ist. Wiederholen Sie die Bewegung mehrere Male sehr langsam und bewusst, sodass Sie die Beziehung zwischen dem Auswärtsrollen des Knies, der Kniebeugung und dem Heranziehen der Ferse wahrnehmen.

   Wie hoch können Sie den Fuß problemlos ziehen? Die meisten Menschen schaffen es etwa bis auf Höhe des anderen Knies.

   Lassen Sie den Fuß nach außen fallen, während Sie ihn nach oben und unten gleiten lassen, sodass Sie spüren können, wie die Muskeln an der Innenseite des Oberschenkels sich entspannen.

4. Ruhen Sie sich mit ausgestreckten Beinen aus und vergleichen Sie, wie der rechte und der linke Fuß auf dem Boden liegen. Welcher Fuß zeigt weiter nach außen?

5. Wiederholen Sie dieselbe Bewegung mit dem linken Bein, lassen Sie das Knie nach außen rollen, bis es sich beugt und der Fuß nach oben gleiten kann.

   Stellen Sie sich dabei die Bewegung vor, die ein Frosch machen würde. Wie leicht fällt es Ihnen, an den Innenseiten des Oberschenkels loszulassen?

6. Nach einigen Wiederholungen legen Sie den linken Fuß neben dem rechten Knie ab. Nehmen Sie wahr, wie der linke Fuß auf der Außenkante liegt. Lassen Sie das linke Knie zur Seite hängen und bewegen Sie den linken Fuß auf der Außenkante vor und zurück, sodass einmal der kleine Zeh angehoben wird und anschließend die Ferse.

   Stellen Sie sich vor, Sie würden den Fuß auf der Außenkante hin- und herrollen wie einen Schaukelstuhl. Spüren Sie dabei leichte Bewegungen im Hüftgelenk?

7. Strecken Sie das linke Bein aus und ruhen Sie sich aus. Nehmen Sie die Position der Füße und den Kontakt der Fersen zum Boden wahr.

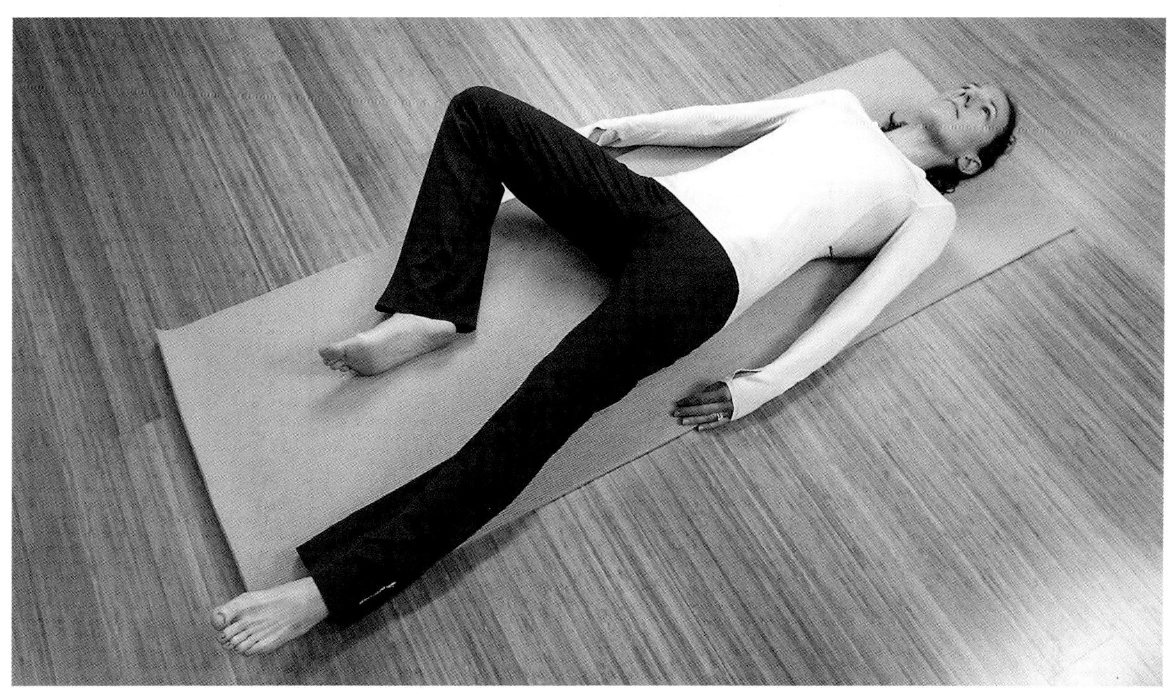

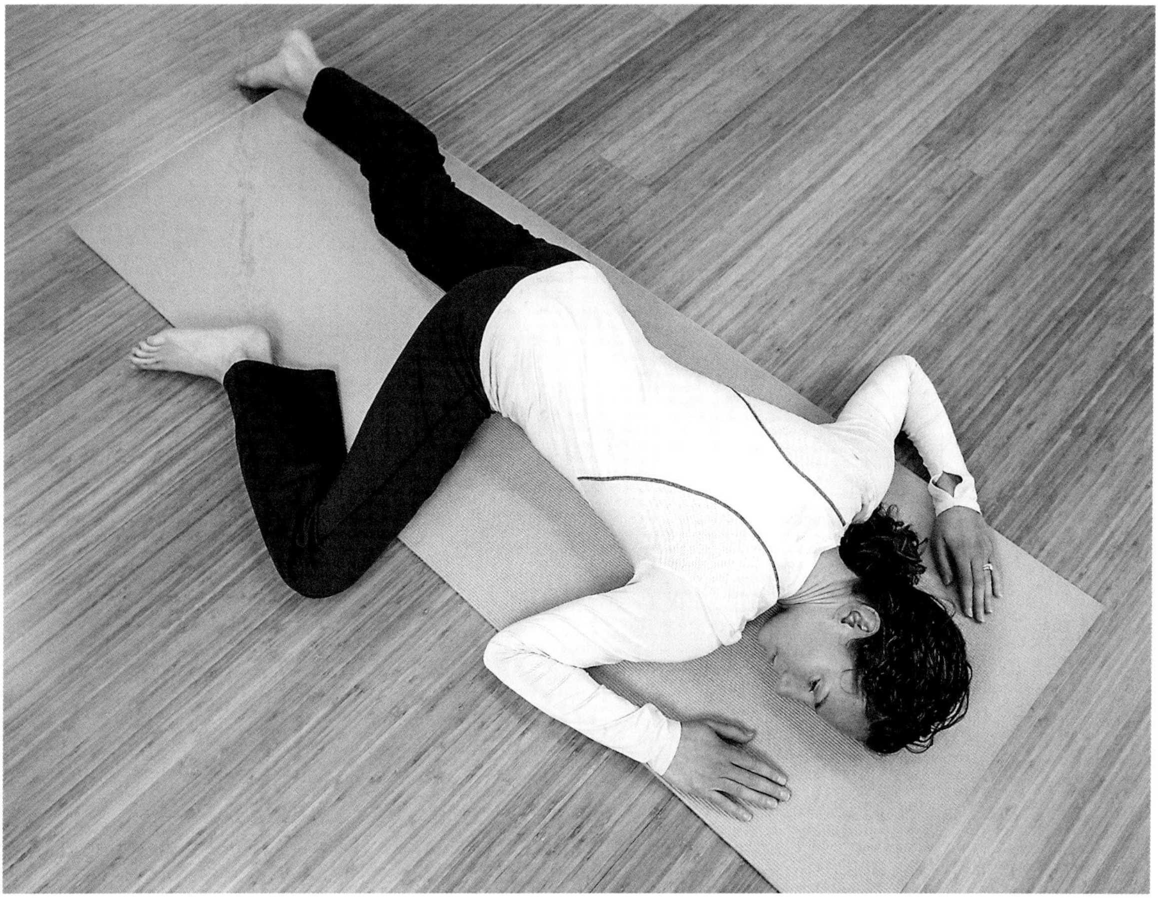

8. Drehen Sie sich auf den Bauch. Legen Sie die Arme so ab, dass die Hände am Kopf liegen und drehen Sie den Kopf nach rechts. Öffnen Sie die Beine so weit, wie es angenehm ist.

9. Rollen Sie das Becken ein wenig nach links, sodass sich die rechte Seite vom Boden hebt. Beachten Sie, dass diese Bewegung das rechte Knie dazu einlädt, sich zu beugen. Lassen Sie das zu und ziehen Sie den rechten Fuß und das Knie nach oben.

10. Wiederholen Sie das mehrere Male sehr bewusst, sodass Sie den Ablauf wahrnehmen: Wie das Becken rollt, wie das rechte Knie sich beugt und wie die Innenseite des rechten Fußes sich zum Boden dreht und nach oben gleitet.

11. Drehen Sie den Kopf zu anderen Seite und wiederholen Sie dieselbe Bewegung. Setzen Sie die linke Hand aber in einer Liegestützposition auf, aus der Sie sich etwas mehr nach rechts rollen können, sodass das linke Knie leichter nach oben kommen kann. Haben Sie sich einmal daran gewöhnt, schauen Sie, ob Sie die Leichtigkeit dieser Bewegung auch ohne die zusätzliche Unterstützung der Hand erzielen können.

12. Wenn Sie das linke Knie das nächste Mal Richtung Taille gezogen haben, lassen Sie es dort liegen. Rollen Sie dann das Becken nach links, sodass das linke Knie von Ihnen weg und zur Seite gleitet. Ziehen Sie das Knie wieder zu sich heran und wiederholen Sie diese Bewegung einige Male.

    Beachten Sie, wie die Bewegung die Muskeln in der linken Leiste dehnt. Wie dicht können Sie die linke Seite des Beckens an den Boden absenken, wenn Sie das Knie zur Seite gleiten lassen?

13. Kehren Sie zur ersten Bewegung des Herauf- und Herabgleitens des Knies zurück und schauen Sie, ob die Bewegung leichter geworden ist.

14. Drehen Sie sich wieder auf den Rücken und ruhen Sie sich aus. Achten Sie auf die Position der Füße. Zeigen Sie jetzt mehr nach außen?

15. Stehen Sie auf und gehen Sie umher. Klingt die froschartige Bewegung noch nach, wenn Sie das Hüftgelenk beugen, um das Bein nach vorne zu bringen?

Varianten

Im Folgenden ein paar Varianten derselben Bewegung:

- Wenn Sie auf dem Rücken liegen und den Fuß nach oben ziehen: Verändert sich der Kontakt des Beckens zum Boden, indem es leicht zu dem sich bewegenden Knie rollt? Wölbt sich der Rücken vom Boden weg? Können Sie den Fuß über den Boden ziehen, während das Becken und der untere Rücken stabil bleiben?
- Lassen Sie einen Fuß aufwärtsgleiten, während der andere nach unten gleitet. Versuchen Sie, einen Rhythmus zu finden.
- Halten Sie einen Fuß oben und lassen Sie den anderen auf- und abwärtsgleiten. Vereinfacht das die Stabilisierung des unteren Rückens?
- Lassen Sie beide Füße gleichzeitig auf- und abwärtsgleiten. Wölbt sich Ihr Rücken vom Boden weg? Können Sie die Bewegung ausführen und den Rücken dabei neutral halten?
- Versuchen Sie einmal, das Knie *einwärts* zu drehen, bis Sie eine ähnliche aufwärtsgerichtete Gleitbewegung vollführen können, dieses Mal auf der *Innenseite* des Fußes.
- Setzen Sie aus der Bauchlage heraus beide Hände in einer Liegestützposition auf, lassen Sie dann erst das eine Bein aufwärtsgleiten, dann das andere. Während das Bein aufwärtsgleitet, benutzen Sie Ihre Hände, um das Anheben und die Drehung des Kopfes zu unterstützen. Schauen Sie über oder unter Ihrer Schulter hindurch, um zu sehen, wie das Bein nach oben kommt. Erinnert Sie das an eine Eidechse?

16. Verbesserung der Hüftkontrolle bei tiefer Beugung

Ziel

Die Übung soll dazu dienen, die Innenrotation der Hüftgelenke sowie deren Koordination bei starker Beugung zu verbessern, was etwa bei einer Kniebeugeposition erforderlich ist. Diese Position vermeiden die meisten Menschen gewöhnlich. *Beachten Sie: Diese Übung ist eventuell nicht für Personen geeignet, die an Rückenschmerzen leiden, die durch eine Beugung des unteren Rückens ausgelöst werden.*

Ausführung

1. Setzen Sie sich so hin, dass die Sohlen der Füße aneinanderliegen.

2. Stützen Sie sich rücklings auf die linke Hand und fassen Sie mit der rechten Hand Ihren rechten Fuß an der Außenseite. Den Daumen halten Sie an den anderen Fingern, die Handfläche liegt auf dem Fußrücken, die Finger auf der Fußsohle.

3. Benutzen Sie die rechte Hand, um den rechten Fuß in Richtung Decke anzuheben und wieder abzusenken. Wiederholen Sie die Bewegung mehrere Male.

Wie schwer ist das Bein? Wie hoch können Sie es problemlos anheben? Arbeiten Sie nicht durch einen Widerstand hindurch, warten Sie stattdessen darauf, dass dieser Widerstand sich immer

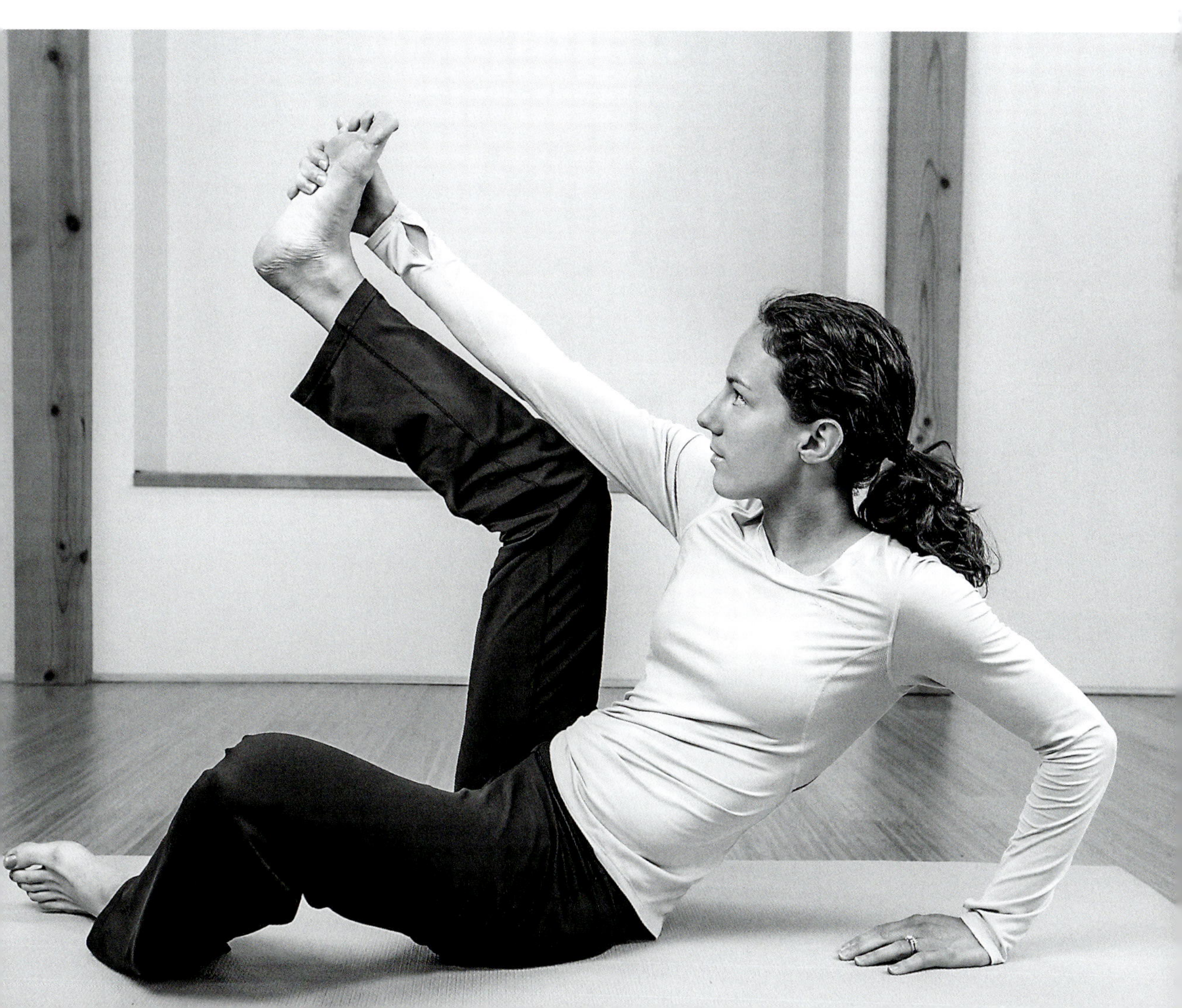

weiter hinausschiebt. Wenn Sie nicht beweglich genug sind, um den Fuß anzuheben, versuchen Sie ihn anders zu greifen – am Knöchel oder dem Hosenbein oder benutzen Sie einen Gurt.

4. Lassen Sie den Fuß los und ruhen Sie sich im Sitzen aus.

5. Greifen Sie den linken Fuß auf dieselbe Weise mit der linken Hand und heben und senken Sie ihn ebenfalls. Stützen Sie sich dabei auf die rechte Hand, sodass Sie sich etwas zurücklehnen können.

   Ist das linke Bein schwerer oder leichter? Stellen Sie sich vor, Ihr linker Arm wäre ein Seil und erlauben Sie ihm, sich zu verlängern, wenn Sie den Fuß heben.

   Experimentieren Sie damit, sich auf den rechten Unterarm *anstatt auf die Hand zu stützen. Was lässt Sie den Fuß höher anheben?*

6. Machen Sie eine Pause, drehen Sie sich auf den Rücken und stellen Sie die Füße auf.

7. Legen Sie den rechten Fuß auf dem linken Oberschenkel ab, sodass Sie den Fuß genauso wie vorher mit der rechten Hand greifen können. Legen Sie die linke Hand unter den Kopf.

8. Heben Sie den rechten Fuß mit der rechten Hand an und heben Sie *gleichzeitig* den Kopf mithilfe der linken Hand an. Wiederholen Sie das mehrere Male.

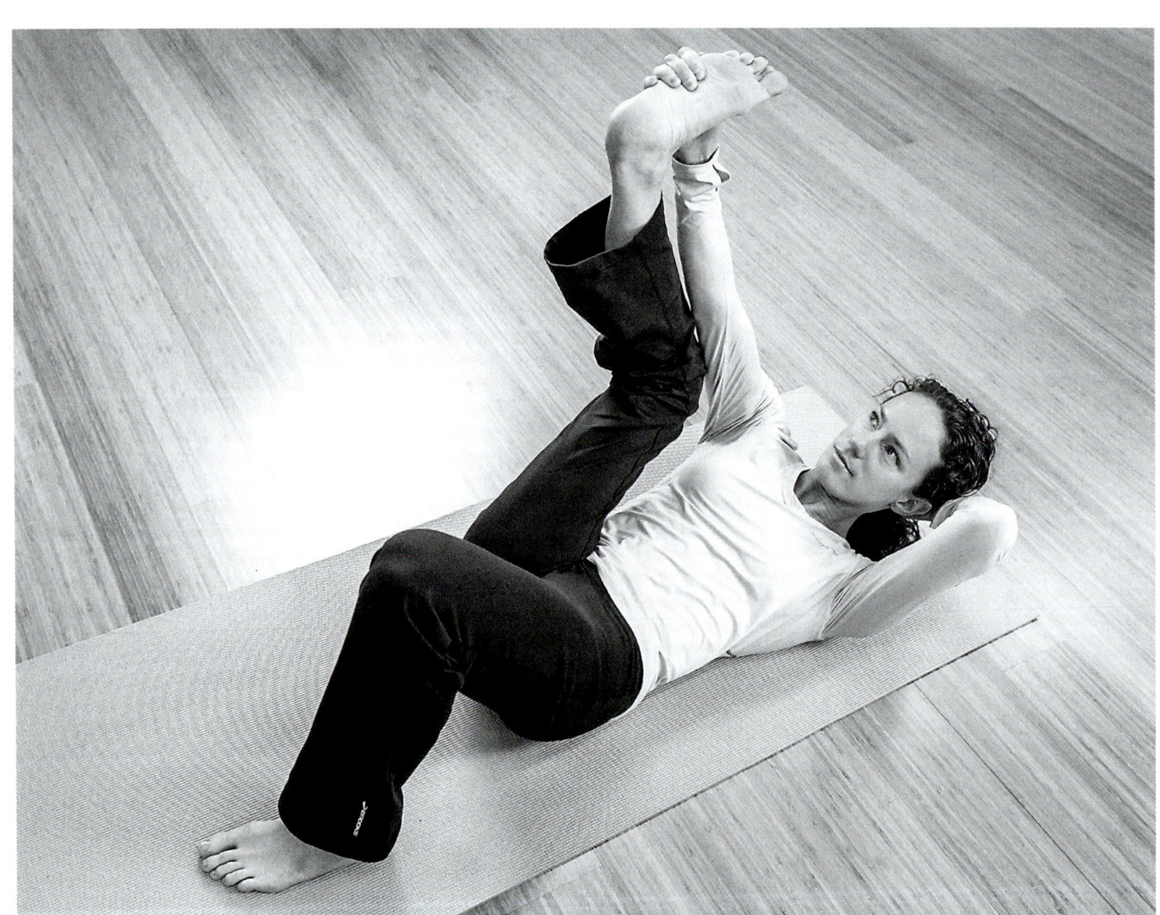

Nehmen Sie wahr, wie sich Ihr gesamter Körper quasi einfaltet, damit der Fuß nach oben kommen kann. Lassen Sie den Fuß bei jeder Wiederholung leichter werden, indem Sie die Anspannung im Bein reduzieren. Senken Sie jedes Mal den Fuß auf den Oberschenkel und den Kopf auf den Boden ab.

9 Lassen Sie den Fuß los, setzen Sie ihn wieder auf dem Boden ab und ruhen Sie sich aus.

10 Legen Sie dann den linken Fuß auf dem rechten Oberschenkel ab, fassen Sie ihn mit der linken Hand und legen Sie die rechte Hand unter den Kopf. Wiederholen Sie die Bewegung auf dieser Seite.

Achten Sie darauf, wie das Becken Richtung Kopf rollt, damit der Fuß nach oben kommen kann. Drücken Sie den rechten Fuß zur Unterstützung in den Boden. Spüren Sie, wie die linke Schulter sich vom Boden hebt, damit der Arm sich nach oben strecken kann.

11 Wenn Sie den Fuß das nächste Mal anheben, *halten Sie das linke Knie an der Innenseite des linken Ellbogens*, sodass Sie den Fuß links von Ihrem Körper wieder auf den Boden aufsetzen können.

12 Dann heben Sie den Fuß wieder an und bringen Sie das Knie an die Außenseite des Arms, sodass Sie den Fuß wieder auf dem rechten Oberschenkel absetzen können. Wechseln Sie zwischen diesen beiden Positionen hin und her, heben und senken Sie den Fuß und bringen Sie das Knie einmal an die Innen- und einmal an die Außenseite des Arms. Nehmen Sie wahr, was dabei in

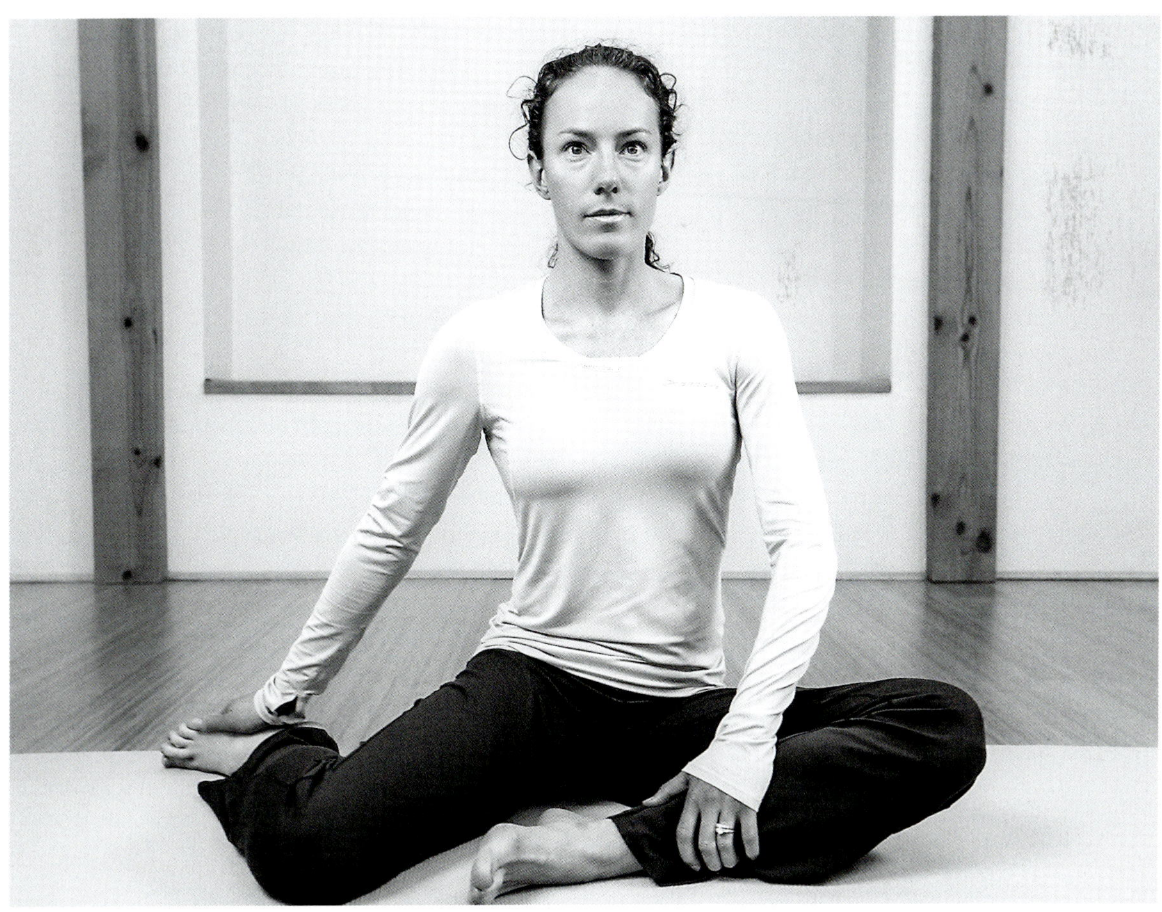

den Hüftgelenken, der Brust und den Schultern passieren muss, um diese Bewegung zuzulassen.

13 Ruhen Sie sich eine Weile in Rückenlage aus und achten Sie darauf, dass Ihre Lendenwirbelsäule sich angenehm anfühlt.

14 Kehren Sie in den Sitz zurück, die Fußsohlen wieder aneinandergelegt.

15 Greifen Sie den rechten Fuß wie zuvor und heben und senken Sie ihn wieder. Achten Sie darauf, das Knie an der *Außenseite* des Armes zu halten.

16 Wenn Sie den Fuß das nächste Mal anheben, halten Sie das rechte Knie an der *Innenseite* des rechten Ellbogens und senken Sie ihn dann ab, bis die Innenseite des Knies, der Unterschenkel und der Fuß auf dem Boden liegen.

17 Heben Sie den Fuß wieder an, bringen Sie das Knie zur Außenseite des Ellbogens und fahren Sie fort, den Fuß im Wechsel anzuheben und abzusenken, wobei Sie das Knie jedes Mal im Wechsel an der Innenseite und dann an der Außenseite des Ellbogens führen.

Machen Sie diese Bewegung jedes Mal weicher und fließender, indem Sie versuchen, diejenigen Bewegungen in den Hüftgelenken, dem Rumpf und den Schulterblättern herauszufiltern, die das Knie an die Innen- und Außenseite des Ellbogens wandern lassen.

18 Lassen Sie den rechten Fuß los und ruhen Sie sich aus.

19 Greifen Sie den linken Fuß und heben und senken Sie ihn, wobei Sie ihn abwechselnd innen und außen am Ellbogen führen.

20 Wenn Sie den linken Fuß das nächste Mal anheben, bringen Sie ihn auf die rechte Seite, sodass Sie ihn rechts von Ihrem rechten Bein am Boden absetzen können. Setzen Sie ihn fest auf, als würden Sie mit dem linken Fuß auf dem Boden stehen.

21 Heben Sie den Fuß wieder an und bringen Sie das Knie zur Innenseite des linken Ellbogens, bis Sie die Innenseite des linken Fußes und Unterschenkels links von und leicht hinter Ihnen am Boden aufsetzen können. Wechseln Sie dann langsam und bewusst zwischen diesen beiden Positionen hin und her, stützen Sie sich dabei mit der rechten Hand ab.

Nehmen Sie die Bewegungen im Hüftgelenk, im Rumpf und den Schultern wahr, die den glattesten Übergang von einer zur anderen Position ermöglichen.

22 Versuchen Sie, dieselbe Bewegung mit der rechten Seite zu wiederholen. Dabei probieren Sie jedes Mal den Fuß anders auf dem Boden aufzusetzen. Sie können ihn vor sich, rechts bzw. links und hinter sich absetzen. Sie können auch auf den Rücken rollen und versuchen, den Fuß oberhalb Ihres Kopfes oder seitlich davon abzusetzen. Finden Sie so viele Varianten wie möglich, wobei Sie das Knie jedes Mal innen und außen vom Ellbogen führen.

Varianten

Versuchen Sie, beide Füße an den Außenseiten festzuhalten und anzuheben. Bringen Sie dann das linke Knie an die Innenseite des linken Ellbogens und setzen Sie die Innenseite Ihres linken Fußes hinter sich ab, während Sie gleichzeitig die Außenseite des rechten Fußes vor sich absetzen. Dann heben Sie die Füße wieder an und kehren die Bewegung um, sodass der rechte Fuß nach hinten wandert und der linke nach vorne. Das ist für die meisten Personen eine schwierige Bewegung, also gehen Sie sehr langsam vor!

Suchen Sie außerdem unterschiedliche Arten, die Füße zu greifen, während Sie auf den Rücken rollen und wieder zurück in den Sitz. Übung 19 gibt Ihnen dazu einige Anregungen.

17. Aktivierung der Gesäßmuskeln

Ziel

Die Übung soll dazu dienen, die Gesäßmuskulatur zu aktivieren, von der viele Therapeuten und Trainer glauben, dass sie zur Hemmung neigt. Die meisten Übungen zur Aktivierung dieser Muskeln beinhalten üblicherweise einfach eine maximale Kontraktion in einer bestimmten Position, meistens dem sogenannten Bridging. Diese Übung dagegen bietet eine breite Palette anderer Positionen und unterschiedlicher Arten der Kontraktion, die dabei helfen können, die Gesäßmuskeln funktionell zu aktivieren. Eine oder mehrere der unten genannten Bewegungen können als sinnvoller Bestandteil eines Aufwärmtrainings für Athleten dienen.

Ausführung

1. Legen Sie sich mit ausgestreckten Beinen auf den Rücken. Spannen Sie Ihre Gesäßmuskeln ein paar Mal kräftig auf beiden Seiten an. Stellen Sie sich vor, Sie wollen damit eine Nuss knacken.

Nehmen Sie wahr, wie das Anspannen der Gesäßmuskeln ein wenig das Becken anhebt.

Wie stark ist die Kontraktion? Fühlen Sie mit Ihren Händen, welche Anteile der Gesäßmuskeln sich anspannen und welche nicht. Gibt es einen Seitenunterschied?

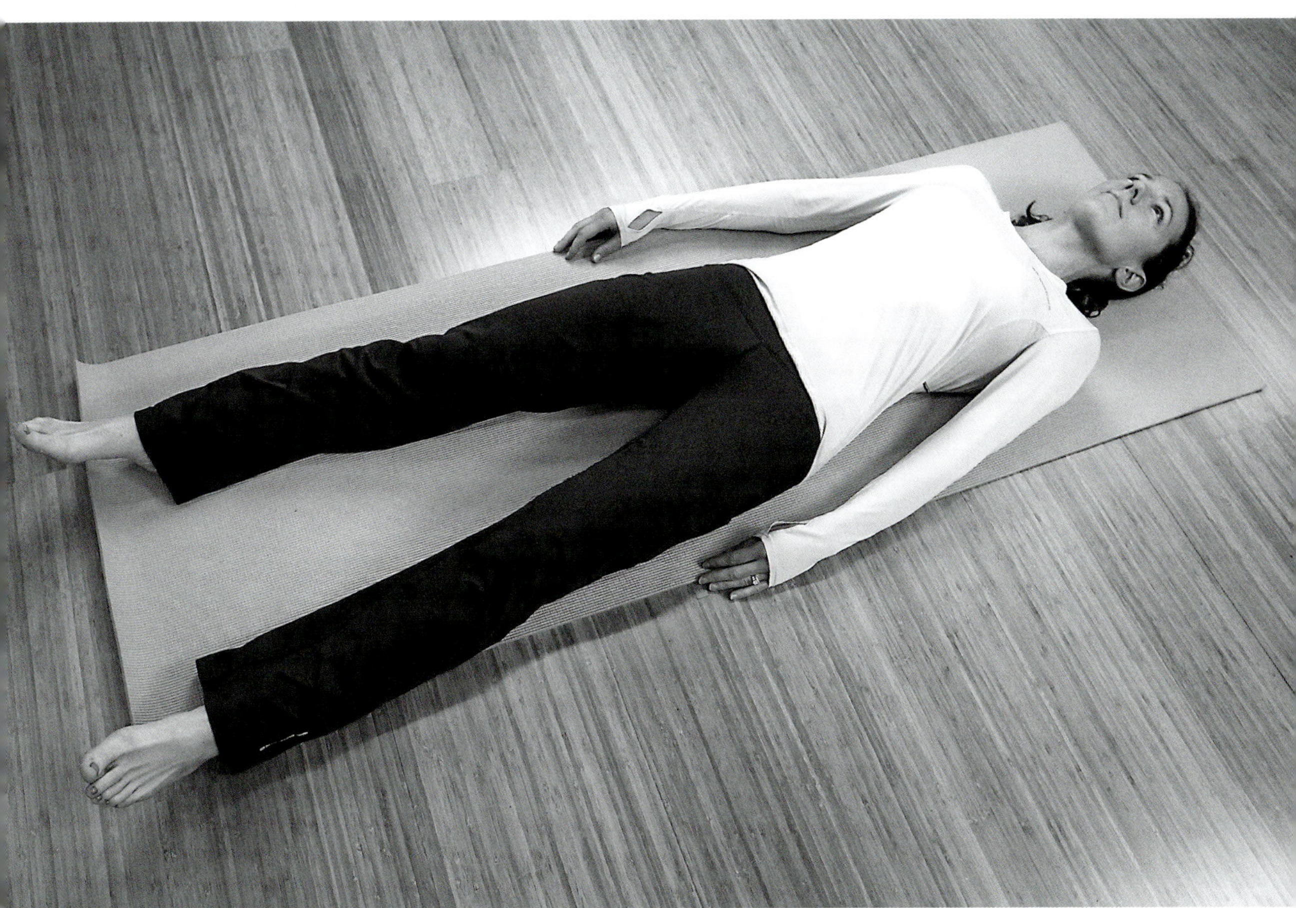

2. Spannen Sie nur die rechte Seite an und halten Sie die linke Seite vollkommen entspannt. Das führt dazu, dass sich die rechte Beckenseite ein wenig anhebt und das Becken zur linken Seite rollt.

   Wie lange benötigen Sie für eine vollständige Kontraktion der Muskeln? Und wie lange benötigen Sie für eine vollständige Entspannung?

3. Wechseln Sie im rechten Gesäßmuskel so schnell wie möglich zwischen Anspannung und Entspannung, sodass der rechte Anteil Ihres Beckens immer wieder nach oben katapultiert wird und dann herunterfällt.

4. Wechseln Sie anschließend so *langsam* wie möglich zwischen Anspannung und Entspannung der rechten Gesäßmuskulatur, sodass Ihr Becken sich sanft hebt und senkt.

   Beschleunigt sich die Bewegung an einem bestimmten Punkt, wird sie zahnradartig oder abgehackt? Versuchen Sie den Bewegungsablauf zu glätten.

5. Wiederholen Sie dieselben Bewegungen auf der linken Seite, während die rechte Seite entspannt ist. Welche Seite können Sie leichter kontrollieren? Welche Seite können Sie stärker anspannen?

6. Jetzt spannen Sie die Gesäßmuskeln im Wechsel links und rechts an, sodass Sie hin- und herrollen. Versuchen Sie sich zunächst langsam und sanft zu bewegen, dann schnell und leicht.

7. Spannen Sie beide Gesäßmuskeln ein paar Mal kräftig an. Nehmen Sie die Kraft und die Qualität der Anspannung wahr. Spüren Sie einen Unterschied im Vergleich zum ersten Mal?

8. Bisher haben Sie folgende Anspannungen ausgeführt:
   - Maximale Anspannung gleichzeitig auf beiden Seiten
   - Anspannung auf nur einer Seite
   - Im Wechsel hin und her
   - Schnellstmöglicher Wechsel zwischen Anspannung und Entspannung
   - Zunehmend langsamer Wechsel zwischen Anspannung und Entspannung

9. Sie können jede dieser Varianten aus verschiedenen Positionen heraus ausprobieren. Jede Position beinhaltet dabei eine andere Ausrichtung der Hüftgelenke und betont andere Muskelfasern, dehnt unterschiedliche Gewebe an der Vorderseite der Hüftgelenke (z. B. die Hüftbeuger und Adduktoren) und hat andere Auswirkungen auf die Knie, die Füße und die Wirbelsäule. Vor diesem Hintergrund sollten Sie die Bewegungen in den folgenden Positionen ausprobieren und dabei auf die nachfolgenden Besonderheiten achten.

Kniestand

Knien Sie sich so hin, dass Sie auf Ihren Knien stehen, die Füße hinter dem Körper. Konzentrieren Sie sich darauf, die Anspannung der Gesäßmuskeln dafür zu nutzen, das Schambein nach oben Richtung Nase zu ziehen (aber nicht sehr weit nach vorne.) Sie können sich auch vorstellen, Sie wollten den Nabel anheben.

Spüren Sie eine starke Dehnung in den Hüftbeugern? Auf welcher Seite ist die Dehnung stärker? Wenn Sie die Gesäßmuskeln nur auf einer Seite anspannen, wohin dreht sich dann Ihr Becken? Können Sie die Bewegung mit entspannten Bauchmuskeln ausführen?

Kniestand mit geöffneten Knien und geschlossenen Füßen

Wie unterscheidet sich die Position von der vorigen? Können Sie die Gesäßmuskeln stärker oder weniger stark anspannen? Sie spüren die Dehnung in der Vorderseite des Beckens jetzt vermutlich an einem anderen Punkt. Nehmen Sie Unterschiede zwischen rechts und links wahr.

Sitzend, die Fußsohlen aneinandergelegt

In dieser Position kann es schwieriger sein, die Anspannung der Gesäßmuskeln wahrzunehmen. Wiederholen Sie es so oft, bis Sie sie besser spüren. Ist eine Bewegung in den Hüftgelenken zu fühlen?

Halb kniend/Einbein-Kniestand

Stehen Sie auf einem Knie, den anderen Fuß haben Sie vor dem Körper aufgestellt. Auf welcher Seite lässt sich die Gesäßmuskulatur leichter anspannen? In welche Richtung möchte sich das Becken drehen? Auf welcher Seite spüren Sie mehr Widerstand in den Hüftbeugern?

Stehend

Stehen Sie mit etwa schulterbreit geöffneten Füßen und drehen Sie die Zehenspitzen leicht nach außen. Spannen Sie die Gesäßmuskeln ein paar Mal an, sodass Sie spüren, wie sich das Schambein nach oben bewegt. Wie weit bewegt es sich nach vorne? Können Sie die Gesäßmuskeln anspannen und das Schambein nach oben ziehen, ohne es nach vorne zu schieben? Wo liegt der Unterschied? Welche Auswirkung hat das auf die Krümmung Ihres unteren Rückens oder die Haltung Ihrer Brust?

Beeinflusst die Anspannung der Gesäßmuskeln die Position Ihrer Knie? Oder den Kontakt der Füße zum Boden?

Pressen Sie den Groß- und Kleinzehballen sowie die Fersen Ihrer Füße kräftig in den Boden. Spannen Sie anschließend die Gesäßmuskeln wieder an und schauen Sie, ob sich die Knie dadurch nach außen drehen und die Gewölbe an den Innenseiten Ihrer Füße sich verkürzen und anheben. Können Sie eine Verbindung zwischen der Aktivität der Gesäßmuskeln und der Entstehung des Gewölbes spüren?

Kniebeuge

Gehen Sie in eine tiefe Kniebeuge. Bringen Sie auch hier den Ballen Ihrer großen und kleinen Zehen sowie die Fersen fest auf den Boden und erzeugen Sie ein Fußgewölbe, indem Sie die Knie nach außen drehen und die Gesäßmuskeln anspannen. Wenn Sie die Spannung in den Gesäßmuskeln spüren, benutzen Sie genau diese Muskeln, um in den Stand zurückzukehren, indem Sie das Schambein nach vorne und oben schieben. Beenden Sie die Bewegung im Stand mit einer vollständigen Kontraktion der Gesäßmuskeln und wiederholen Sie die Übung.

Stehen Sie auf, nachdem Sie eine dieser Übungen gemacht haben, und achten Sie darauf, inwieweit Ihr unterer Rücken angespannt ist. Gehen Sie ein wenig umher und nehmen Sie die Streckung in den Hüftgelenken wahr. Können Sie spüren, wie die Gesäßmuskeln sich anspannen, um das Bein nach hinten zu ziehen? Spüren Sie außerdem, wie die Hüftbeuger sich entspannen, um diese Bewegung zuzulassen? Gibt es Unterschiede zwischen der rechten und linken Seite?

18. Die Beckenuhr

Ziele

Die Übung soll dazu dienen, die Kontrolle des Beckens durch die Rumpfmuskulatur zu verbessern und systematisch feine Beckenbewegungen wahrzunehmen und wieder ausführen zu können, die vernachlässigt wurden.

Ausführung

1. Legen Sie sich mit aufgestellten Beinen auf den Rücken, die Knie zeigen zur Decke, die Füße sind aufgestellt. Positionieren Sie Ihre Füße so, dass es für Sie angenehm ist und die Hüftgelenke sich in einer weitgehend neutralen Position befinden.

   Spüren Sie den Kontakt des Beckens zum Boden. An welchen Punkten liegt es am stärksten auf? Stellen Sie sich den Verlauf Ihrer Wirbelsäule vom Steißbein zum Kreuzbein vor, von dort zur Krümmung Ihres unteren Rückens und dann bis hinauf zum Nacken.

2. Stellen Sie sich vor, das Zifferblatt einer Uhr wäre unter Ihrem Becken auf den Boden gemalt. Die 12 befindet sich an Ihrer Lendenwirbelsäule, die 6 am Steißbein, die 3 unter

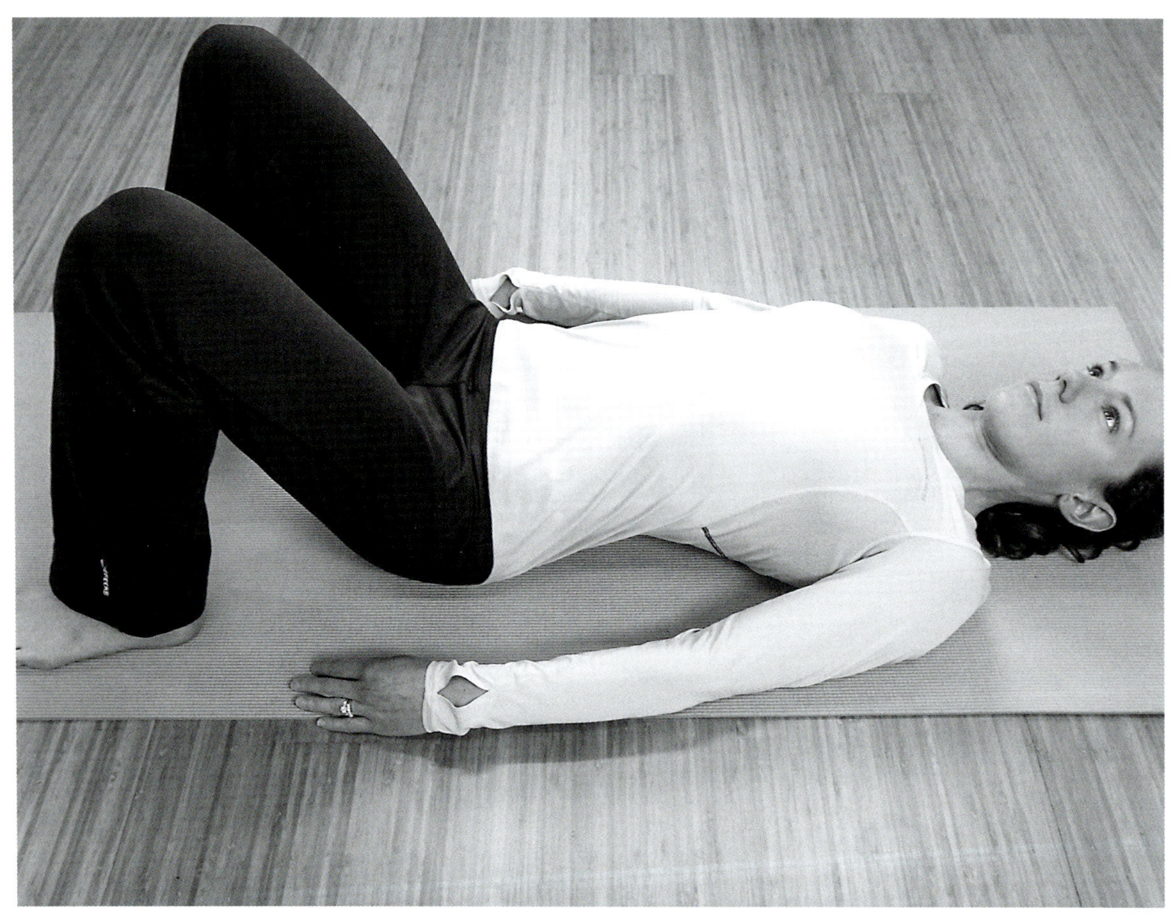

dem linken Hüftgelenk und die 9 unter dem rechten.

3. Rollen Sie Ihr Becken am Boden von sich weg, sodass sein Schwerpunkt sich Richtung sechs Uhr bewegt. Sie können spüren, wie sich der untere Rücken dabei vom Boden wölbt. Dann rollen Sie Ihr Becken zurück auf zwölf Uhr, sodass die Lendenwirbelsäule etwas in den Boden hineingedrückt wird. Wiederholen Sie das mehrere Male.

Machen Sie den Übergang weich, indem Sie sich langsam und gleichmäßig bewegen und den Druck gegen den Boden während der Bewegung konstant halten.

4. Machen Sie eine Pause und rollen Sie das Becken anschließend weiter vor und zurück und achten Sie auf den Kontakt des Kopfes zum Boden.

Verändert sich dieser Kontakt, während Sie das Becken vor- und zurückrollen? Lassen Sie den Nacken und Kiefer locker, sodass der Kopf auf die Bewegungen des Beckens reagieren kann.

Wenn das Becken nach unten zur 6-Uhr-Position rollt, sollte Ihr Kopf ebenfalls ein wenig nach unten rollen, sodass sich das Kinn weiter zur Brust bewegt. Wenn das Becken zurück zur 12-Uhr-Position rollt, schiebt es die Wirbelsäule Richtung Kopf, sodass dieser nach oben rollt und das Kinn mehr Richtung Decke zeigt. Achten Sie darauf,

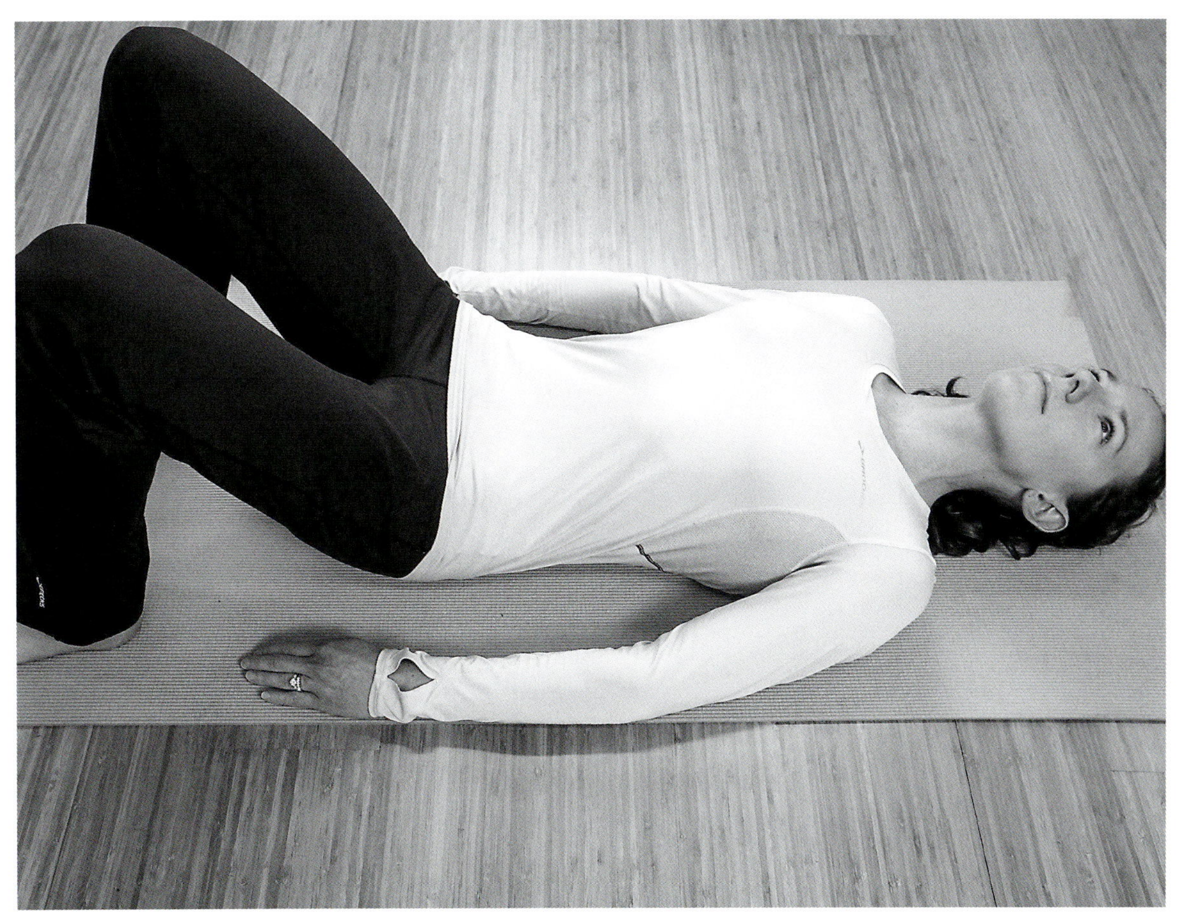

dass die Bewegungen des Kopfes vollkommen passiv sind.

5 Machen Sie eine Pause.

6 Können Sie Ihr Becken auch aus der 3-Uhr- zur 9-Uhr-Position rollen? Wenn Sie zur 3-Uhr-Position rollen, hebt sich die rechte Seite des Beckens leicht vom Boden und das Körpergewicht verlagert sich nach links. Halten Sie die Drucklinie ausgeglichen und gerade, wenn Sie von der 3-Uhr- zur 9-Uhr-Position rollen.

Kippen die Knie zusammen mit dem Becken hin und her, wenn Sie von rechts nach links rollen? Es ist in Ordnung, wenn die Knie sich vor- und zurückbewegen, so lange sie zur Decke gerichtet bleiben. Das erfordert differenzierte Bewegungen in den Hüftgelenken.

7 Fahren Sie damit fort, von der 3-Uhr- zur 9-Uhr-Position zu rollen. Bewegen Sie das Becken, indem Sie mit den Füßen in den Boden drücken oder es mit den Bauchmuskeln ziehen? Versuchen Sie, Ihren rechten Fuß in den Boden zu drücken, damit das Becken nach links rollt und umgekehrt. Anschließend versuchen Sie das Becken hin- und herzurollen und den Druck unter den Füßen dabei konstant zu halten, sodass sie bei der Bewegung nicht mithelfen. Das bedeutet, die Beckenbewegungen müssten von den Muskeln oberhalb des Beckens im Bauch und im unteren Rücken gesteuert werden. (Sie können dasselbe probieren, wenn Sie von der 12-Uhr- zur 6-Uhr-Position rollen.)

8 Machen Sie eine Pause.

9 Können Sie das Becken im Uhrzeigersinn kreisen lassen? Anders gesagt, rollen Sie es von der 1-Uhr-Position zur 2-Uhr-Position und so weiter, bis Sie einen Kreis gebildet haben.

Arbeiten Sie systematisch und langsam und achten Sie auf die Uhrzeiten, die Sie überspringen wollen, oder auf Punkte, an denen Sie keinen Druck in den Boden bringen können. Seien Sie sehr genau!

Versuchen Sie Bewegungen zu identifizieren, die Sie gewohnheitsmäßig vermeiden. Nutzen Sie Ihre Wahrnehmung und Aufmerksamkeit, um die die Kontrolle über diese Bewegungen zurückzugewinnen.

Achten Sie darauf, während der Konzentration nicht den Atem anzuhalten oder Ihren Bauch, Ihre Hände, Ihr Gesicht oder Ihren Kiefer übermäßig anzuspannen.

10 Machen Sie eine Pause.

11 Führen Sie ein paar Kreise gegen den Uhrzeigersinn aus und schauen Sie, ob das Ihre Fähigkeit beeinflusst, jede mögliche Uhrzeit zu treffen.

12 Wenn Sie mit jeder Minute der Uhr vertraut sind, können Sie die Gecshwindigkeit der Bewegung erhöhen, sie größer oder kleiner machen und versuchen, sich diagonal auf dem Ziffernblatt zu bewegen.

13 Können Sie andere Kreisbewegungen in Ihrem Körper wahrnehmen, während Sie das Becken kreisen lassen? Vollführt Ihr Kopf einen Kreis auf dem Boden? Ihr Nabel? Ihr Brustbein? Können Sie wechselnde kreisförmigen Druck unter jedem Schulterblatt spüren?

Varianten

Sie können ähnliche Ziffernblattbewegungen in unterschiedlichen Positionen ausführen.

In Rückenlage mit den Fußsohlen aneinandergelegt

Legen Sie sich auf den Rücken, aber anstatt die Füße aufzustellen, legen Sie die Fußsohlen aneinander, sodass die Knie seitlich nach unten hängen.

Aus dieser Position heraus Kreise im Uhrzeigersinn zu vollführen, erfordert zusätzliche Beweglichkeit in den Hüftgelenken.

Im Sitzen mit den Fußsohlen aneinandergelegt

Bei dieser Übung können Sie sich rücklings mit den Händen oder auf den Ellbogen abstützen. Wenn Sie sich auf die Ellbogen stützen, werden sie bemerken, dass die Uhr sehr viel größer wird und sie mehr Bewegungsfreiheit haben. Wenn Sie sich mit den Händen abstützen, ist mehr Kontrolle in der Hüftbeugung erforderlich.

Beide Positionen sind eine gute Möglichkeit, während der Beckenbewegungen auf die kombinierten Bewegungen von Bauch, Brustbein und Kopf zu achten. Spüren Sie, wie der Bauch sich nach vorne ausdehnt, wenn Sie das Becken zur 6-Uhr-Position bewegen, sodass Sie in ihn hineinatmen können. Verbinden Sie die Atmung mit der Bewegung, sodass Sie ausatmen, wenn das Becken nach hinten rollt und lassen Sie dabei die Brust einfallen.

Spüren Sie, wie Sie mehr Gewicht auf die rechte Hand bringen, wenn Sie das Becken nach links rollen und wie der Kopf das auszugleichen versucht, indem er sich nach rechts bewegt.

Spüren Sie die Kreisbewegungen am Kopf, dem Nabel, dem Brustbein und den Schulterblättern, wenn Sie das Becken kreisen lassen.

Auf einem Stuhl sitzend

Vollführen Sie ein paar Kreise, während Sie im Büro auf Ihrem Stuhl sitzen, um Ihr Körperzentrum mit Informationen und Achtsamkeit zu versorgen. Halten Sie den Kopf mittig über Ihrem Becken.

Im Stehen

Stellen Sie sich ein Licht vor, dass aus Ihrem Beckenboden direkt auf den Boden scheint. Malen Sie damit Kreise auf den Boden. Ein gutes Warm-up für Salsa oder Bauchtanz.

19. Aus der Rückenlage in den Sitz rollen

Ziel

Die Übung soll dazu dienen, sich durch ein entwicklungsbezogenes Muster zu bewegen, das die Funktion der Abduktoren und der Außenrotatoren im Hüftgelenk trainiert.

Ausführung

1. Setzen Sie sich so hin, dass Ihre Fußsohlen aneinanderliegen. Schieben Sie Ihre rechte Hand unter die rechte Ferse, sodass sie in der Handfläche liegt. Greifen Sie mit der linken Hand um die Fußsohle herum und an die Außenseite des Fußes. Der Daumen liegt am Zeigefinger.
2. Benutzen Sie beide Hände, um den rechten Fuß zu heben und zu senken. Wie schwer ist der Fuß? Wie hoch lässt er sich mühelos heben? Rollen Sie mit dem Becken zurück, um die Bewegung zu erleichtern?
3. Machen Sie eine Pause und ruhen Sie sich aus.
4. Legen Sie die Fußsohlen wieder aneinander, die Hände wie zuvor am rechten Fuß.
5. Stellen Sie sich vor, eine große Glasplatte würde beide Füße voneinander trennen. Heben Sie den rechten Fuß wieder an und malen Sie mit der Fußsohle einen Kreis auf die

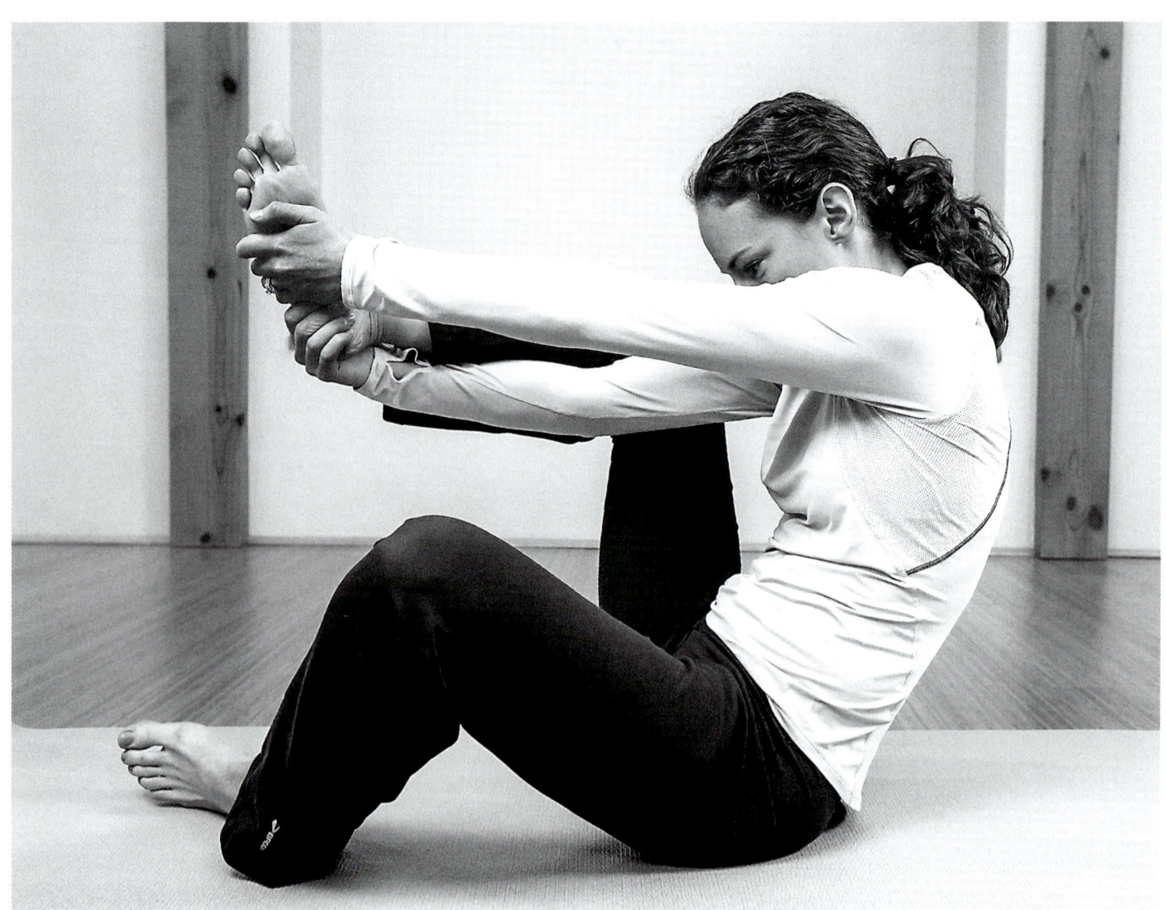

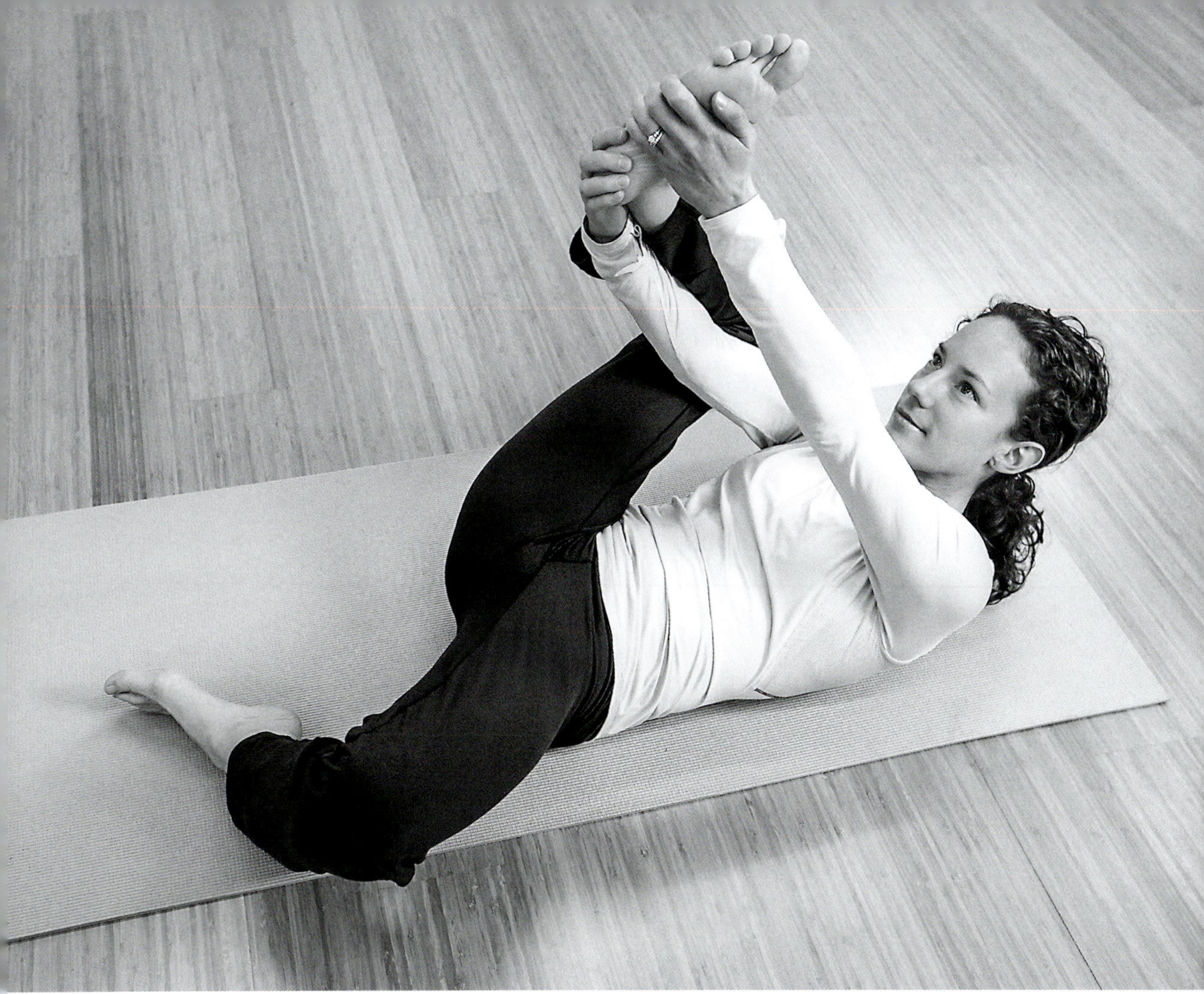

Glasplatte. Ziehen Sie den Fuß zu sich heran, wenn Sie ihn anheben und schieben Sie ihn von sich weg, wenn Sie ihn absenken.

Nutzen Sie die Kreisbewegung, um Ihr Hüftgelenk zu lockern. Lassen Sie das Becken vor- und zurückrollen und erlauben Sie der Wirbelsäule, sich zu krümmen, damit der Fuß sich bewegen kann und die Kreise größer und größer werden. Lassen Sie den Fuß in die andere Richtung kreisen und machen Sie die Bewegung zunehmend größer.

6. Ruhen Sie sich in Rückenlage aus, die Fußsohlen aneinandergelegt.

7. Greifen Sie den rechten Fuß wie zuvor mit beiden Händen. Heben und senken Sie ihn. Diesmal heben Sie mit dem Fuß gleichzeitig den Kopf an und senken ihn zusammen mit dem Fuß auch wieder ab.

   Nehmen Sie wahr, wie sich die Vorderseite des Körpers verkürzt und sich der untere Rücken in den Boden drückt, um das Anheben von Fuß und Kopf zu unterstützen. Wie hoch können Sie den Fuß heben?

8. Machen Sie eine Pause und ruhen Sie sich aus.

9. Heben Sie den Fuß noch ein paar Mal an und lassen Sie den Kopf dabei auf dem Boden liegen. Wenn Sie den rechten Fuß dann das nächste Mal anheben, bewegen Sie ihn nach rechts, sodass Oberschenkel und Knie sich Richtung Boden bewegen. Kehren Sie dann in die Ausgangsposition zurück. Wiederholen

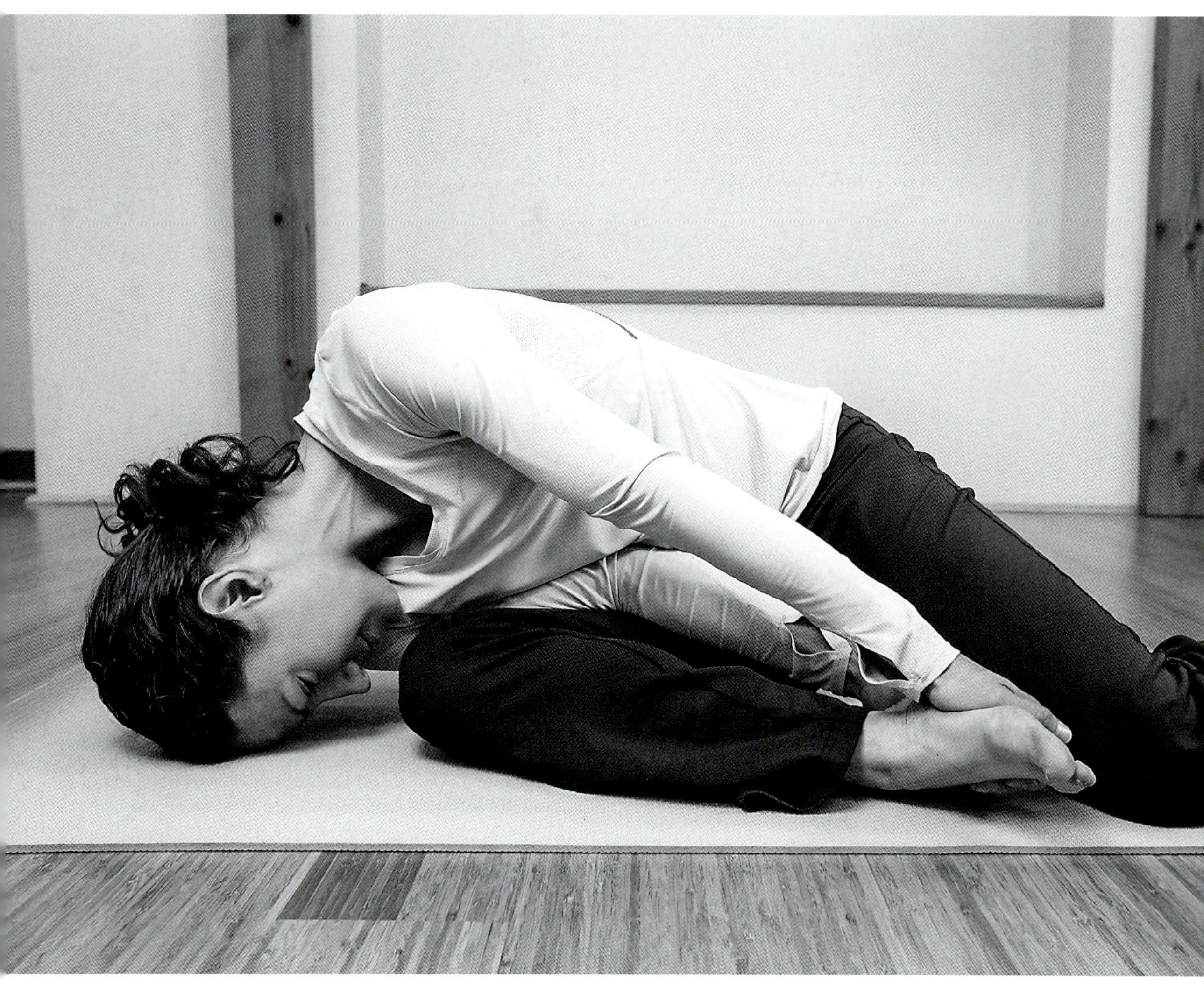

Sie die Bewegung mehrere Male, sodass Sie die Rundung Ihres Rückens spüren und die Geschwindigkeit kontrollieren können, mit der Sie hin- und herrollen.

10 Wenn der rechte Oberschenkel das nächste Mal den Boden berührt: Gibt es eine Möglichkeit für Sie, in einen seitlichen Sitz zu kommen? Versuchen Sie es ein paar Mal und schauen Sie, ob es funktioniert. Benötigen Sie sehr viel Schwung und Kraft, um sich aufzurichten? Lassen Sie uns ein wenig daran arbeiten.

11 Setzen Sie sich wieder auf, den rechten Fuß in derselben Position wie zuvor, das linke Bein liegt angebeugt hinter dem Körper. Das heißt, das linke Knie liegt an der rechten Fußsohle, während der linke Unterschenkel mit der Innenseite am Boden liegt und nach hinten zeigt.

12 Greifen Sie den rechten Fuß wie zuvor, sodass die Ferse in der Handfläche der rechten Hand liegt und die linke Hand die Außenseite des Fußes greift.

13 Senken Sie aus der Position heraus Ihren Kopf Richtung Boden ab und kehren Sie dann zur

Ausgangsposition zurück. Lassen Sie den Kopf jedes Mal locker hängen, wenn Sie ihn absenken, bis Sie das maximale Bewegungsausmaß erreicht haben, das sich noch angenehm anfühlt. Nehmen Sie die Dehnung in Ihrem rechten Hüftgelenk wahr. Kommen Sie mit dem Kopf bis auf den Boden?

14 Wenn Ihr Kopf soweit wie möglich nach unten hängt oder sogar auf dem Boden aufliegt, bewegen Sie ihn hin und her, bis er einen Bogen vom rechten Knie zum rechten Fuß vollführt. Stellen Sie sich vor, Sie wollten mit Ihren Haaren den Boden wischen. Welchen Bereich des Bodens können Sie einfacher wischen: Den näher am Fuß oder am Knie?

15 Wenn Sie den Kopf das nächste Mal zum rechten Knie bringen, fahren Sie mit der Bewegung fort, am Knie *vorbei* und weiter nach hinten, bis Sie zuerst auf die rechte Schulter und dann auf den Rücken rollen.

16 Jetzt sollten Sie auf dem Rücken liegen wie zuvor, das linke Knie hängt dabei in der Luft, während Sie den rechten Fuß in den Händen halten. Können Sie die Bewegung umkehren, sodass Sie wieder zurück in den Sitz kommen?

17 Bringen Sie den rechten Fuß auf die rechte Seite, bis das Knie auf dem Boden liegt. *Der Trick besteht darin, den Kopf dicht über dem rechten Knie zu halten.*

Stellen Sie sich vor, Sie würden das Knie küssen. Das bringt Belastung auf die tiefer liegenden Muskeln in der linken Hüfte. Wenn Sie vollständig belastet sind, richten diese Muskeln die Wirbelsäule ohne große Anstrengung wieder auf. Sie können auch den rechten Unterarm und die Hand benutzen, um wieder in den seitlichen Sitz zu kommen.

18 Wenn Sie Probleme mit dem Übergang von einer Bewegung zur anderen haben, kehren Sie wieder zum Seitsitz zurück, senken Sie den Kopf ab, führen Sie ihn nach rechts am Knie vorbei und kehren Sie dann wieder in den Seitsitz zurück, *bevor Sie auf den Rücken rollen*. Schieben Sie den Punkt, an dem Sie die Bewegung gerade noch umkehren können, immer weiter hinaus und am Knie vorbei. Wenn Sie den Kopf ganz am Knie vorbeibringen und die Bewegung immer noch umkehren können, haben Sie die nötige Kontrolle, um aus der Rückenlage in den Seitsitz zu kommen und dabei den Fuß festzuhalten.

19 Wenn Sie soweit sind, versuchen Sie dieselbe Bewegung auf der linken Seite.

Varianten

Sie können auf ähnliche Weise aus der Rückenlage in den seitlichen Sitz rollen und dabei den Fuß anders halten. Sie können den Griff beispielsweise umkehren, sodass die linke Hand die rechte Ferse greift und die rechte Hand die Außenkante des Fußes.

Sie können die Bewegung auch nur mit *einer* Hand an der Außenseite des Fußes ausführen. Probieren Sie es jeweils mit beiden Händen an beiden Füßen. In jedem Fall ist der Schlüssel zur Bewegung, den Kopf dicht über dem Ellbogen, Knie und der Hüfte zu halten, die als Basis dafür dienen, die Wirbelsäule so aufzurichten, dass Sie aus der Rückenlage in den Sitz kommen.

20. Aus der Bauchlage in den Sitz rollen

Ziel

Die Übung soll dazu dienen, sich in spielerischer Weise aus der Bauchlage in den Sitz zu bewegen und dabei eine kraftvolle Hüftextension und -rotation in die Rumpfkontrolle zu integrieren.

Ausführung

1. Legen Sie sich auf den Bauch. Legen Sie die Händen übereinander und Ihre rechte Wange auf den Händen ab, sodass Sie nach links schauen.

2. Beugen Sie die Knie an, sodass die Füße zur Decke zeigen und die Unterschenkel senkrecht stehen. Halten Sie Füße und Knie geschlossen, als wären sie zusammengebunden.

3. Lassen Sie die geschlossenen Füße nach rechts Richtung Boden kippen. Dabei drehen Sie sich auf dem rechten Knie, während sich das linke vom Boden hebt.

   Suchen Sie sich ein angenehmes Bewegungsausmaß. Nehmen Sie die Drehung in der Wirbelsäule und den Rippen wahr. Wiederholen Sie die Bewegung mehrere Male, um zu spüren, welche Anteile der Rippen, der Schulterblätter und der Wirbelsäule sich entspannen müssen, damit die Knie locker zur Seite kippen können.

4. Bringen Sie die Füße zurück zur Mitte. Drehen Sie den Kopf dann nach rechts und kippen Sie die Füße ein paar Mal nach links. Vergleichen Sie, wie leicht die Drehung zu dieser Seite fällt.

5. Bringen Sie die Füße zurück zur Mitte und kippen Sie die Füße dann wieder nach rechts. Fällt Ihnen die Bewegung schwerer oder leichter als nach links? Bewegen Sie die Füße hin und her, sodass Sie einen klaren Vergleich haben. Erlauben Sie den Schulterblätter, über den Brustkorb zu gleiten, damit dieser sich drehen kann und die Füße sich bewegen können.

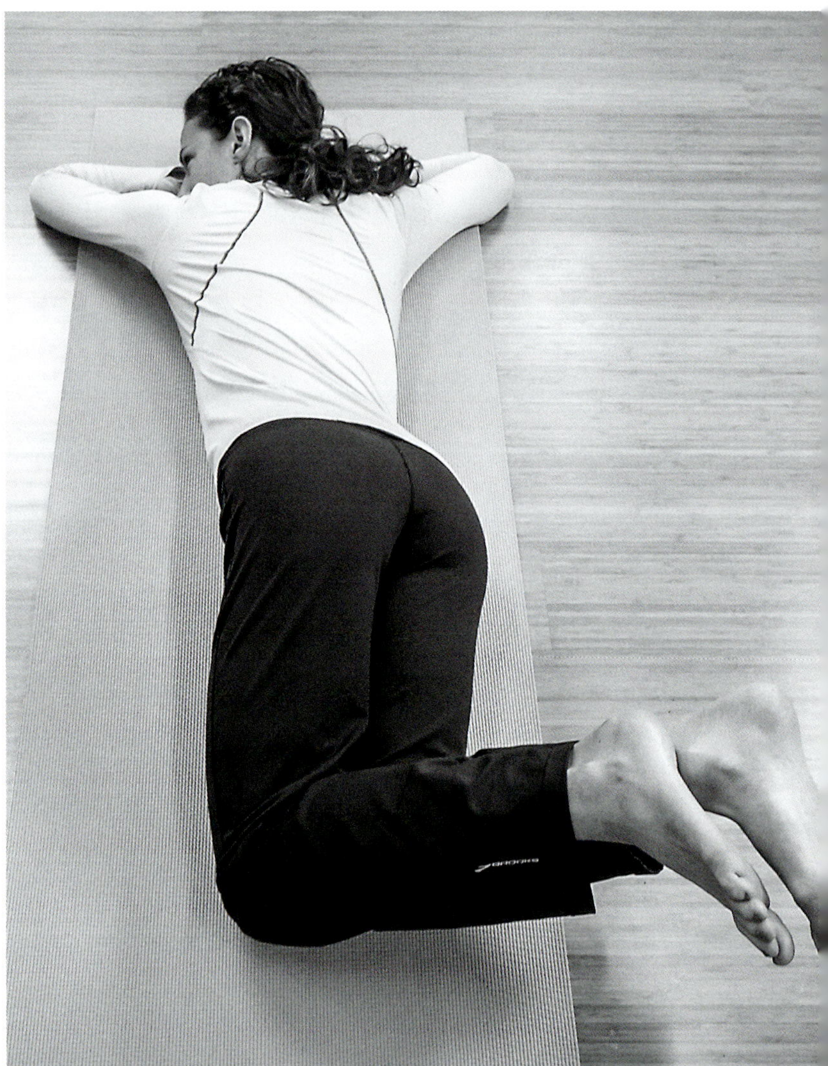

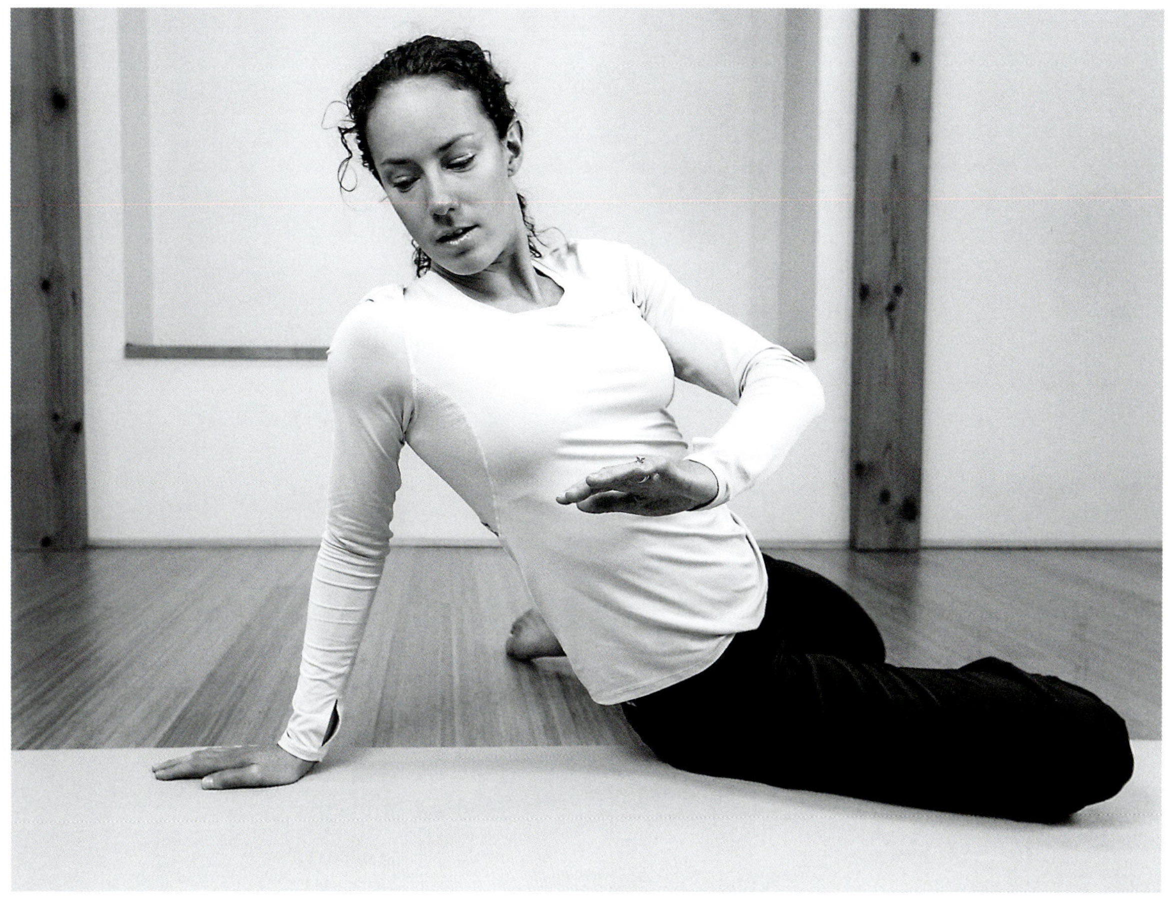

6 Drehen Sie Ihren Kopf wieder nach links. Kippen Sie Ihre Füße ein paar Mal nach rechts, soweit, wie es angenehm ist, und halten Sie sie dort in Position. Nehmen Sie den Abstand der Füße zum Boden wahr, wenn es einen gibt.

7 Können Sie jetzt Ihren Kopf zur anderen Seite drehen, während Sie die Beine an Ort und Stelle halten? Falls nicht, erlauben Sie den Beinen, sich ein bisschen zu bewegen, damit der Kopf sich drehen lässt. Dann drehen Sie Ihren Kopf hin und her, während Sie die Beine in Position halten.

8 Ruhen Sie sich in einer für Sie angenehmen Position aus.

9 Setzen Sie Ihre Hände in einer Liegestützposition auf und drehen Sie den Kopf nach links.

10 Lassen Sie Ihre Beine nach rechts kippen. Heben Sie mithilfe Ihrer Hände den Kopf an, drehen Sie ihn nach links und schauen Sie über Ihre linke Schulter auf Ihre Füße, wie sie Richtung Boden sinken.

11 Stimmen Sie die Bewegungen von Füßen und Kopf aufeinander ab, sodass der Kopf sich hebt und nach links bewegt und Sie über Ihre linke Schulter auf die Füße schauen können, sobald diese nach rechts absinken. Anschließend kehren Sie gleichzeitig mit Füßen und Kopf wieder in die Ausgangsposition zurück. Die

Bewegung sollte sich von Kopf bis Fuß ganzheitlich anfühlen.

12. Kippen Sie die Füße zur rechten Seite und heben Sie den Kopf, um auf sie zu schauen. Wenn Sie am Ende der Bewegung angekommen sind und Sie die Füße sehen können, schieben Sie das linke Knie am rechten Bein entlang und weg vom rechten Knie, bis es auf dem Boden aufliegt, gleich neben dem rechten Fuß. Während Sie das tun, benutzen Sie die rechte Hand, um sich in eine sitzende Position hochzudrücken, sodass Sie am Ende auf der rechten Pobacke sitzen und sich auf der rechten Hand abstützen.

13. Können Sie sich auf demselben Weg in einer fließenden Bewegung wieder zurück in die Bauchlage bewegen? Schauen Sie sich die Position der rechten Hand an und überlegen Sie sich, wo Sie die linke Hand aufsetzen müssen, um in die anfängliche Liegestütz-Position zurückzukehren. Schieben Sie die linke Hand langsam in diese Position, bis Ihre Brust wieder Richtung Boden sinkt, das Becken sich dreht und die Knie in die Ausgangsposition zurückkehren.

14. Bewegen Sie sich zwischen diesen Positionen hin und her und machen Sie sie jedes Mal etwas weicher, eleganter und leichter.

15. Machen Sie die Bewegung zu beiden Seiten. Ein paar Tipps, um die Ausführung fließender zu machen: Wenn das oben liegende Bein nach hinten gleitet, nutzen Sie Ihre Gesäßmuskeln, um den Fuß nach hinten zu „stoßen". Die Kraft der Beinmuskeln hilft Ihnen dabei, sich in den Sitz zu ziehen. Stützen Sie sich fest mit der Hand ab, mit der Sie sich in den Sitz drücken, und achten Sie darauf, sie in der dafür optimalen Position zu halten.

16. Wenn Sie auf den Boden zurückkehren, halten Sie die Beine möglichst lange in der Endposition, bis der Burstkorb sie passiv wieder in die Ausgangsposition zurückzieht.

17. Wenn Ihnen die Bewegung leichtfällt, versuchen Sie, so schnell wie möglich zwischen rechts und links zu wechseln, sodass Sie den Schwung der Beine nutzen können, um den notwendigen Druck der Hände zu minimieren.

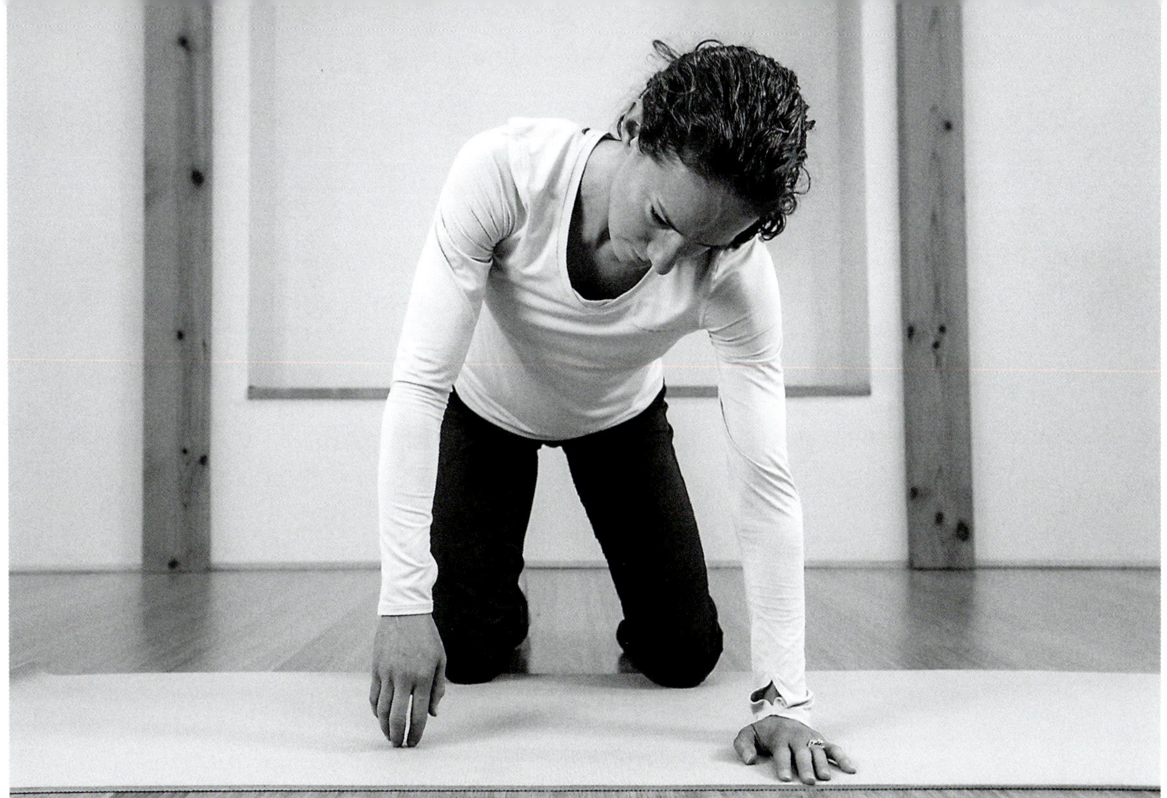

21a. Krabbeln, Teil 1

Ziel

Die Übung soll dazu dienen, mittels eines Krabbelmusters die rumpfnahe Kontrolle der Extremitäten zu verbessern.

Ausführung

1. Begeben Sie sich in den Vierfüßlerstand. Setzen Sie Ihre Hände direkt unter den Schultern auf, und die Knie direkt unter den Hüftgelenken. Strecken Sie Ihre Wirbelsäule und verteilen Sie das Körpergewicht gleichmäßig auf alle vier Unterstützungspunkte.

2. Heben Sie Ihre rechte Hand vom Boden, sodass die rechte Schulter sich Richtung Decke bewegt. Stellen Sie sich den Arm als loses Seil vor, sodass alle Muskeln vollständig entspannt sind und die Bewegung vom Rumpf kontrolliert wird.

   Erlauben Sie dem Schulterblatt, nach hinten zu gleiten, und dem Brustkorb, sich nach rechts zu drehen, während die rechte Schulter sich hebt. Spüren Sie, wie sich das Körpergewicht währenddessen auf die linke Hand und das linke Knie verlagert?

3. Ruhen Sie sich aus.

4. Wiederholen Sie dieselbe Bewegung ein paar Mal mit dem linken Arm und lassen Sie ihn auch hier vollkommen locker. Erlauben Sie der Hand, sich langsam Stück für Stück vom Boden zu lösen – zuerst der Handballen und dann die Finger. Wenn die Hand wieder auf den Boden zurückkehrt, berühren ihn umgekehrt zuerst die Finger, dann der Ballen.

5. Machen Sie eine Pause.

6. Jetzt heben Sie das rechte Knie an, indem Sie das rechte Becken Richtung Decke schieben. Lassen Sie den rechten Fußrücken auf dem Boden liegen.

Versuchen Sie wie beim Arm, keinerlei Beinmuskeln zu benutzen, um die Bewegung auszuführen. Nehmen Sie wahr, wie das Becken sich dreht, um das Bein anzuheben und wie sich das Körpergewicht auf die übrigen Unterstützungspunkten verlagert.

7 Versuchen Sie dieselbe Bewegung mit dem anderen Knie auszuführen. Welche Seite lässt sich leichter anheben?

8 Machen Sie eine Pause.

9 Heben Sie die rechte Hand und das rechte Knie mehrere Male gleichzeitig vom Boden und setzen Sie sie wieder ab. Machen Sie die Bewegung so geschmeidig und kontrolliert wie möglich, sodass Sie sich mit konstant langsamer Geschwindigkeit bewegen und beim Absetzen nicht nach unten fallen.

Nehmen Sie wahr, wie Sie das Körpergewicht nach links verlagern müssen, um Ihren Schwerpunkt über die Unterstützungspunkte auf der Seite zu bringen. Versuchen Sie, nach oben und rechts zu schauen, wenn Sie die rechte Seite anheben und dann zur linken Hand, wenn Sie die rechte Seite wieder absetzen.

10 Führen Sie dieselbe Bewegung jetzt mit der linken Seite aus und heben Sie Hand und Knie vom Boden ab, während Sie das Gewicht auf die rechte Seite verlagern. Versuchen Sie dabei jegliche unnötige Muskelanspannung weitgehend zu eliminieren. Auf welcher Seite ist Ihre Balance besser?

11 Wechseln Sie nun hin und her, erst nach rechts, dann nach links. Wenn Sie Ihren Rhythmus gefunden haben, setzen Sie Hand und Knie einmal nach vorne und einmal nach hinten ab. Das bezeichnet man als homolaterales Krabbelmuster *(Passgang)*, bei dem Hand und Knie derselben Seite zusammenarbeiten.

12 Machen Sie eine Pause.

13 Heben Sie die rechte Hand zusammen mit dem linken Knie an, sodass beide in der Luft hängen. Halten Sie sie am höchsten Punkt, sodass Sie die Muskelaktivität im Rumpf spüren, die für die Gegenrotation in Schultern und Hüften zuständig ist.

14 Wiederholen Sie dieselbe Bewegung zur anderen Seite und vergleichen Sie beide Seiten. Welche Diagonale fühlt sich natürlicher an?

15 Wenn Sie das nächste Mal die rechte Hand und das linke Knie anheben, machen Sie mit beiden einen Schritt nach vorne und wiederholen Sie das anschließend mit der linken Hand und dem rechten Knie, sodass Sie in einem kontralateralen Bewegungsmuster *(Kreuzgang)* vorwärts krabbeln.

Nutzen Sie nur eine minimale Muskelaktivität in Armen und Beinen, sodass die Bewegung hauptsächlich aus dem Körperzentrum kontrolliert wird. Stellen Sie sich die langsamen und kraftvollen Bewegungen eines Löwen vor, der sich an seine Beute anschleicht.

16 Krabbeln Sie vor und zurück, mal schnell, mal langsam. Schauen Sie nach vorne und rechts und links. Gibt es eine Möglichkeit, aus dem Krabbeln heraus sofort in einen Seitsitz zu kommen? (Ein Tipp: Schauen Sie einem Baby zu, die machen das ständig.)

17 Wenn Sie bereit sind, stehen Sie auf und gehen Sie ein wenig umher. Achten Sie auf das Kreuzmuster beim Gehen – wie die rechte Schulter sich zusammen mit der linken Hüfte nach hinten bewegt. Spüren Sie, wie das Körperzentrum die Bewegungen der Arme und Beine kontrolliert, sodass sie wie locker hängende Seile nur auf die Bewegungen der Rumpfmuskeln reagieren?

21b. Krabbeln, Teil 2

Ziel

Die Übung soll dazu dienen, durch spezielle Bewegungen aus der Krabbelhaltung heraus die für Stabilisation und Gleichgewicht zuständige tiefer liegende Hüftmuskulatur anzuregen.

Ausführung

1. Gehen Sie in den Vierfüßlerstand.
2. Schieben Sie das rechte Knie nach vorne und dann nach links, sodass Sie den rechten Fuß um das linke Knie herum und nach hinten schieben können, bis die rechte Kniekehle direkt am linken Knie anliegt.
3. Lassen Sie das Bein zurück in die Ausgangsposition gleiten und wiederholen Sie die Bewegung mehrere Male.

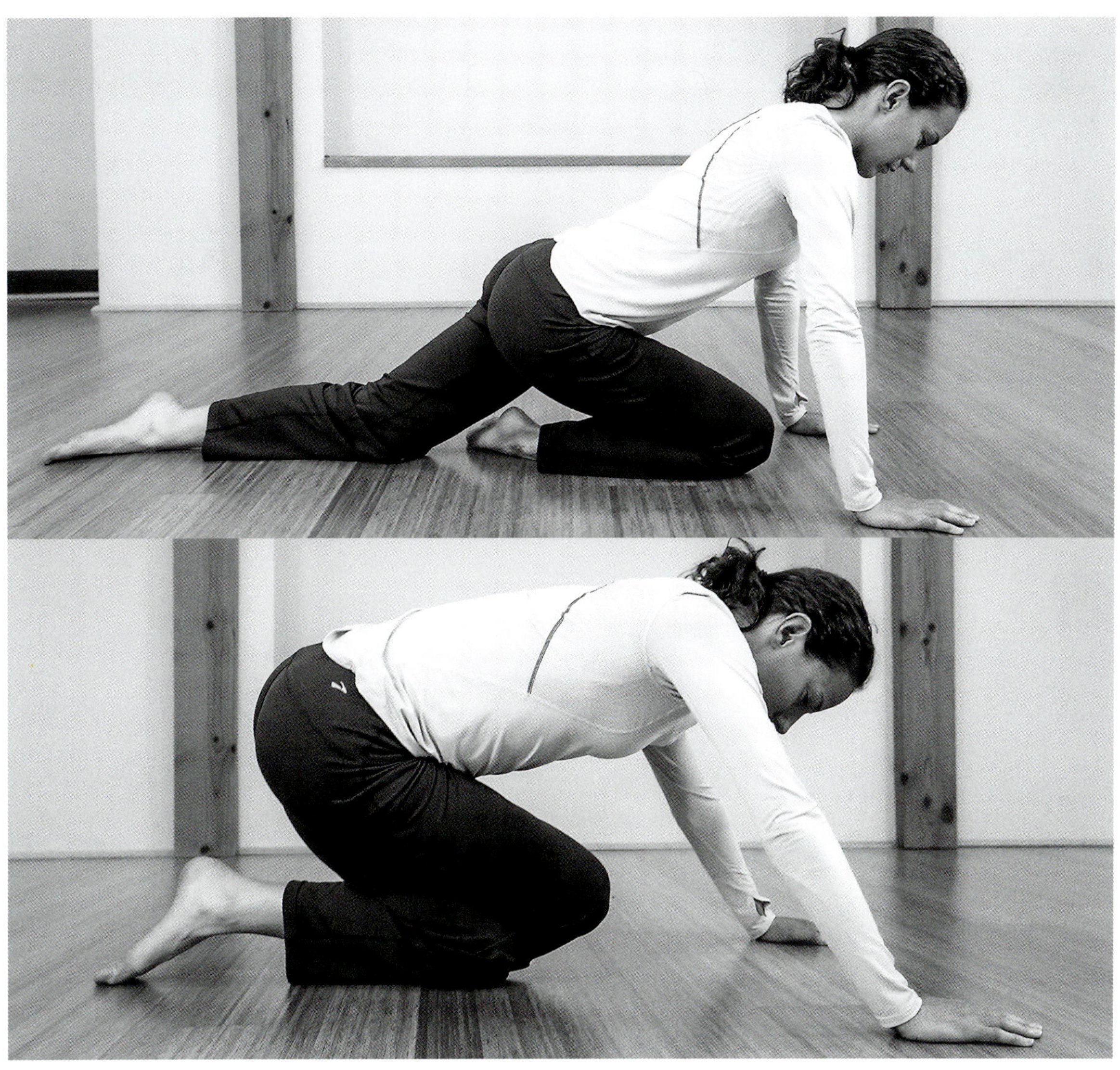

4. Achten Sie während der Bewegung darauf, dass Sie das rechte Knie, den rechten Unterschenkel und den Fußrücken nicht vom Boden abheben.

   Nehmen Sie wahr, wie Ihre linke Hüftmuskulatur für das Gleichgewicht sorgt und Sie stützt, damit das rechte Knie sich frei bewegen kann. Können Sie spüren, wie die Muskeln an der Rückseite der linken Hüfte arbeiten?

5. Wiederholen Sie jetzt dieselbe Bewegung mit dem linken Knie. Schieben Sie es nach vorne, bis sich der linke Fuß in den Raum zwischen rechter Hand und rechtem Knie bewegen kann und schieben Sie das Knie dann nach rechts, bis auch hier die Kniekehle an der Außenseite des rechten Knies anliegt.

   Schauen Sie nach oben oder unten, wenn sich das Knie nach vorne bewegt? Probieren Sie beide Varianten aus. Jedes Mal, wenn das Knie nach vorne kommt, schauen Sie nach oben und jedes Mal, wenn es nach hinten gleitet, schauen Sie nach unten.

   Probieren Sie anschließend das Gegenteil aus. Was fühlt sich natürlicher an?

6. Kommen Sie zurück in den Vierfüßlerstand und ruhen Sie sich aus.

7. Schieben Sie das rechte Knie nach hinten und links, bis Sie es *hinter* dem linken Fuß weiter hinüber auf die linke Seite schieben können. Ziehen Sie es dann wieder nach vorne, bis es

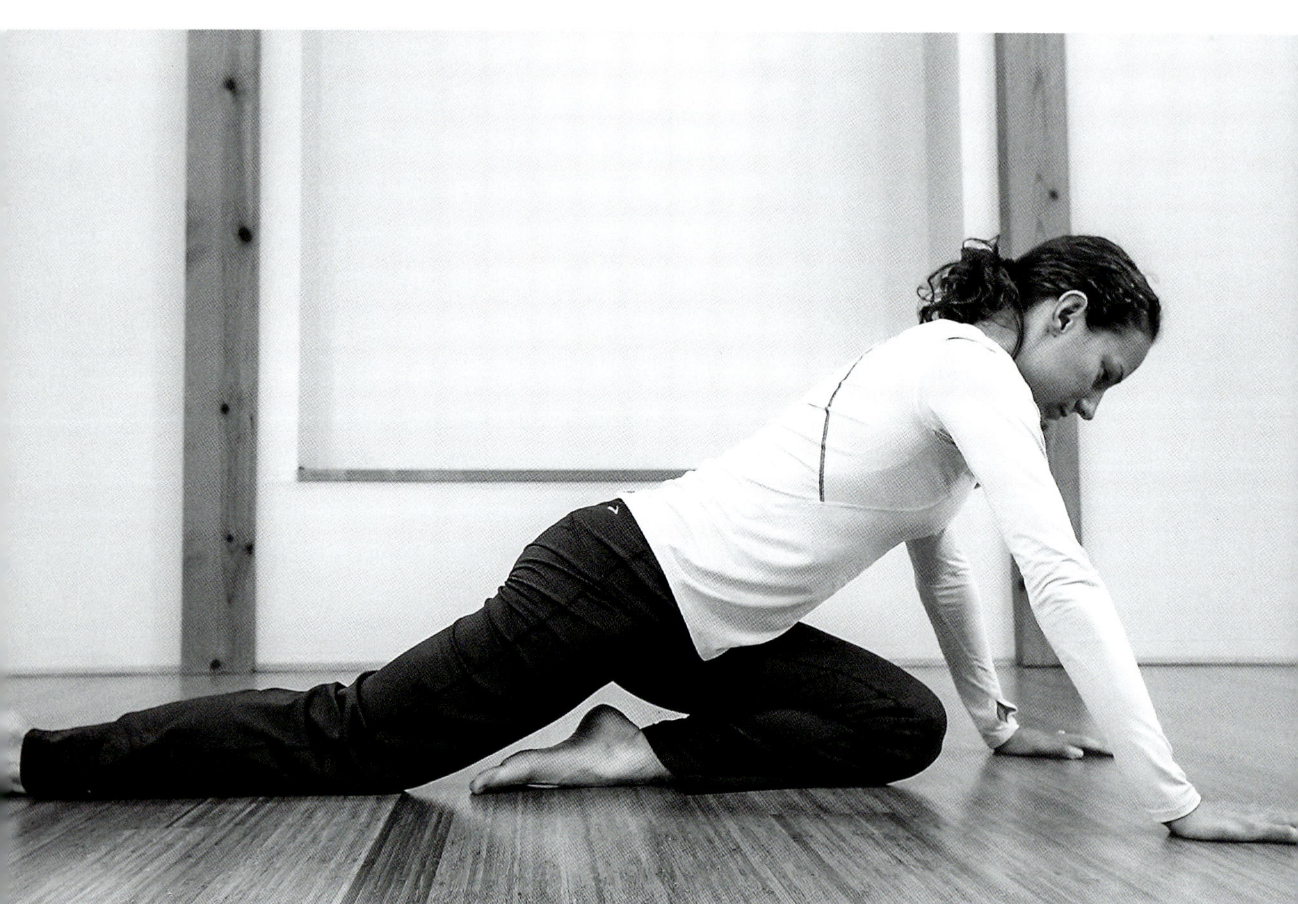

wieder an der Außenseite des linken Knies anliegt. Kehren Sie zur Ausgangsposition zurück und wiederholen Sie die Bewegung mehrere Male.

Halten Sie Knie, Unterschenkel und Fuß wie zuvor während der Bewegung immer am Boden und heben Sie sie nicht an. Nehmen Sie wahr, wie das Becken nach hinten rollt, sodass der Fuß sich frei bewegen kann. Spüren Sie die Dehnung und die Arbeit der Muskeln an der Rückseite der linken Hüfte.

8. Ruhen Sie sich aus.

9. Probieren Sie dieselbe Bewegung zur anderen Seite aus. Schieben Sie also das linke Knie nach hinten und bis unterhalb des rechten Fußes und ziehen es dann wieder nach oben zur Außenseite des rechten Knies.

10. Nach einigen Wiederholungen fügen Sie die allererste Bewegung hinzu, indem Sie das linke Knie um das rechte Knie herum und nach vorne führen. Sie bewegen das linke Knie also fast in einem vollständigen Kreis um den rechten Fuß und das rechte Knie herum.

    Nehmen Sie wahr, ob Ihr Kopf sich dabei auf- oder abwärtsbewegt. Ist ein Muster erkennbar? Stimmen Sie die gesamte Wirbelsäule auf diese Bewegung ab.

11. Machen Sie eine Pause.

12. Versuchen Sie jetzt, das rechte Knie vorne um das linke Knie herumzuführen und wieder zurück nach hinten und unterhalb des linken Fußes zu dessen Außenseite sowie wieder zurück. Nehmen Sie auch hier wahr, wie sich Ihr Becken vor- und zurückbewegt und sich Ihr Körpergewicht im Wechsel auf die Hände und das linke Knie verlagert.

13. Machen Sie eine Pause.

14. Schieben Sie das rechte Knie nach vorne und um das linke Knie herum. Schieben Sie anschließend das linke Knie nach *hinten*, bis Sie es unterhalb des rechten Fußes wieder über die linke Seite nach vorne ziehen können und seinerseits um das rechte Knie herumführen. Wiederholen Sie dieselbe Bewegung zur anderen Seite, sodass Sie sich vorwärtsbewegen. Nehmen Sie Ihre Hände zu Hilfe, um auf diese seltsame Art vorwärtszukrabbeln.

15. Suchen Sie den optimalen Zeitpunkt, um die Hände nach vorne zu setzen, sodass sie die exakte Gegenbewegung zu den Knien vollführen. Wie beim normalen Krabbeln ist es vermutlich am einfachsten, gleichzeitig die linke Hand und das rechte Knie als auch umgekehrt zu bewegen.

16. Können Sie auf dieselbe Weise auch rückwärts krabbeln?

22. Koordination von Fuß und Knöchel

Ziel

Die Übung soll dazu dienen, komplexe Rotations- und Kippbewegungen des unteren Sprunggelenkes mit Bewegungen des oberen Sprunggelenkes, dem Knie und den Hüftgelenken zu koordinieren.

Beachten Sie: Vielleicht bekommen Sie bei diesen Übungen einen Krampf im Fuß. Machen Sie eine Pause, bis der Krampf vorüber ist und fahren Sie dann fort.

Ausführung

1. Legen Sie sich auf den Bauch und legen Sie die Stirn auf den Händen ab. Beugen Sie die Knie an, sodass die Unterschenkel Richtung Decke zeigen.

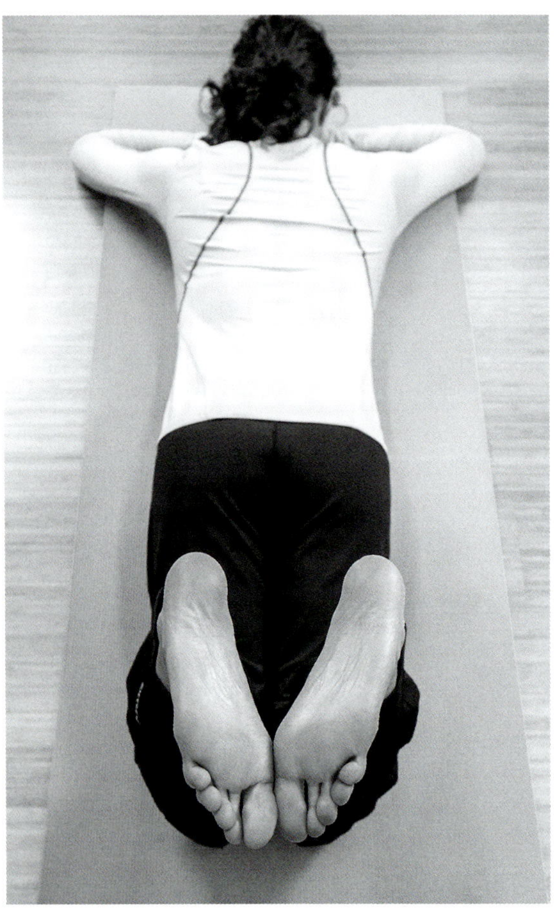

2. Achten Sie darauf, die Unterschenkel wirklich senkrecht zu halten, nicht nach rechts oder links geneigt.
3. Halten Sie die Fußsohlen parallel zur Decke, als wenn Sie dort aufgestellt wären. Schauen Sie ruhig einmal hin, um zu überprüfen, ob das in etwa hinkommt.
4. Halten Sie Knie, Knöchel und die Füße geschlossen, sodass sie sich berühren.
5. Strecken und beugen Sie die Knöchel einige Male und halten Sie dabei die Füße so geschlossen, dass sich die Großzehballen und Fersen des rechten und linken Fußes berühren. Verkrampfen sich die Fußmuskeln dabei?
6. Halten Sie die großen Zehen und die Knie zusammen und bewegen Sie die Fersen auseinander. Führen Sie sie wieder zusammen und wiederholen Sie die Bewegung mehrere Male.

   Lässt sich die Bewegung geschmeidig und leicht ausführen oder ist es eher mühsam und anstrengend? Welche Muskulatur muss dabei arbeiten?

7. Kehren Sie die Bewegung um, sodass die Fersen zusammenbleiben und die Zehen sich voneinander entfernen. Welche Bewegung fällt Ihnen leichter? Wechseln Sie zwischen den beiden Bewegungen hin und her, um es herauszufinden. Schauen Sie, ob Sie fließend von der einen zur anderen Bewegung wechseln können.
8. Wiederholen Sie dieselbe Bewegung nur mit dem rechten Fuß, während Sie den linken Fuß ruhig halten. Wechseln Sie dann auf die andere Seite, sodass sich nur der linke Fuß bewegt.

Welcher Fuß lässt sich leichter koordinieren?

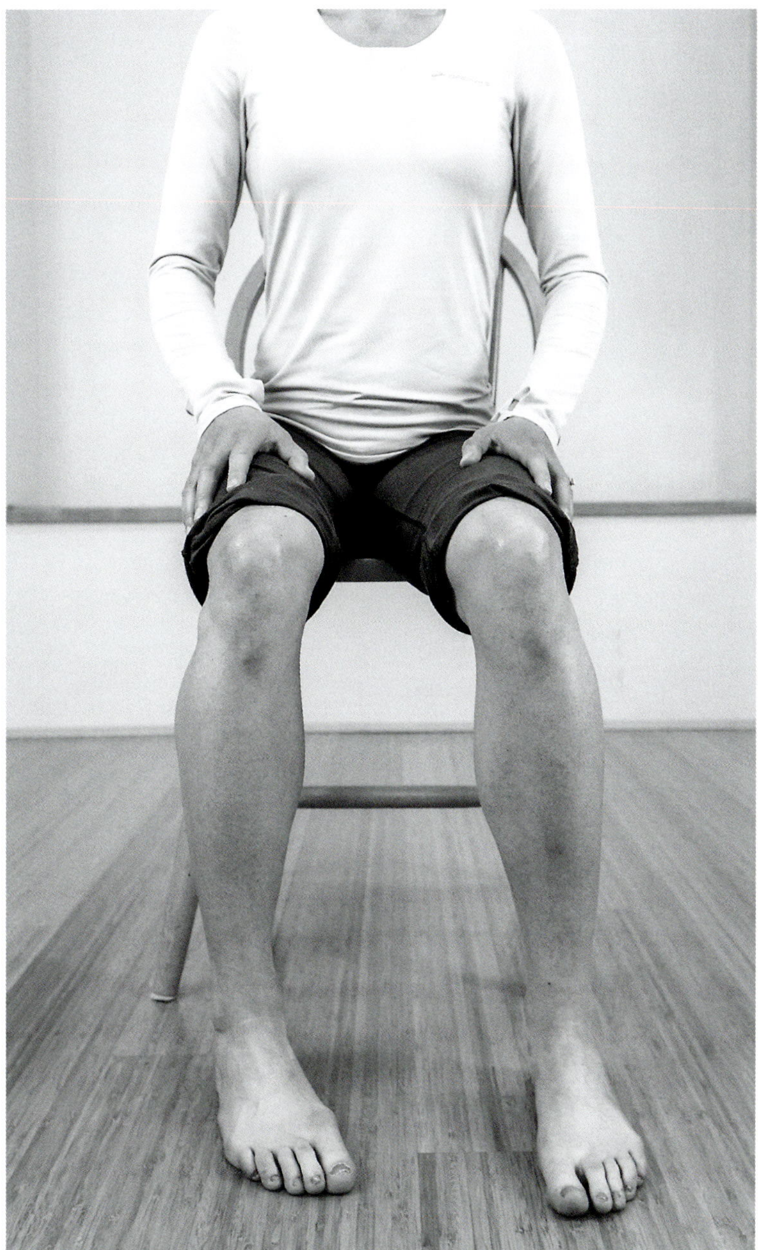

9 Setzen Sie sich auf einen Stuhl, die Füße flach am Boden. Nehmen Sie den Kontakt des rechten Fußes zum Boden wahr. Achten Sie insbesondere auf den Kontakt von Ferse, Großzeh- und Kleinzehballen.

10 Stellen Sie sich vor, der Großzehballen sei am Boden befestigt. Halten Sie ihn dort und drehen Sie Ihre rechte Ferse nach rechts und links, indem Sie sie über den Boden schieben.

Zu welcher Seite können Sie die Ferse leichter bewegen? Spüren Sie diese Bewegung bis ins Knie oder das Hüftgelenk?

11 Jetzt drücken Sie die Ferse in den Boden und schieben die Zehen nach innen und außen.

Wie ändert sich der Kontakt des Fußes mit dem Boden, wenn Sie den Fuß drehen? Welchen Effekt hat das auf das Fußgewölbe?

12 Kehren Sie mit dem rechten Fuß in die Ausgangsstellung zurück. Kippen Sie dann das rechte Knie nach innen und außen, sodass Sie jeweils auf die Innen- und Außenseite des Fußes rollen.

13 Jetzt versuchen Sie, das Knie nach vorne und hinten zu bewegen, *während Sie den rechten Fuß ganz am Boden lassen*. Achten Sie darauf, dass sowohl Großzeh- als auch Kleinzehballen einen festen Bodenkontakt beibehalten, während sich das Knie bewegt.

14 Können Sie die Bewegung umkehren? Also den rechten Fuß nach innen und außen kippen, während das Knie dabei in exakt derselben Position bleibt?

15. Kehren Sie zu der Bewegung zurück, bei der die Ferse fest am Boden bleibt und Sie die Zehen nach innen und außen drehen. Spüren Sie, wie der Fuß nach außen und innen kippt, während Sie ihn drehen? Welche Seite des Fußes hebt sich vom Boden, wenn Sie die Zehen nach innen drehen? Können Sie diese Seite am Boden halten, während Sie den Fuß einwärts drehen? Versuchen Sie, den Großzeh- und den Kleinzehballen am Boden zu lassen, während Sie sie nach innen und außen drehen.

    Spüren Sie, wie die Muskeln im Fußgewölbe bei der Bewegung arbeiten?

16. Stehen Sie etwa einen Meter von einer Wand entfernt und mit dem Gesicht zur Wand gerichtet, die Hände liegen leicht auf der Wand.

17. Drücken Sie den Großzehballen des rechten Fußes fest in den Boden und drehen Sie die Ferse nach innen und außen. Versuchen Sie, das Becken gerade zur Wand gerichtet zu halten, sodass es sich nicht mit dem Fuß mitbewegt.

    Nehmen Sie die Bewegung im Hüftgelenk wahr. Wo genau spüren Sie diese Bewegung? Ist es einfacher, die Ferse nach innen oder außen zu drehen?

18. Jetzt drücken Sie die Ferse in den Boden und drehen die Zehen nach innen und außen. Ist das leichter oder schwieriger als die Drehung mit der Ferse?

19. Können Sie den Fuß in Neutralposition halten (sodass er nicht nach innen oder außen kippt), während Sie ihn ein- und auswärtsdrehen?

20. Gehen Sie umher oder machen Sie ein paar andere Bewegungen, z. B. Kniebeugen, um die Bewegungsqualität des rechten Knöchels, Knies und Hüftgelenks mit der linken Seite zu vergleichen. Können Sie Unterschiede spüren? Wiederholen Sie die Übung zur linken Seite, um das auszugleichen.

23. Verbesserung der Kniebeuge

Ziele

Die Übung soll dazu dienen, die Kniebeuge zu verbessern und zwar auf indirekte Weise! Kinder lernen die Kniebeuge als Übergangsbewegung zwischen Sitzen und Stehen.

Alle Bewegungen dieser Übung basieren auf einer Haltung, in der Sie Hände und Füße flach auf dem Boden haben. Ich nennen das die „Vierpunkt“-Position, manchmal auch als Bärenstand bezeichnet.

Jeder Teil der Übung beinhaltet Bewegungen in dieser Haltung oder den Übergang aus der Position heraus oder in sie hinein. Wenn Sie jeden Teil kennengelernt haben, sollen Sie sie auf kreative Art und Weise neu zusammensetzen. Zusammengenommen bilden diese Bewegungen ein sehr schönes Aufwärmtraining.

Beachten Sie: Anders als die anderen Übungen, kann diese zu einer gewissen Erschöpfung führen. Das ist in Ordnung, so lange Ihnen nichts wehtut und die Erschöpfung nicht Ihre Fähigkeit zur Kontrolle der Bewegung oder deren achtsame Ausführung beeinträchtigt. Diese Übung ist außerdem sehr viel umfangreicher als die anderen. Bis Sie sich eingearbeitet haben, sollten Sie nur einen oder zwei Teilaspekte auf einmal üben.

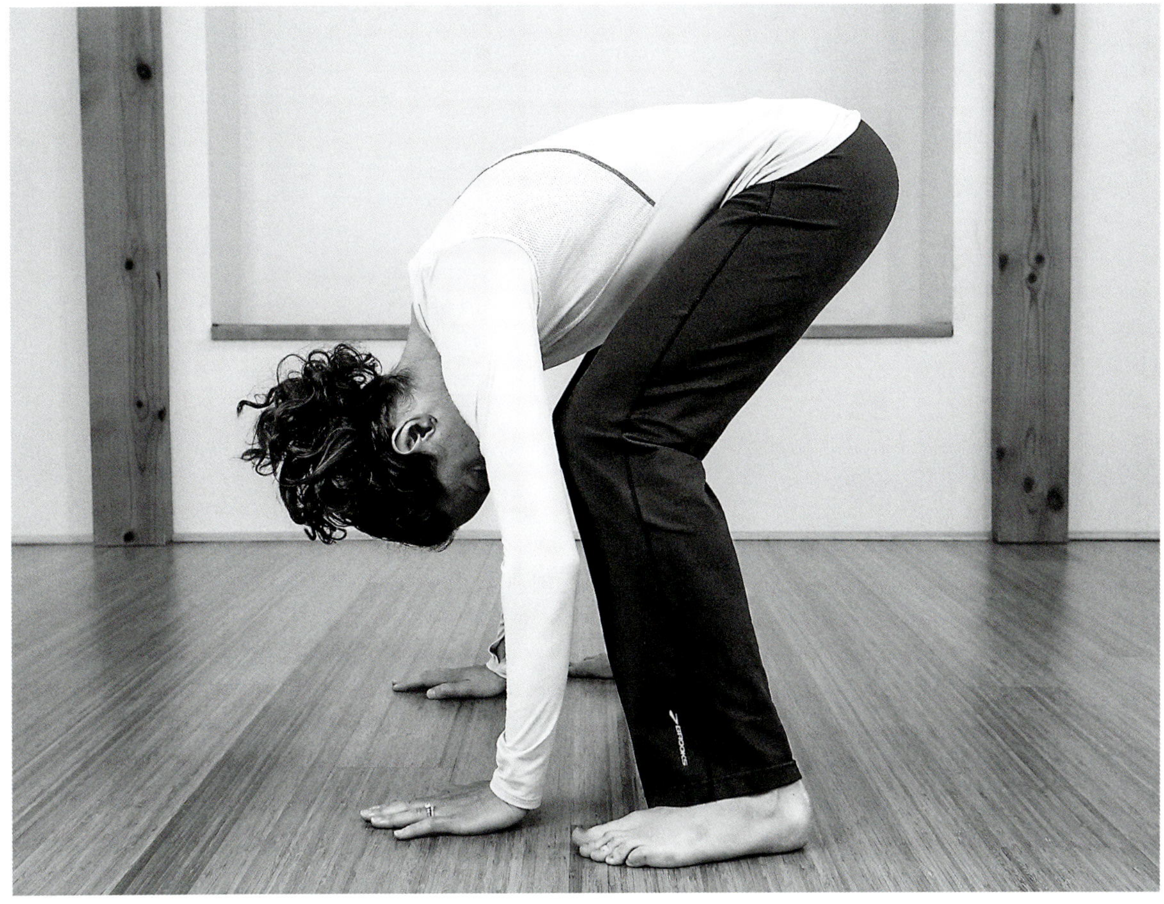

Leistungsbemessung

Bevor Sie mit der Übung beginnen, prüfen Sie, inwieweit Sie die Kniebeuge ausführen können, indem Sie so weit wie möglich in die Knie gehen und dabei die Fersen am Boden lassen. Wie weit kommen Sie nach unten? Können Sie das Becken auf den Fersen absetzen? Wie lange könnten Sie bequem in dieser Position bleiben und was können Sie aus dieser Position heraus tun? Können Sie den Kopf drehen und hinter sich schauen, nach Objekten am Boden greifen oder Ihr Gewicht von einem auf den anderen Fuß verlagern?

Auch wenn diese Übung nicht direkt die Kniebeugebewegung trainiert, werden Sie vielleicht bemerken, dass Sie damit deren Funktionalität verändern.

Ausführung

1. Begeben Sie sich zum Beginn der Übung in den Stand. Ziehen Sie die Schuhe aus und stehen Sie mit bequem geöffneten Füßen.

2. Führen Sie die Hände zum Boden, bis Sie die Handflächen flach vor sich absetzen können. Dann richten Sie sich wieder in den Stand auf und wechseln zwischen diesen beiden Positionen hin und her.

3. Sie können die Knie dabei so weit anbeugen, wie Sie mögen, aber halten Sie die Fersen am Boden. Wenn das nicht geht, suchen Sie nach einer Möglichkeit, den „Boden anzuheben“, indem Sie die Hände auf einer erhöhten Unterlage ablegen.

4. Sobald die Hände auf dem Boden aufliegen, haben Sie vier Unterstützungspunkte. Beachten Sie, wie diese vier Punkte zueinander positioniert sind. Passen Sie die Position der Punkte während der Übung immer wieder an und verfeinern Sie sie, um die Bewegungen für Sie angenehmer und einfacher zu gestalten.

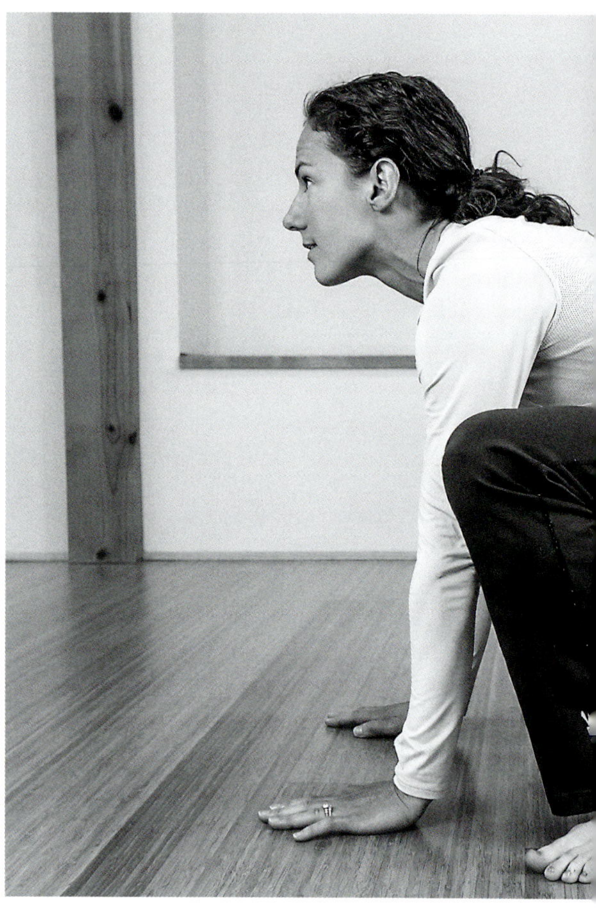

Sie können die Füße weiter auseinander oder näher zusammen aufstellen, nach innen oder außen gedreht. Dasselbe gilt für die Hände. Sie können auch mit der Gewichtsverteilung zwischen Händen und Füßen spielen. Suchen Sie nach dem richtigen Winkel für die Kniebeugung. Ist es besser, den Kopf hängen zu lassen oder aufrechtzuhalten?

5. Wiederholen Sie die Bewegung und verändern Sie dabei ständig alle möglichen Variablen, bis daraus ein optimales Zusammenspiel entsteht.

Wie würden Sie die Bewegung ausführen, wenn Sie sie den ganzen Tag lang machen müssten? (Nebenbei: Genau das haben Sie getan, als Sie lernten zu gehen.)

6. Ruhen Sie sich aus.

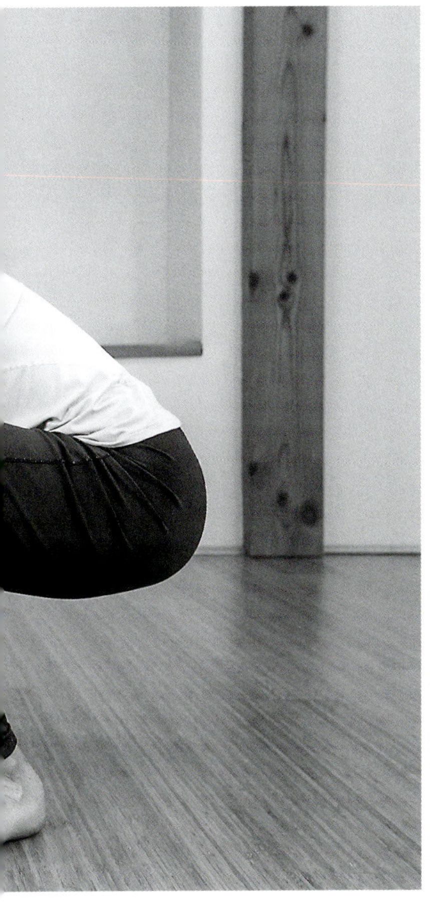

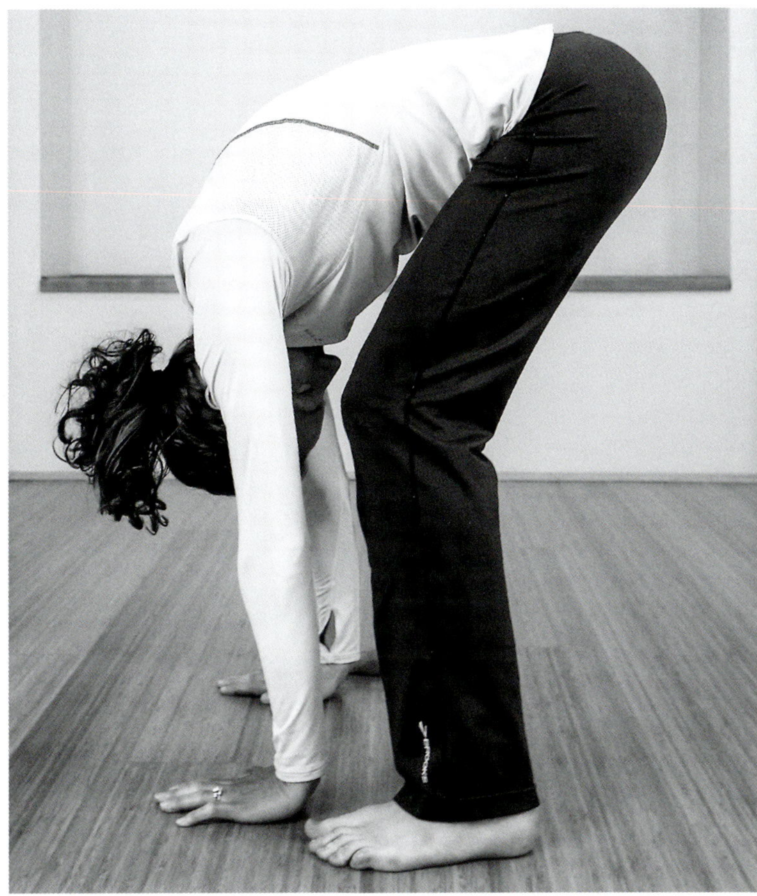

Sich aus der Vierpunkt-Position heraus umsehen

1. Legen Sie Ihre Hände wieder am Boden ab. Halten Sie sie dort und nehmen Sie die Position Ihrer vier Stützpunkte wahr. Machen Sie es sich bequem.

2. Aus dieser Haltung heraus sehen Sie nach oben zum Horizont und dann wieder nach unten zwischen Ihre Beine, sodass Sie nach hinten schauen. Wechseln Sie mehrere Male zwischen diesen beiden Positionen hin und her.

3. Ruhen Sie sich im Stehen oder Sitzen aus, je nachdem, was Ihnen besser passt.

Heben Sie Ihr Becken so weit wie möglich an, wenn Sie zwischen Ihren Beinen hindurch schauen und spüren Sie die Dehnung im hinteren Oberschenkel. Senken Sie das Becken dann soweit wie möglich ab, wenn Sie nach oben schauen, um die Beweglichkeit in den Hüftgelenken, dem Brustkorb und den Knöcheln maximal zu fordern.

4. Kehren Sie in die Vierpunkt-Position zurück und wiederholen Sie dieselben Bewegungen.

Nehmen Sie die entgegengesetzte Beziehung zwischen Kopf und Becken wahr. Während sich das eine hebt, senkt sich das andere.

Verfeinern Sie weiterhin die Positionierung Ihrer Füße und Hände, um das Bewegungsausmaß zu vergrößern. Arbeiten Sie nicht durch einen Wider-

stand hindurch, erkunden Sie nur, wo dieser Widerstand sitzt und warten Sie darauf, dass er sich verändert.

5. Ruhen Sie sich im Stehen oder Sitzen aus.

6. Gehen Sie wieder in die Vierpunkt-Position und nehmen Sie die Gewichtsverteilung in Ihren Füßen wahr. Fällt das Körpergewicht nach innen oder außen? Verteilen Sie das Gewicht gleichmäßig und bilden Sie mit der Fußsohle einen festen Kontakt in Form eines Dreiecks – mit Großzehballen, Kleinzehballen und der Ferse. Bilden Sie einen ähnlichen Kontakt mit den Händen.

7. Schauen Sie nach rechts und links sowie hinter sich, wenn möglich.

   Nehmen Sie wahr, wie das Becken und die Wirbelsäule Teil der Bewegung sein müssen, um Ihnen einen guten Blick zu ermöglichen. Spüren Sie die Bewegungen in den Rippen, den Knöcheln und Füßen. Der gesamte Körper muss zusammenarbeiten.

8. Ruhen Sie sich einen Moment aus und und kehren Sie zu der Bewegung zurück, schauen Sie wieder nach rechts, links und nach vorne.

   Nehmen Sie wahr, wie sich der Druck unter den Füßen ändert, während Sie sich drehen. Fühlt es sich so an, als wollte sich eine Ferse vom Boden heben?

9. Ruhen Sie sich aus.

Aus der Vierpunkt-Position heraus nach etwas greifen

1. Gehen Sie wieder in die Vierpunkt-Position.

2. Stellen Sie sich vor, Sie wollten den Boden mit Ihrer rechten Handfläche anmalen und dabei so viel Fläche wie möglich abdecken. Ihre linke

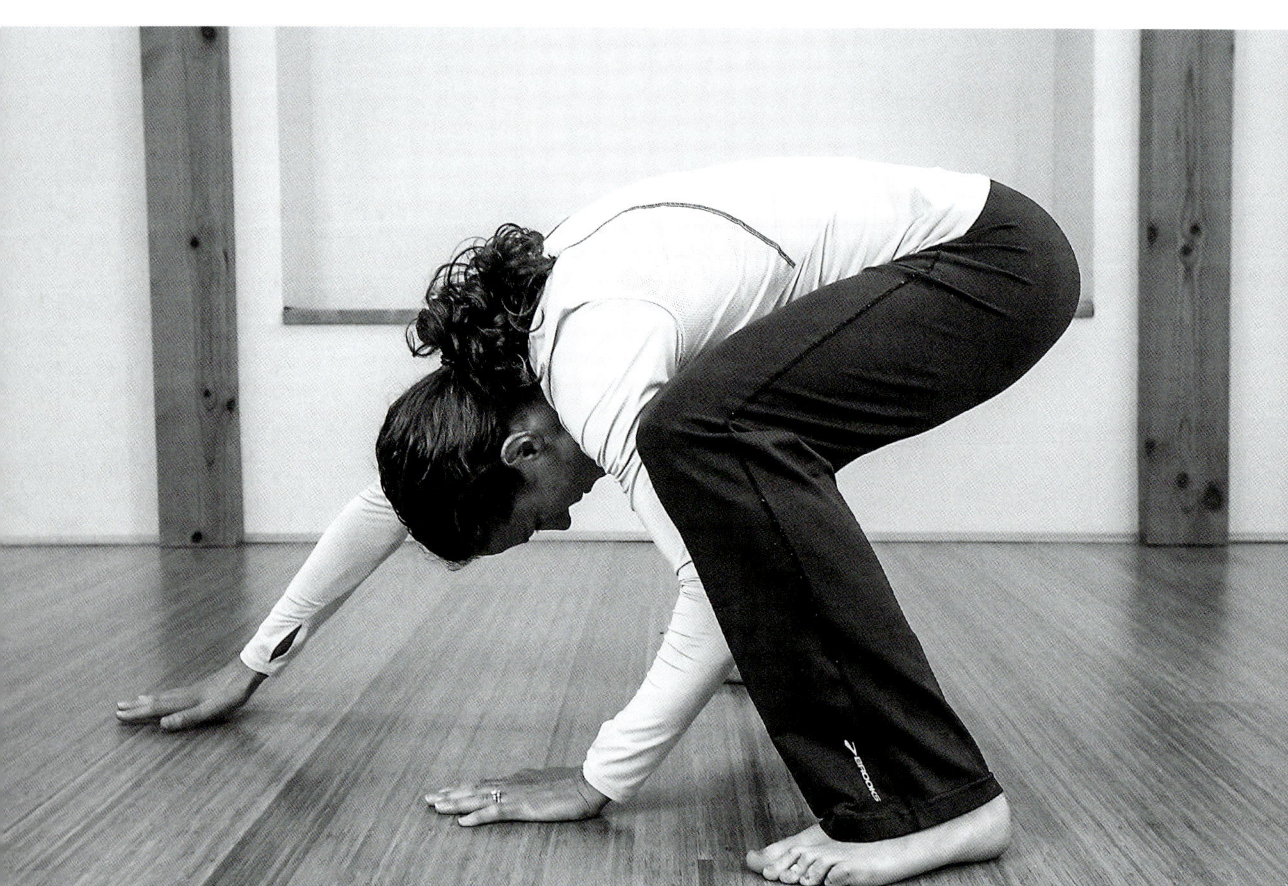

Hand und die Füße sind allerdings unverrückbar am Boden befestigt. Bemalen Sie die Fläche vor sich, rechts und links von Ihnen, zwischen Ihren Beinen und dahinter.

3. Nehmen Sie wahr, wie die kräftigen Hüft- und Oberschenkelmuskeln Ihr Körpergewicht halten und ausbalancieren. Können Sie spüren, wie selbst kleine Beckenbewegungen eine starke Dehnung verursachen?

4. Ruhen Sie sich aus.

   Achten Sie auf den Grad der Erschöpfung und halten Sie ihn in Grenzen. Lernen Sie, leichter und nicht härter zu arbeiten. Als Kleinkind haben Sie sich den ganzen Tag auf ähnliche Art und Weise bewegt. Sie waren damals nicht fitter, haben sich aber effizienter bewegt.

5. Kehren Sie in die Vierpunkt-Position zurück, wenn Sie bereit sind, und bemalen Sie nun den Boden mit der linken Hand. Strecken Sie sich zu allen vier Seiten.

   Beachten Sie, dass sich dabei Ihr gesamter Körper bewegt und eine koordinierte Aktivität der Füße, Knöchel, Knie, Hüftgelenke, der Wirbelsäule und Rippen sowie der Schultern beinhaltet.

6. Ruhen Sie sich aus.

7. Gehen Sie wieder in die Vierpunkt-Position und bemalen Sie den Boden mit beiden Händen gleichzeitig. Sie können die Hände dabei zusammen oder getrennt bewegen oder in kreisförmigen Mustern. Nehmen Sie festen Kontakt mit der ganzen Handfläche auf, sodass Sie sie ein wenig in den Boden drücken. Ziehen Sie die Schultern weg von den Ohren und halten Sie den Nacken lang und locker.

8. Ruhen Sie sich aus.

Das Gewicht verlagern und gehen

1. Gehen Sie in die Vierpunkt-Position.

2. Heben Sie die rechte Hand vom Boden und setzen Sie sie wieder ab.

   Heben Sie die Hand an, als sei der Arm ein Seil, sodass sich zuerst der Handballen abhebt und die Fingerspitzen zuletzt. Heben Sie die Finger nur so hoch, dass sie sich gerade so über dem Boden befindet und nur ein Blatt Papier zwischen Boden und Hand passt. Dann setzen Sie das Gewicht wieder sanft auf der rechten Hand ab.

3. Ruhen Sie sich im Sitzen aus.

4. Gehen Sie wieder in die Vierpunkt-Position und heben und senken Sie die linke Hand auf dieselbe Weise, auch hier lassen Sie den Arm locker hängen, wie ein Seil.

   Was müssen Sie tun, um die Hand anzuheben? Spielen Sie mit unterschiedlichen Möglichkeiten herum und finden Sie heraus, wie Sie die Bewegung so leicht und einfühlsam wie möglich machen können. Je mehr Anteile des Körpers mitarbeiten, insbesondere das Becken, desto besser ist die Bewegungsausführung.

5. Heben Sie jetzt abwechselnd zuerst die rechte Hand und setzen Sie sie wieder ab, sodann die linke Hand. Finden Sie Ihren Rhythmus.

   Vielleicht spüren Sie, wie Ihr Becken von rechts nach links schwankt und das Gewicht sich von dem einen auf den anderen Fuß verlagert. Nehmen Sie wahr, wie viele der großen Muskeln des Körpers allein an dieser simplen Bewegung beteiligt sind.

6. Ruhen Sie sich aus.

7. Gehen Sie wieder in die Vierpunkt-Position.

8 Jetzt heben Sie den rechten Fuß vom Boden an und setzen ihn wieder ab und wiederholen das mehrere Male.

Wie geschmeidig und leise können Sie den rechten Fuß heben und senken? Stellen Sie sich eine Waage unter dem Fuß vor und Sie möchten, dass das Gewicht sanft steigt und sinkt, anstatt wild nach oben und unten auszuschlagen.

9 Ruhen Sie sich im Sitzen aus.

10 Gehen Sie wieder in die Vierpunkt-Position.

11 Heben Sie den linken Fuß mehrmals an.

Wohin verlagert sich Ihr Gewicht? Auf die rechte Hand? Die linke Hand? Den linken Fuß?

12 Wechseln Sie die Bewegung jetzt ab – heben Sie erst den rechten Fuß, dann den linken und versuchen Sie, die Hände dabei soweit möglichst am Boden zu halten. Lassen Sie die Füße so sanft wie möglich nach oben kommen und wieder absinken.

13 Ruhen Sie sich aus, dann gehen Sie wieder in die Vierpunkt-Position.

14 Heben Sie gleichzeitig den rechten Fuß und die rechte Hand an und setzen Sie sie sanft wieder ab.

Nehmen Sie wahr, wie sich Ihr Gewicht auf die linke Seite verlagert, insbesondere die linke Hüfte. Achten Sie darauf, ob Sie in der Lage sind, die rechte Hand und den rechten Fuß kontrolliert wieder abzusetzen oder ob Sie sie eher nach unten fallen lassen.

15 Jetzt heben Sie die linke Hand und den linken Fuß an und setzen sie wieder ab. Versuchen Sie, Hand und Fuß genau gleichzeitig anzuheben und abzusetzen.

16 Wechseln Sie von rechts nach links und heben Sie erst den rechten Fuß und die rechte Hand an, dann den linken Fuß und die linke Hand, sodass Sie von rechts nach links schaukeln.

17 Ruhen Sie sich aus.

18 Gehen Sie wieder in die Vierpunkt-Position und marschieren Sie vor und zurück. Behalten Sie den Rhythmus von eben bei und beginnen Sie, vorwärtszugehen. Also so, dass die rechte Hand und der rechte Fuß sich gemeinsam nach vorne bewegen und anschließend der linke Fuß und die linke Hand. Gehen Sie dann zum Ausgangspunkt zurück und marschieren Sie ein wenig auf der Stelle.

19 Nutzen Sie dasselbe Muster, um wie ein Krebs ein wenig nach links zu gehen, indem sie Ihren Stand etwas öffnen und wieder schließen. Kehren Sie anschließend wieder zum Ausgangspunkt zurück.

20 Ruhen Sie sich aus.

21 Gehen Sie wieder in die Vierpunkt-Position.

22 Heben Sie jetzt gleichzeitig den rechten Fuß und die linke Hand an, also diagonal. Das kann schwierig sein. Lassen Sie sich Zeit, Sie schaffen es.

Diese Bewegung kann einfacher sein, wenn Sie sich etwas anderes vorstellen. Anstatt daran zu denken, den rechten Fuß und die linke Hand zu heben, stellen Sie sich vor, Sie würden sich auf dem linken Fuß und der rechten Hand abstützen und diese in den Boden drücken.

23 Ruhen Sie sich aus.

24 Probieren Sie jetzt den entgegengesetzten Fuß und die entgegengesetzte Hand aus – heben Sie gleichzeitig den linken Fuß und die rechte

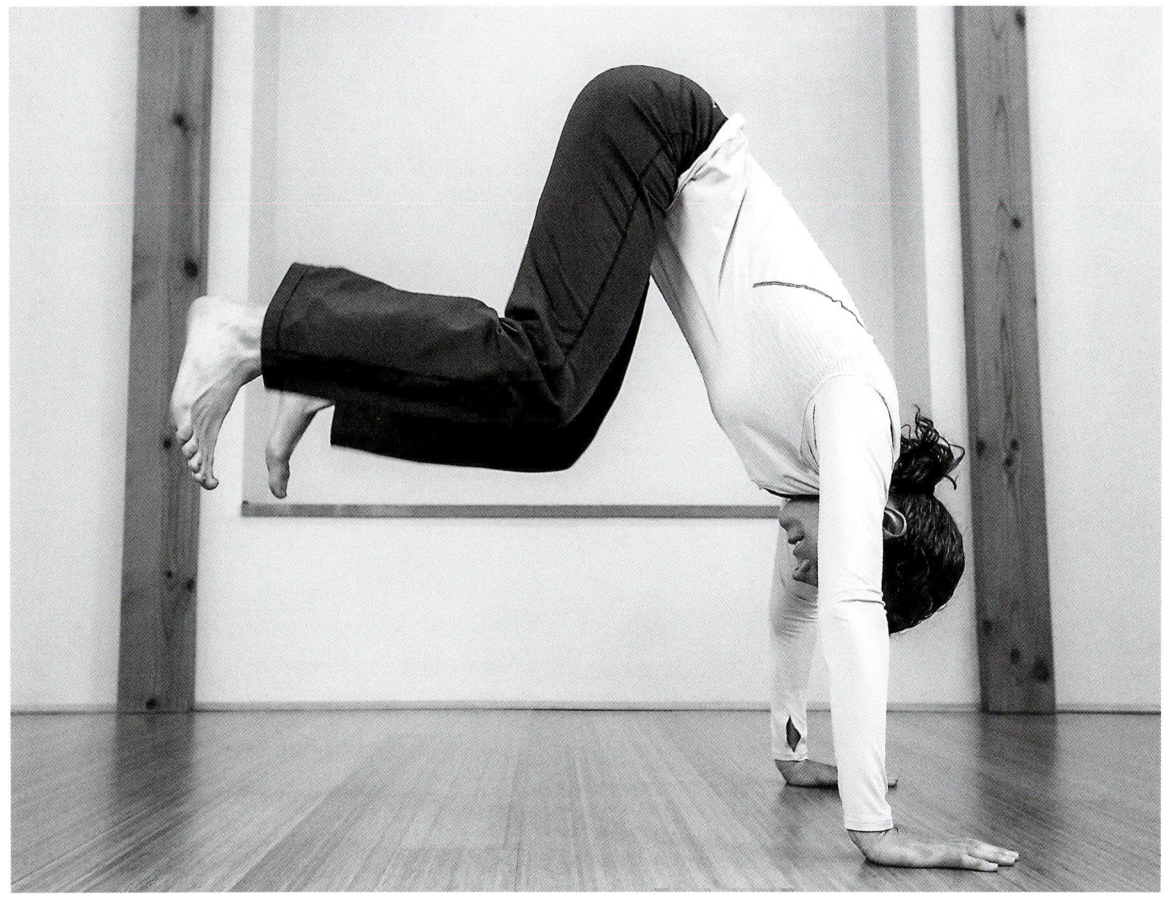

Hand an. Wenn Sie es nicht schaffen, den Fuß oder die Hand ganz anzuheben, drücken Sie sie zumindest weniger in den Boden.

25 Wechseln Sie jetzt – heben Sie erst den linken Fuß und die rechte Hand, dann den rechten Fuß und die linke Hand. Spüren Sie den Rhythmus und die Bewegungen, die bei der Gewichtsverlagerung in den Schultern stattfinden müssen.

26 Behalten Sie das Muster bei und bewegen Sie sich vorwärts und dann wieder zurück.

27 Ruhen Sie sich aus.

28 Gehen Sie wieder in die Vierpunkt-Position.

29 Heben Sie beide Hände an und drücken Sie sich auf die Füße zurück. Dann heben Sie beide Füße an und drücken sich auf die Hände.

30 Jetzt heben Sie beide Hände und Füße gleichzeitig an. Das geht. (Ein Tipp: Springen.) Springen Sie ein paar Mal, aber übertreiben Sie es nicht.

31 Führen Sie jetzt das Bewegungsmuster aus, dass Ihnen in den Sinn kommt. Passgang, Kreuzgang, Krebsgang oder Springen, um sich umherzubewegen wie ein Affe.

32 Ruhen Sie sich aus.

33 Stehen Sie auf, gehen Sie ein wenig umher und nehmen Sie die Verbindung der Arme

und Beine mit dem Rumpf beim Gehen wahr. Spüren Sie, wie sie alle durch das Körperzentrum verlaufen. Schauen Sie, ob Sie irgendwelche der Sinneseindrücke abrufen können, die Sie bei der Bewegung auf allen Vieren verspürten.

Übergang in den Seitsitz

1. Gehen Sie wieder in die Vierpunkt-Position.

2. Schauen Sie in den Raum zwischen Ihrer rechten Hand und dem rechten Fuß und ziehen Sie dazwischen eine Linie. Dann heben Sie den linken Fuß, beugen das linke Knie und setzen es etwa in der Mitte der Linie zwischen rechtem Fuß und rechter Hand auf dem Boden ab. Halten Sie den rechten Fuß und beide Hände dabei am Boden.

3. Wenn sich das linke Knie am richtigen Platz befindet, sitzen Sie jetzt auf der linken Gesäßhälfte und der Außenseite des linken Oberschenkels und Sie schauen zur rechten Seite. Beachten Sie, dass der rechte Fuß und beide Hände noch immer am Boden sind. Der linke Fuß befindet sich irgendwo in der Nähe des rechten Fußes.

4. Kehren Sie aus dieser Position wieder in die Vierpunkt-Position zurück, indem Sie den linken Fuß anheben und ihn auf seine ursprüngliche Position setzen. Wechseln Sie jetzt mehrere Male zwischen diesen beiden Positionen hin und her, sodass Sie sich abwechselnd in der Vierpunkt-Position und im Sitz mit dem linken Knie an der rechten Seite befinden.

5. Achten Sie darauf, was mit dem rechten Fuß passiert, der Sie stützt. Schwingt er umher oder dreht er sich nach außen rechts, während Sie sich hinunterbewegen? Hebt sich die Ferse an, damit er sich leichter drehen kann? Sie können probieren, ihn an seinem Platz zu lassen und dann schauen, ob Sie sich hinsetzen können, aber es ist völlig in Ordnung, wenn er sich bewegt.

6. Ruhen Sie sich aus. Wenn Sie Probleme mit der Bewegung hatten, probieren Sie es aus dem Vierfüßlerstand (auf Händen und Knien). Das ist sehr viel einfacher.

7. Jetzt wiederholen Sie die Bewegung zur anderen Seite. Legen Sie das rechte Knie auf dem Boden zwischen dem linken Fuß und der linken Hand ab, kehren Sie dann in die Vierpunkt-Position zurück und wechseln Sie hin und her.

8. Nehmen Sie wahr, auf welcher Bahn sich das Becken dabei bewegt. Wenn Sie sich hinsetzen, sinkt das Becken ab und dreht sich nach links. Wenn Sie in die Vierpunkt-Position gehen, hebt sich das Becken an und dreht sich wieder gerade. Es beschreibt eine Spiralbewegung.

9. Achten Sie auf die Beziehung zwischen Kopf und Becken. Wenn das Becken sinkt, hebt sich der Kopf, um nach vorne zu schauen; wenn das Becken wieder nach oben in die Vierpunkt-Position kommt, sinkt der Kopf.

10. Versuchen Sie sich so sanft wie möglich auf dem Boden abzusetzen, sodass Sie ihn nur leicht berühren. Als wenn das Gesäß den Boden nur kurz küsst und dann wieder zurückkehrt.

11. Ruhen Sie sich aus.

12. Gehen Sie wieder in die Vierpunkt-Position.

13. Führen Sie die Bewegung abwechselnd nach rechts und links aus. Sie sitzen auf der linken Seite, gehen wieder in die Vierpunkt-Position und setzen sich dann auf der rechten Seite ab.

14. Finden Sie Ihren Rhythmus, sodass der Übergang fließend wird. Nehmen Sie wahr, welche

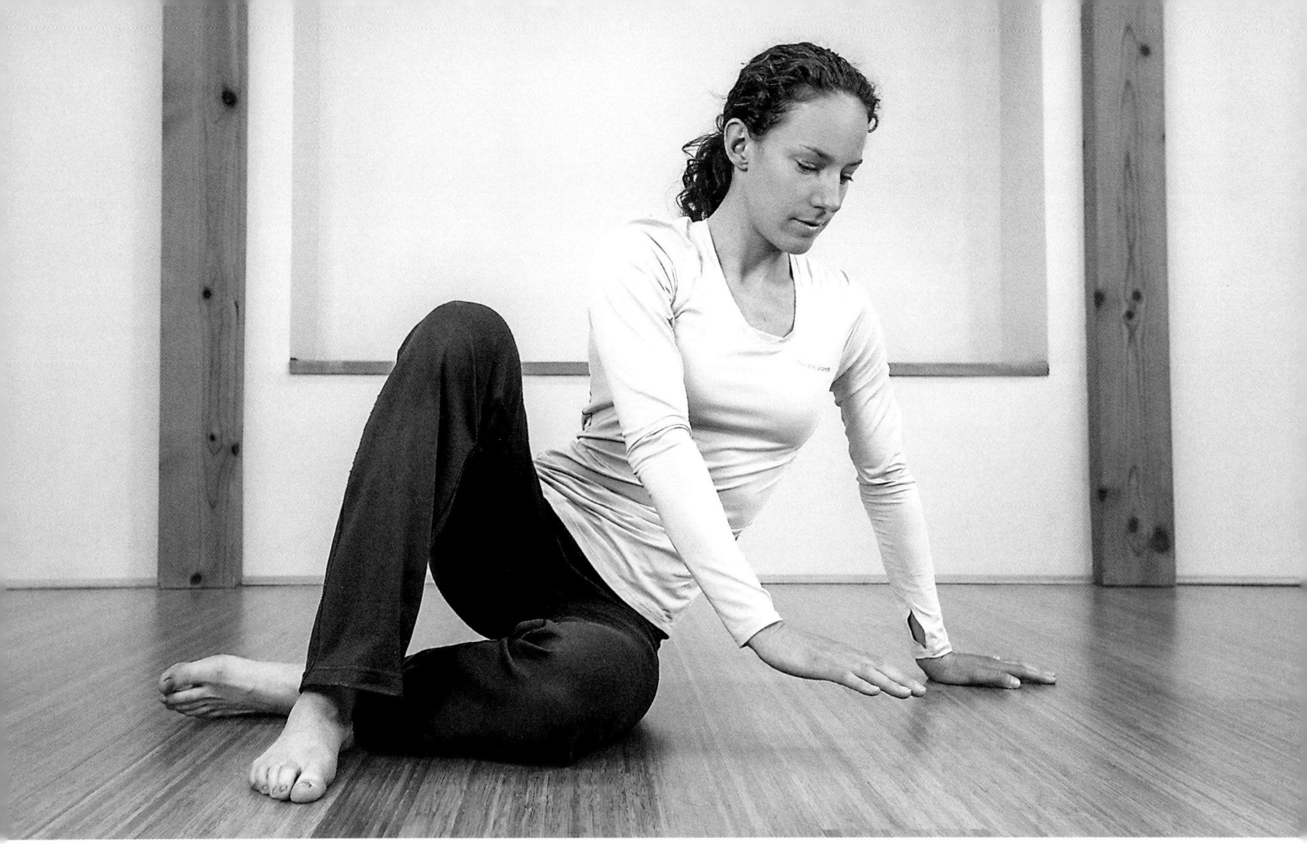

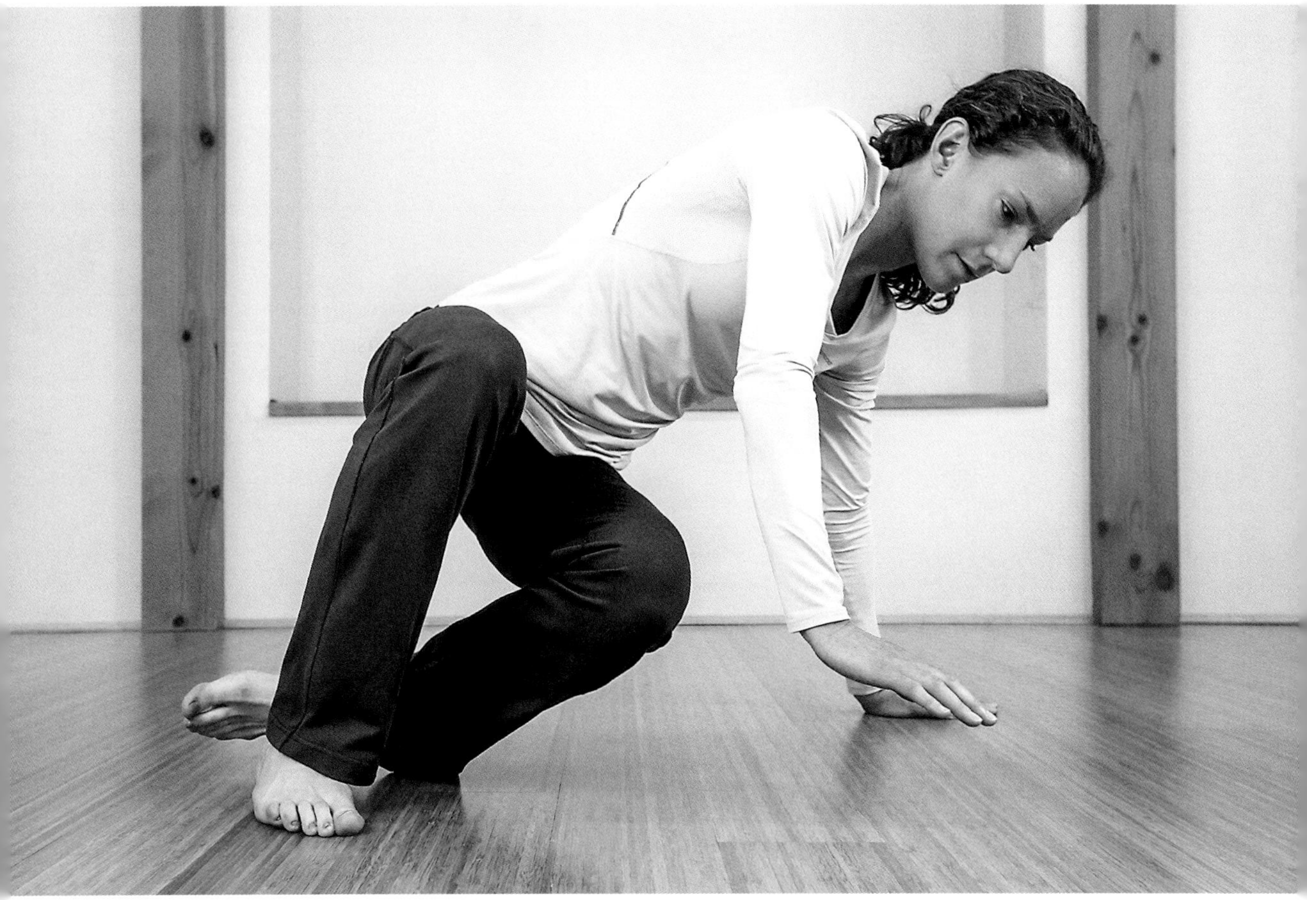

Hand weniger in den Boden drückt, während Sie sich bewegen. Wenn Sie z. B. nach rechts schauen, welche Hand wird so leicht, dass Sie sie tatsächlich anheben könnten?

15 Beginnen Sie damit, eine Hand vom Boden zu heben, während Sie sich hinunterbewegen und setzen Sie die Hand wieder auf dem Boden ab, wenn Sie zur Mitte zurückkehren. Dann heben Sie die andere Hand an, während Sie sich zur anderen Seite absetzen.

16 Ruhen Sie sich aus.

17 Gehen Sie wieder in die Vierpunkt-Position und bewegen Sie sich wieder von links nach rechts. Machen Sie die Bewegung schneller, sodass Ihr Gesäß wieder nur leicht den Boden berührt, während Sie sich hin- und herbewegen.

18 Beim Übergang von der Seite zur Vierpunkt-Position können Sie von einem Fuß auf den anderen hüpfen, um der Bewegung mehr Schwung und Geschwindigkeit zu verleihen. Wenn Sie also aus dem Sitz auf der linken Seite mithilfe der Kraft des linken Fußes nach oben kommen, können Sie mit dem ganzen Gewicht hinüber auf den rechten Fuß springen und dann in den Sitz auf der rechten Seite kommen. Sie hüpfen also hin und her.

19 Nehmen Sie wahr, wie Sie dabei die Hüftgelenke wie eine Sprungfeder spannen und loslassen und gleich darauf die andere Hüfte spannen.

20 Ruhen Sie sich aus.

21 Gehen Sie wieder in die Vierpunkt-Position.

22 Eine ähnliche Variante derselben Bewegung: Heben Sie den rechten Fuß an, aber halten Sie dieses Mal das rechte Knie gestreckt, sodass Sie den rechten Fuß in die Lücke zwischen der linken Hand und dem linken Fuß schieben können, bis Sie auf der rechten Gesäßhälfte sitzen, das rechte Bein nach vorne und zwischen linker Hand und linkem Fuß gestreckt.

23 Üben Sie das ein paar Mal, dann versuchen Sie, zwischen rechts und links zu wechseln. Sie können auch hin und her springen wie vorher. Das fühlt sich vielleicht nach Breakdance oder Capoeira an.

Kombination

Wie viele unterschiedliche Wege können Sie finden, all diese Bewegungen zu kombinieren? Für ein großartiges Aufwärmprogramm oder als alleiniges Workout können Sie mit allen Bewegungen für fünf bis zwanzig Minuten spielen.

24a. Sitzen auf einem Stuhl, Teil 1

Ziel

Die Übung soll dazu dienen, bequem und mit Leichtigkeit zu sitzen.

Beachten Sie: Es ist hilfreich (aber nicht zwingend notwendig), auf einem Stuhl mit harter und flacher Sitzfläche zu sitzen.

Ausführung

1. Sitzen Sie vorne auf der Stuhlkante, beide Füße flach auf dem Boden, die Hände auf den Knien. Nehmen Sie wahr, wie Sie sich insgesamt fühlen, wie Sie atmen und ob Sie sich nach rechts und links drehen können.

2. Nehmen Sie den Kontakt Ihrer Sitzbeine mit dem Stuhl wahr. (Die Sitzbeine sind die knöchernen Vorsprünge an der Unterseite Ihres Beckens. Sie können Sie mit dem Händen erfühlen.)

3. Rollen Sie das Becken auf den Sitzbeinen vor und zurück, sodass Sie deren Form spüren können. Nehmen Sie die runden, spitzen, schmalen, dickeren, aufwärts und abwärts gerichteten Anteile wahr. Spüren Sie das Gewicht

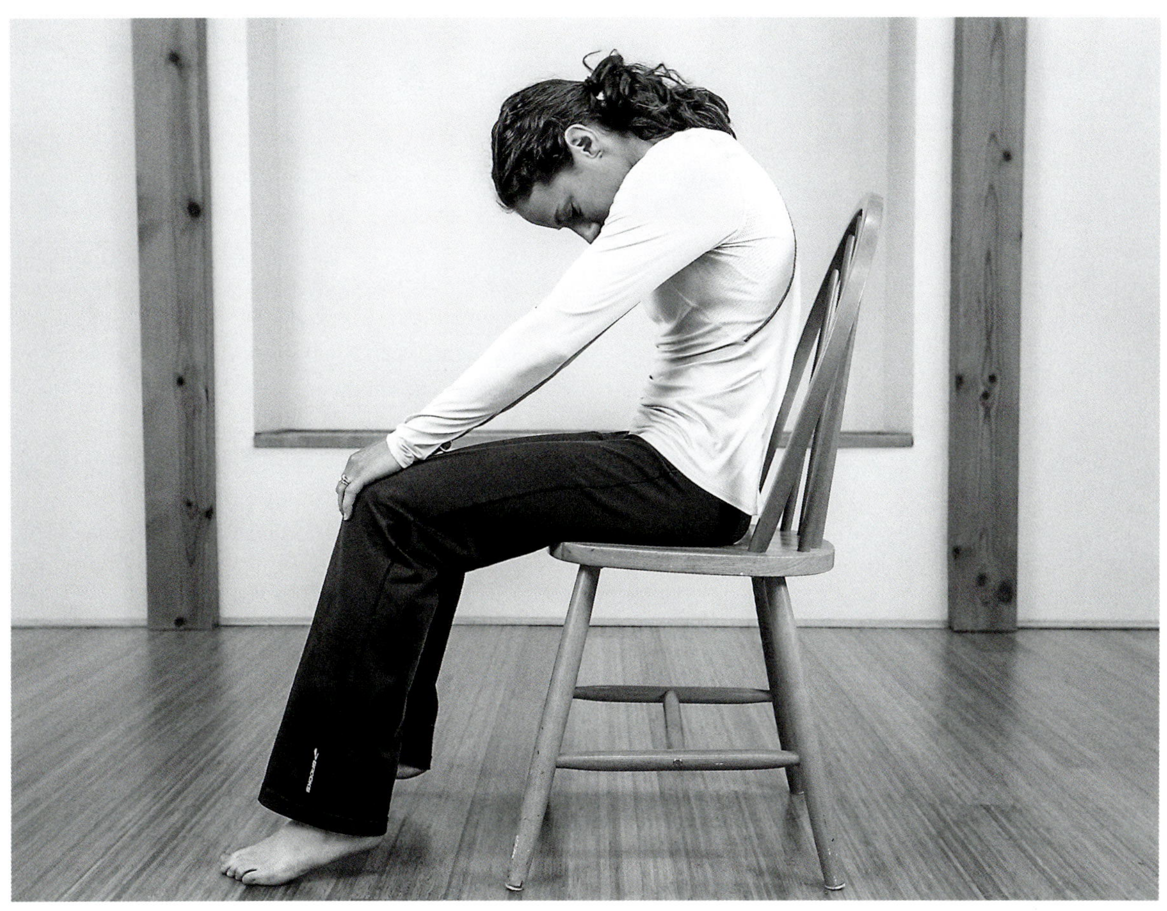

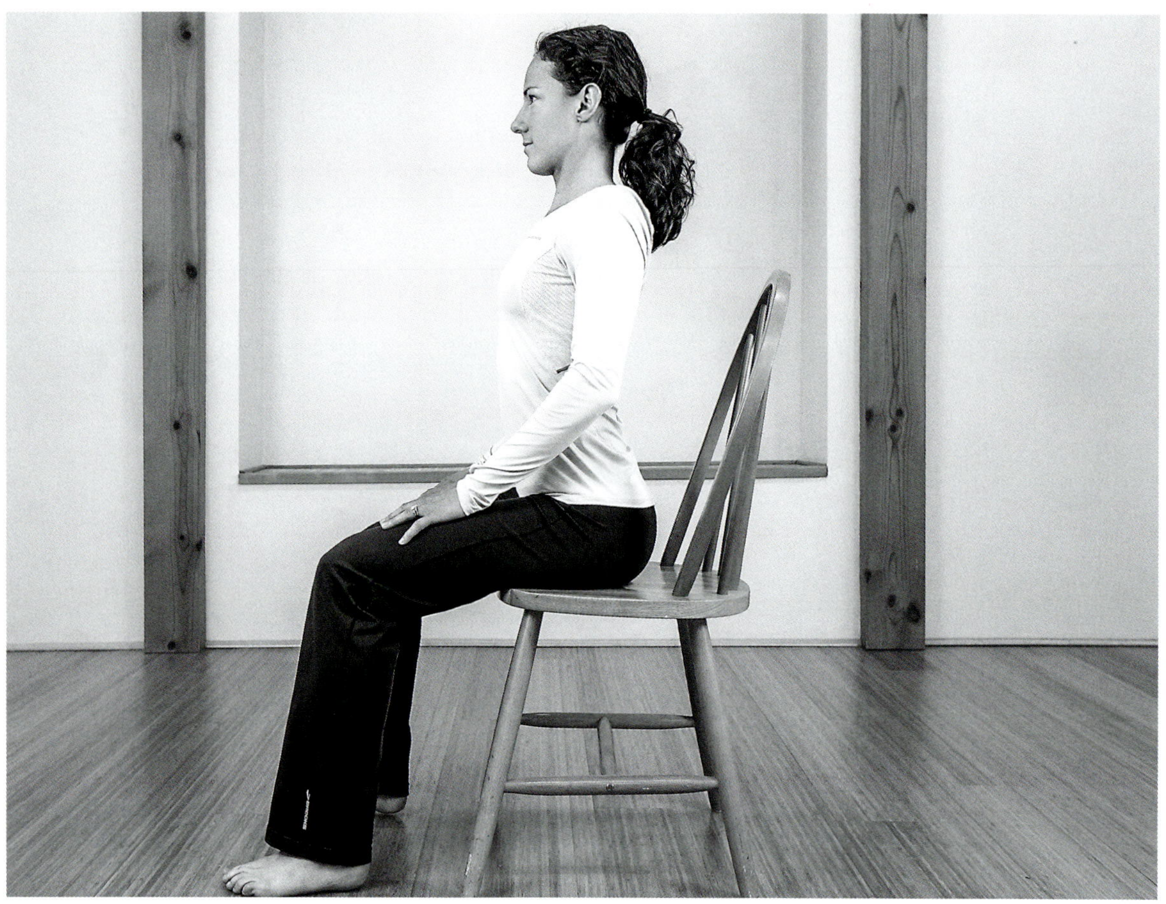

auf dem linken Sitzbein im Vergleich zum rechten. Balancieren Sie das Gewicht aus.

4. Vergrößern Sie die Bewegung und schauen Sie, wie weit Sie vor- und zurückrollen können.

5. Rollen Sie das Becken weiter vor und zurück und legen Sie eine Hand auf den unteren Rücken. Nehmen Sie wahr, wie der untere Rücken sich nach hinten krümmt und die Wirbel sich nach vorne bewegen, wenn das Becken nach vorne rollt. Wenn Sie zurückrollen, krümmt der Rücken sich nach vorne und die Wirbel schieben sich nach hinten. Nehmen Sie den Unterschied wahr, während Sie vor- und zurückrollen. Spüren Sie auch, wie sich die Muskeln des unteren Rückens dabei anspannen und entspannen.

6. Führen Sie die Bewegung weiter aus und legen Sie eine Hand auf Ihren Nabel. Erlauben Sie dem Bauch, sich auszudehnen und dem Nabel, sich nach vorne zu schieben, wenn das Becken nach vorne rollt. Erlauben Sie dem Bauch sich einzuziehen und dem Nabel sich zurückzuziehen, wenn das Becken nach hinten rollt. Atmen Sie in den Bauch, während er sich ausdehnt, und atmen Sie aus, wenn er sich zusammenzieht.

7. Führen Sie die Bewegung weiter aus und legen Sie eine Hand auf Ihr Brustbein. Erlauben Sie der Brust, sich auszudehnen und dem Brustbein, sich nach vorne und oben zu bewegen, während das Becken nach vorne rollt. Erlauben Sie der Brust, einzusinken und dem Brustbein, sich nach hinten und unten zu bewegen, wenn

das Becken nach hinten rollt. Atmen Sie in die Brust, während sie sich ausdehnt, und atmen Sie aus, wenn sie zusammensinkt.

8 Führen Sie die Bewegung weiter aus. Bewegen Sie Ihren Kopf und Ihre Augen so, dass Sie auf Ihren Nabel schauen, wenn das Becken nach hinten rollt. Bewegen Sie den Kopf und die Augen so, dass Sie an die Decke schauen, wenn das Becken nach vorne rollt.

9 Rollen Sie das Becken weiter vor und zurück und nehmen Sie wahr, wie sich die gesamte Wirbelsäule abwechselnd streckt und rundet. Welche Anteile runden sich am meisten? Versuchen Sie, die Kurven glatt und symmetrisch zu machen, sodass jeder Anteil der Wirbelsäule sich gleichmäßig rundet.

10 Machen Sie eine Pause.

11 Legen Sie eine Hand auf den Scheitel, um Ihre Höhe zu spüren. Rollen Sie das Becken weiter, halten Sie Ihren Kopf gerade und schauen Sie geradeaus.

12 Beachten Sie, das Ihre Körpergröße sich ändert, wenn das Becken vor- und zurückrollt. Wenn Sie zurückrollen, verliert das Becken an Höhe und Sie werden kleiner. Rollt das Becken nach vorne, strecken Sie sich für einen Moment, bis Sie über die Sitzbeine hinüberrollen und auf der hinteren Oberschenkelmuskulatur sitzen und wieder kleiner werden. (Anmerkung: Kleiner zu werden erfordert ein größeres Bewegungsausmaß und ist schwieriger wahrzunehmen.)

13 Reduzieren Sie das Bewegungsausmaß, bis Sie sich nur in einem kleinen Radius um den höchsten Punkt Ihrer Sitzbeine bewegen. Halten Sie am höchsten Punkt inne und nehmen Sie die Hand vom Kopf.

14 Bewerten Sie Ihr Gesamtgefühl, Ihre Fähigkeit zu atmen und nach links und rechts zu schauen. Nehmen Sie die Länge Ihrer Wirbelsäule wahr und die Höhe Ihres Scheitels. Sitzen Sie aufrechter und leichter?

24b. Sitzen auf einem Stuhl, Teil 2

Ziel

Die Übung soll dazu dienen, bequemer und anpassungsfähiger zu sitzen.

Ausführung

1. Sitzen Sie an der vorderen Stuhlkante, die Füße flach auf dem Boden, die Hände auf den Knien. Nehmen Sie wahr, wie Sie sich insgesamt fühlen, wie Sie atmen und ob Sie sich nach rechts und links drehen können.

2. Nehmen Sie Ihren Kontakt mit dem Stuhl wahr. Welches Sitzbein trägt mehr Gewicht?

3. Heben Sie das linke Sitzbein von der Sitzfläche an, indem Sie Ihr Gewicht auf das rechte Sitzbein verlagern. Wiederholen Sie das mehrere Male. Lehnen Sie sich dabei mit dem Oberkörper und dem Kopf nach rechts? Versuchen Sie, den Kopf mittig über dem Becken zu lassen. Das bedeutet, Ihre linke Seite muss sich verkürzen.

4. Damit Sie spüren können, wie sich die linke Körperseite verkürzt, legen Sie die linke Hand auf die Taille, mit dem Daumen zum Rücken und den Fingern nach vorne zeigend. Spüren Sie, wie Ihre linke Hüfte zu den Rippen wandert, wie sich die linke Taille verkürzt und sich die Muskeln unter Ihrer Hand anspannen.

5. Rutschen Sie zur linken Seite der Sitzfläche, bis Ihr linkes Sitzbein über der Kante hängt und Sie nur noch auf dem rechten Sitzbein sitzen. Lassen Sie das linke Sitzbein bis unter die Sitzfläche sinken und heben Sie es dann wieder über die Sitzfläche hinaus an. Wiederholen Sie das einige Male. Nehmen Sie wahr, wie sich die linke Körperseite abwechselnd verlängert und verkürzt.

6. Rutschen Sie wieder zur Mitte der Sitzfläche zurück. Legen Sie die linke Hand auf Ihren Scheitel und ziehen Sie den linken Ellbogen in Richtung der linken Hüfte. Wie verlagert sich dabei Ihr Gewicht auf den Sitzbeinen? Nach rechts oder links? Bewegen Sie sich so, dass sich Ihr Gewicht auf das rechte Sitzbein verlagert und das linke Sitzbein sich von der Sitzfläche hebt.

7. Beachten Sie, dass sich die Rippen auf der rechten Seite jedes Mal ausdehnen, wenn sich Ihr Kopf nach unten bewegt, und dass sich die Rippen auf der linken Seite zusammenziehen.

8. Strecken Sie Ihre Arme seitlich nach rechts und links aus wie eine Vogelscheuche. Strecken Sie den rechten Arm etwas weiter und halten Sie beide Arme auf derselben Höhe. Wie verlagert sich dadurch Ihr Gewicht auf den Sitzbeinen? Nach rechts oder nach links? Bewegen Sie sich so, dass sich das Gewicht auf das rechte Sitzbein verlagert und sich das linke vom Stuhl anhebt? Beachten Sie, das sich Ihre linke Seite verkürzt und die Rippen der rechten Seite sich nach rechts schieben.

9. Machen Sie eine Pause.

10. Strecken Sie die rechte Hand über den Kopf und schieben Sie sie soweit wie möglich zur Decke, als wollten Sie einen Apfel pflücken. Wie verlagert sich dabei das Gewicht auf den Sitzbeinen? Bewegen Sie sich wieder so, dass sich das Gewicht auf das rechte Sitzbein verlagert und sich das linke vom Stuhl hebt. Nehmen Sie wahr, wie sich die Rippen auf der rechten Seite ausdehnen und jene auf der linken Seite zusammenziehen.

11. Wiederholen Sie ein paar der Bewegungen zur linken Seite.

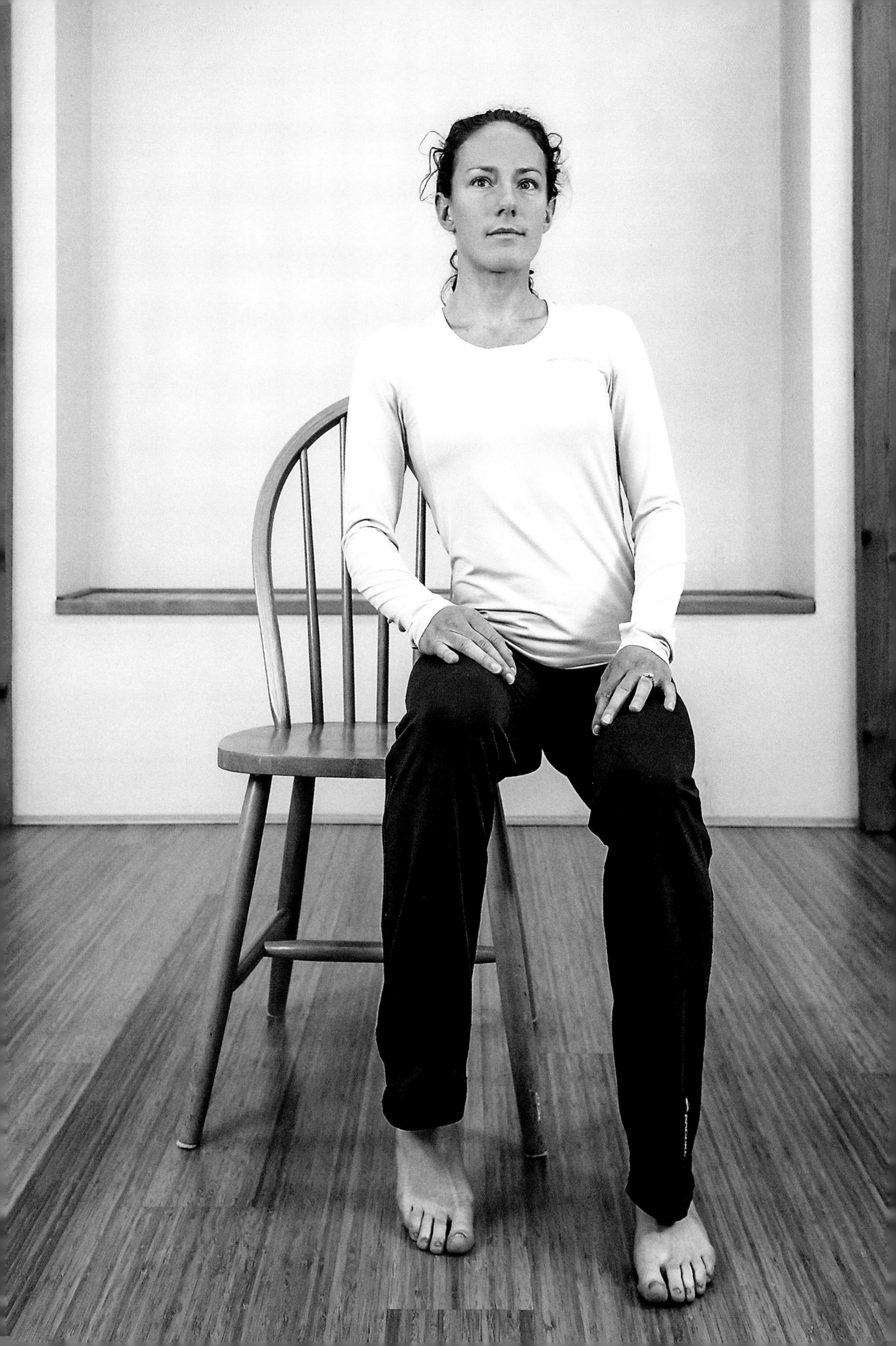

⑫ Strecken Sie abwechselnd den rechten und den linken Arm zur Decke. Nehmen Sie wahr, wie sich dabei das Gewicht von einem auf das andere Sitzbein verlagert. Nutzen Sie diese Bewegung, um Ihre Sitzbeine auf der Stelle marschieren zu lassen.

⑬ Lassen Sie die Sitzbeine dann auf der Stelle marschieren, Ihre Hände haben Sie an den Hüften aufgestützt. Heben Sie die Sitzbeine zunehmend weniger an, bis das Gewicht gleichmäßig auf beiden verteilt ist.

⑭ Legen Sie die Hände wieder auf die Knie. Lassen Sie die Sitzbeine erst weiter auf der Stelle marschieren, dann versuchen Sie, sie ein paar Schritte vorwärts zur Stuhlkante gehen zu lassen und dann wieder ein paar Schritte zurück. Versuchen Sie Ihren Kopf und Ihre Schultern möglichst ruhig zu halten, sodass Sie über dem Becken balancieren und der Großteil der Bewegung unterhalb des Brustkorbes stattfindet.

⑮ Wenn Sie fertig sind, beurteilen Sie erneut, wie bequem Sie sich auf dem Stuhl fühlen. Fühlt sich Ihr Becken lebendiger an?

Wiederholung und Steigerung: sich weiterentwickeln

Jetzt, wo Sie einige oder alle dieser Übungen ausprobiert haben, was kommt als Nächstes?

Die Antwort fällt unterschiedlich aus, je nachdem, was Ihre Ziele sind und wie Ihr körperlicher Zustand ist. Im Folgenden daher ein paar grundlegende Gedanken zur Wiederholung und Steigerung der Übungen, die sicherstellen, dass deren Nutzen sich auf alltägliche oder sportliche Aktivitäten übertragen lassen.

- Sie können die Übungen steigern, indem Sie die Varianten durchspielen, sich Ihre eigenen ausdenken oder die Bewegungen schneller ausführen. Abgesehen von der Kniebeuge sind die meisten der spezifischen Bewegungen aus den Übungen nicht sehr gut dafür geeignet, sie mit Widerstand oder auf körperlich belastende Art und Weise auszuführen. Dennoch lässt sich vermutlich jede dieser Bewegungen mit ein paar Abänderungen auf andere sportliche Bewegungen übertragen. Auch wenn ich z. B. nicht dazu raten würde, mit Langstreckenkrabbeln anzufangen, um fit zu werden, können die durch das Krabbeln verbesserten überkreuzten Bewegungsmuster Ihren Laufstil positiv beeinflussen und Sie zu einem besseren Läufer machen.

- Wiederholen Sie jede Übung oder jede Bewegung einer Übung so oft, wie Sie das Interesse, die Aufmerksamkeit und die Fähigkeit dazu besitzen, sie irgendwie zu verbessern. Wenn eine Bewegung oder Übung augenscheinlich keinen spürbaren Nutzen bietet, wiederholen Sie sie nicht immer und immer wieder. Machen Sie etwas anderes und kommen Sie vielleicht später wieder darauf zurück.

- Um herauszufinden, wie oft Sie die für Sie hilfreichen Übungen wiederholen sollten, berücksichtigen Sie die vier Arten neuroplastischer Veränderungen, die an anderer Stelle in diesem Buch besprochen wurden.

- Um gute Bewegungsgewohnheiten zu erhalten, die bereits voll entwickelt sind, braucht es alle paar Tage nur ein paar Minuten der „Aktivierung“. Das beinhaltet vielleicht nicht mehr als ein paar Kniebeugen, Rollen, Greifen, Drehen oder Krabbeln. Diese Bewegungen stellen ein sehr gutes Vorbereitungs- oder Aufwärmprogramm für intensives Training dar oder eine schnelle, erfrischende Pause vom täglichen Herumsitzen. Für viele Menschen reicht ein aktiver Lebensstil oder ein Trainingsprogramm, das fundamentale Bewegungsmuster beinhaltet, zur Aufrechterhaltung gesunder Bewegungsmuster vollständig aus.

- Grundlegende Bewegungsmuster wiederherzustellen, die eine Weile vernachlässigt wurden, erfordert etwas mehr Zeit und Anstrengung. Neue Bewegungsmuster zu erlernen, dauert noch länger.

- Das Schwierigste ist, schlecht angepasste *Bewegungsgewohnheiten* zu durchbrechen, etwa übermäßige Anspannung oder das Gefühl, eine Bewegung sei „gefährlich“. Solche Gewohnheiten tragen oft zu chronischen Schmerzen bei. Ausdauer, Optimismus, Einfallsreichtum und Beratung durch einen Therapeuten können dann notwendig sein, um diese Gewohnheiten abzuschalten. Denken Sie aber daran, dass sich nicht jeder Schmerz durch Bewegung auflösen lässt.

- Wenn der Nutzen einer Übung nur kurze Zeit anhält und sie wiederholt werden muss, lässt das erkennen, dass die mithilfe dieser Übung aufgerufenen neuronalen Bewegungsmuster oder Sinneseindrücke „zerbrechlich“ sind.

Sie sind noch nicht dauerhaft angelegt oder konkurrieren mit einem anderen Bewegungsmuster, das fester verankert ist.

- Um aus den Übungen einen langfristigen Nutzen zu ziehen, sollten Sie sie so oft wiederholen, dass Sie mit den grundlegenden Bewegungen vertraut sind. Dann können Sie versuchen, denselben Nutzen in kürzerer Zeit zu erzielen. Von der Rollübung etwa profitieren Sie mit einiger Erfahrung vielleicht schon nach dreißig Sekunden.

- Eine weitere Möglichkeit, im Alltag von den Übungen zu profitieren, besteht darin, in möglichst vielen Situationen darauf zu achten, ob und wie sich Ihr Körper anschließend anders bewegt. Wenn sich Ihre Schulter z. B. nach einer bestimmten Übung besser ausgerichtet und angenehmer anfühlt, welche Auswirkung hat das auf das Gefühl beim Gehen oder beim Krafttraining? Wie ist es, wenn Sie nach Ihrer Computermaus greifen? Gibt es irgendeine Aktivität, die Sie unverzüglich zu Ihren alten, stressigeren Bewegungsgewohnheiten zurückkehren lässt?

- Sich exzessivem Stress in Form eines anstrengenden Trainings, langandauernder Körperhaltungen oder negativer Emotionen auszusetzen, wird dazu führen, dass wir neuere Bewegungsmuster aufgeben und zu alten Gewohnheiten zurückkehren. Je früher Sie bemerken, dass ein altes Muster wieder auftaucht, desto besser sind Sie in der Lage, es zu unterbinden und das neue, bessere Muster beizubehalten. Anders gesagt, eine erhöhte Aufmerksamkeit und Achtsamkeit in Bezug auf alltägliche Bewegungen ist die bestmögliche Art, praktischen Nutzen aus den Übungen zu ziehen.

- Wenn Sie sich nach einer bestimmten Übung so fühlen, als würden Sie aufrechter oder mit einer besseren Körperhaltung gehen, gilt das dann auch, nachdem Sie mehrere Kilometer gelaufen sind? Wenn sich Ihre Schultern nach der Schulterübung frei von gewohnter Anspannung anfühlen, verspannen sie sich nach einer Einheit schweren Bankdrückens wieder? Sollten Sie feststellen, dass Sie nach einer Trainingsbelastung oder dergleichen zu gewohnheitsmäßigen und abwehrenden Bewegungsmustern zurückkehren, hilft es, diese Belastungsgrenze zu kennen und herauszufinden, warum sie auftritt. Fortschritt heißt dann, diese Belastungsgrenze durch Graded Exposure und zunehmende Überlastung weiter hinauszuschieben. Diese Aspekte stellen die Eckpfeiler eines jeden erfolgreichen Trainingsprogramms dar.

Viel Erfolg!

Anhang

Über den Autor

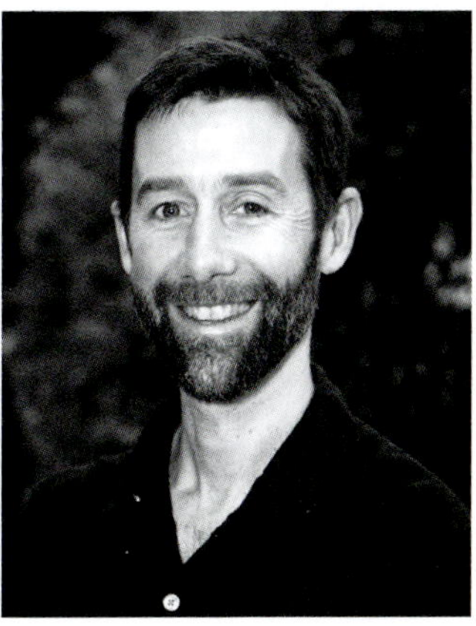

TODD HARGROVE lebt mit seiner Frau und seinen beiden Töchtern in Seattle (USA).

Er ist zertifizierter Rolfer sowie Feldenkrais-Lehrer und hilft seinen Teilnehmern in Einzelstunden oder Gruppenunterricht, sich besser zu bewegen und besser zu fühlen.

Für weiterführende Informationen besuchen Sie seinen Blog auf *bettermovement.org* oder die englischsprachige Website zu diesem Buch unter *guidetobettermovement.com.*

Danksagung

Es gibt eine ganze Reihe von Personen, denen ich dafür danken möchte, dieses Buch ermöglicht zu haben.

Danke an meine Lehrer, Kollegen und Kunden, die mir Informationen und gute Ideen zukommen ließen und mich kritisiert als auch ermutigt haben. Insbesondere danken möchte ich:

Paul Ingraham, Tony Ingram, Jason Silvernail, Diane Jacobs, Barrett Dorko, Greg Lehman, Michael Reoch, Alice Sanvito, Carol Lynn Chevrier, Will Stewart, Matthew Danziger, Chris Johnson, Michael Li, Nick Tuminello, Bret Contreras, Eric Cressey, Charlie Weingroff, Patrick Ward, Joel Jamieson, Phillip Snell, Gray Cook, Mike Boyle, Shirley Sahrmann, Craig Liebenson, Pavel Kolar, Stu McGill, Paul Hodges, Lorimer Moseley, David Butler, Tom Myers, Eric Cobb, Moshe Feldenkrais, Jeff Haller, Richard Corbeil, Frank Wildman, Dwight Pargee, Mabel Todd, Geoffrey Bove, Chris Highcock, Rafe Kelly, Seth Will, Stephan Guyenet, Brad Jones, Steven Pinker, Richard Dawkins, Nikolai Bernstein, Mel Siff. Und vielen anderen mehr!

Ich danke auch meiner Familie und meinen Freunden für ihre Liebe und Unterstützung, ganz besonders Jemila, Juniper und Abezash.

Anmerkungen

1 Weppler CH., Magnusson, SP. (2010): Increasing muscle extensibility: a matter of increasing length or modifying sensation? Phys Ther. 90(3):438–449. http://www.pgedf.ufpr.br/downloads/Artigos%20PS%20Mest%202014/Anna%20Raquel/Weppler%20&%20Magnusson%20PHYS%20THER-2010.pdf (25.01.2018)

2 Chaudry, H. et al. (2008): Three-dimensional mathematical model for deformation of human fasciae in manual therapy. J Am Osteopath Assoc. 108(8):379–390. http://jaoa.org/article.aspx?articleid=2093620 (23.01.2018)

3 In diesem Buch bespreche ich nicht das exakte Bewegungsausmaß, die Reihenfolge von Gelenkbewegungen oder muskulärer Aktivitätsmuster bei einer Vorbeuge, dem Strecken der Arme über den Kopf oder einer Kniebeuge. Auch wenn dieser sehr spezifische und fokussierte Ansatz einer Bewegungsanalyse sinnvoll ist, hat er doch ein paar Schwachpunkte. Zunächst einmal verlässt er sich auf Messungen, die falsch sein können oder nur schwer durchführbar sind. Viele Assessements von Körperbewegungen messen einfach nicht das, was wir glauben, dass sie messen. Zweitens basiert dieser Ansatz auf anatomischen Erkenntnissen, die unklar sein können und sich darüber hinaus immer weiter verändern. So diskutieren weltbekannte Koryphäen der Anatomie immer noch, ob der Trapezsmuskel das Schulterblatt aufwärtsdreht und ob der Psoasmuskel das Becken nach vorne kippt. Drittens berücksichtigen diese Ansätze keine anatomischen oder strukturellen Unterschiede zwischen den Individuen. Was für die eine Person richtig ist, kann für die andere falsch sein.

4 Tyler, TF. et al. (2001): The association of hip strength and flexibility with the incidence of adductor muscle strains in professional ice hockey players. Am J Sports Med. 29(2):124–128.

5 Trehearn, TL., Buresh, RJ. (2009): Sit-and-reach flexibility and running economy of men and women collegiate distance runners. J Strength Cond Res. 23(1):158–162. http://journals.lww.com/nsca-jscr/Abstract/2009/01000/Sit_and_Reach_Flexibility_and_Running_Economy_of.25.aspx (25.01.2018)

6 Mok, NW., Brauer, SG., Hodges, PW. (2007): Failure to use movement in postural strategies leads to increased spinal displacement in low back pain. Spine. 32(19):E537–543. http://journals.lww.com/spinejournal/Abstract/2007/09010/Failure_to_Use_Movement_in_Postural_Strategies.19.aspx (22.01.2018)

7 Cook, G. et al. (2010): Movement. Clearway Logistics. Sahrmann, S., Azevedo, DC., Van Dillen, L. (2002): Diagnosis and treatment of movement impairment syndromes. Braz J Phys Ther. 21(6):391–399. McGill, S. (2007): Low Back Disorders. Human Kinetics. Page, P., Frank, C., Lardner, R. (2010): Assessment and Treatment of Muscle Imbalance: The Janda Approach. Human Kinetics.

8 Feldenkrais, M. (2009): Bewusstheit durch Bewegung. Suhrkamp.

9 Francis, C. (2000): High Octane Training: Q&A for high-performance athletes. T-Nation. https://www.t-nation.com/training/high-octane-training-1; https://www.t-nation.com/training/high-octane-training-2; https://www.t-nation.com/training/high-octane-training-3 (25.01.2018)

10 Shumway-Cook, A., Woolacott, MH. (2012) Motor Control: Translating Research into Clinical Practice. Lippincott Raven. S. 31.

11 Shumway-Cook, Woolacott (2012) S. 31.

12 Shumway-Cook, Woolacott (2012) S. 13–16. Bernstein, N., Latash, ML., Tuirvey, MT. (1996): On Dexterity and Its Development. Psychology Press.

13 Christensen, ST., Hartvigsen, J. (2008): Spinal curves and health: a systematic critical review of

the epidemiological literature dealing with associations between sagittal spinal curves and health. J Manipulative Physiol Ther. 31(9):690–714.

14 Panjabi (1992): The stabilizing system of the spine. Part I. Function, dysfunction, adaptation and enhancement. J Spinal Disord. 5(4):383–389.

15 Schmidt, RA., Lee, T. (2005): Motor control and learning: A behavioral emphasis. Human Kinetics. S. 53.

16 Schacter, DL. (2011): Psychology. Worth Publishers.

17 Proske and Gandevia (2012) The proprioceptive senses: Their roles in signaling body shape, body position and movement, and muscle force. Physiol Rev. 92(4):1651–1697. http://www.physiology.org/doi/pdf/10.1152/physrev.00048.2011 (22.01.2018)

18 Shumway-Cook, Woolacott (2012) S. 4.

19 Shumway-Cook, Woolacott (2012) S. 16.

20 Shumway-Cook, Woolacott (2012) S. 51.

21 Shumway-Cook, Woolacott (2012) S. 27.

22 Shumway-Cook, Woolacott (2012) S. 27.

23 Schmidt, Lee (2005) S. 162.

24 Shumway-Cook, Woolacott (2012) S. 17, 51.

25 Ich werde die Gehirnaktivität meist als „neuronale" Aktivität bezeichnen, tatsächlich aber beruht die Gehirnfunktion auch auf anderen Strukturen, wie den Gliazellen.

26 Doidge, N. (2008): Neustart im Kopf: Wie sich unser Gehirn selbst repariert. Campus. Blaskeslee S. (2008): The Body has a Mind of its Own. Random House.

27 Ramachandran, VS., Rogers-Ramachandran, D. (2000): Phantom limbs and neural plasticity. Arch Neurol. 57(3):317–320.

28 Pascual-Leone, A. (2001): The brain that plays music and is changed by it. Ann N Y Acad Sci. 930:315–329.

29 Pascual-Leone, A., Torres, F. (1993): Plasticity of the sensomotor cortex representation of the reading finger in Braille readers. Brain. 116(1): 39–52. Hamilton, RH., Pascual-Leone A. (1998): Cortical plasticity associated with Braille learning. Trends in cognitive sciences. 2(5):168–174.

30 ebd.

31 Zitat aus einem YouTube-Video: www.youtube.com/watch?v=rupZ-wlRdAo (24.01.2018)

32 Kerr, CE., Shaw, JR. (2008): Tactile acuity in experienced Tai Chi pracitioners: Evidence for use dependent plasticity as an effect of sensory-attentional training. Experimental Brain Research. 188(2):317–322. https://www.ncbi.nlm.nih.gov/pubmed/18512052 (24.01.2018)

33 Allard, T., Clark, SA., Jenkins, WM., Merzenich, MM. (1991): Reorganization of somatosensory area 3b representations in adult owl monkeys after digital syndactyly. J Neurophysiol. 66(3):1048–1058. https://www.ncbi.nlm.nih.gov/pubmed/1753275 (24.01.2018)

34 Wenn ein bestimmter Bereich des Gehirns nicht benutzt wird (in diesem Fall der Teil, der die nicht mehr vorhandene Extremität kontrolliert), werden andere Bereiche damit beginnen, diesen brachliegenden Teil mitzubenutzen.

35 Pascual-Leone, A. et al. (2005): The plastic human brain cortex. Annu Rev Neurosci. 28:377–401. https://www.ncbi.nlm.nih.gov/pubmed/16022601 (24.01.2018)

36 ebd.

37 Picard, N., Matsuzaka, Y., Strick, PL. (2013): Extended practice of a motor skill is associated with reduced metabiolic activity in M1. Nature Neuroscience. 16:1340–1347.

38 Wiestler, T., Diedrichsen, J. (2013): Skill learning strengthens cortical representations of motor sequence. eLife. 2:e00801 https://www.ncbi.nlm.nih.gov/pmc/articles/PMC3707182/ (24.01.2018)

39 Shumway-Cook, Woolacott (2012) S. 92.

40 Chabris, C., Simons, D. (2011): Der unsichtbare Gorilla: Wie unser Gehirn sich täuschen lässt. Piper.

41 Aufmerksamkeit scheint auf Synapsenniveau stattzufinden, wobei bestimmte Verbindungen verstärkt und andere eher gehemmt werden. Briggs, F., Mangun, GR., Usrey, WM. (2013): Attention enhances synaptic efficacy and the signal-to-noise ratio in neural circuits. Nature. 499(7459):476–480.
42 Aufmerksamkeit verstärkt die neuronale Aktivität in Bezug auf denjenigen sensorischen Input, auf den sich die Aufmerksamkeit richtet. Kerr, CE., Shaw, JR. (2008): Tactile acuity in experienced Tai Chi pracitioners: Evidence for use dependent plasticity as an effect of sensory-attentional training. Experimental Brain Research. 188(2):317–322. https://www.ncbi.nlm.nih.gov/pubmed/18512052 (24.01.2018)
43 Konzentration verstärkt die Wirksamkeit eines Wahrnehmungstrainings. Seitz, AR., Dinse, HR. (2007): A common framework for perceptual learning. Curr Opin Neurobiol. 17(2):148–153.
44 Wulf, G. (2007): Attention and Motor Skill Learning. Human Kinetics Publishers.
45 Schmidt, Lee (2005) S. 115,
46 Downar, J., Crawley, AP., Mikulis, DJ., Davis, KD. (2000): A multimodal cortical network for the detection of changes in the sensory environment. Nat Neurosci. 3(3):277–283.
47 Ingraham, P. (2009): Does ultrasound therapy work? https://www.painscience.com/articles/ultrasound.php (24.01.2018)
48 Byström, MG., Rasmussen-Barr, E., Grooten, WJ. (2013): Motor control exercises reduces pain and disability in chronic and recurrent low back pain: a meta-analysis. Spine. 38(6):E350–E358.
49 Moseley, GL., Flor, H. (2012): Targeting cortical representations in the treatment of chronic pain: a review. Neurorehabil Neural Repair. 26(6):646–652.
50 Shumway-Cook, Woolacott (2012) S. 28.
51 Wolpert, DM., Flanagan, JR: (2001): Motor prediction. Curr Biol. 11(18):R729-R732. http://wexler.free.fr/library/files/wolpert%20(2001)%20motor%20prediction.pdf (24.01.2018)
52 Ratey, J., Hagerman, E. (2013): Superfaktor Bewegung: Das Beste für Ihr Gehirn! VAK.
53 Shumway-Cook, Woolacott (2012) S. 195–197.
54 Einige dieser Bewegungsmuster sind grundlegender als andere. Auch wenn manche Kinder laufen lernen, ohne vorher zu krabbeln, lernen sie weder das eine noch das andere, wenn sie nicht vorher lernen, ihren Kopf zu stabilisieren.
55 Flash, T., Hochner, B. (2005): Motor primitives in vertebrates and invertebrates. Curr Opin Neurobiol. 15(6):660–666. http://e.guigon.free.fr/rsc/article/FlashHochner05.pdf (24.01.2018)
56 ebd.
57 Shumway-Cook, Woolacott (2012) S. 32.
58 Garvey, C. (1990): Play. Harvard University Press.
59 Gordon, NS., Burke, S. (2003): Socially-induced brain ‚fertilization': play promotes brain derived neurotrophic factor transcription in the amygdala and dorsolateral frontal cortex in juvenile rats. Neurosci Lett. 341(1):17–20. https://www.ncbi.nlm.nih.gov/pubmed/12676333 (24.01.2018)
60 Fares, RP. et al (2013): Standardized environmental enrichment supports enhanced brain plasticity in healthy rats and prevents cognitive impairment in epileptic rats. PloS One. 8(1):e53888.
61 Henig, RM. (2008): Taking play seriously. The New York Times. http://www.nytimes.com/2008/02/17/magazine/17play.html (24.01.2018)
62 ebd.
63 Aussage von Dr. Michael Merzenich über Neurowissenschaften, Lernen und die Feldenkrais-Methode. www.youtube.com/watch?v=rupZ-wlRdAo (24.01.2018)
64 Moseley, GL., Butler, D. (2016): Schmerzen verstehen. Springer.
65 Moseley, GL. (2003): A pain neuromatrix approach to patients with chronic pain. Man Ther.

8(3):130–140. https://www.ncbi.nlm.nih.gov/pubmed/12909433 (24.01.2018)

66 ebd.

67 Dimsdale, JE., Dantzer, R. (2007): A biological substrate for somatoform disorders: importance of pathophysiology. Psychosom Med. 69(9):850–854. https://www.ncbi.nlm.nih.gov/pubmed/18040093 (24.01.2018)

68 Geuter, S., Büchel, C. (2013): Facilitation of pain in the human spinal cord by nocebo treatment. J Neurosci. 33(34):13784–13790. https://www.ncbi.nlm.nih.gov/pubmed/23966699 (24.01.2018)

69 Smith, WB., Gracely, RH., Safer, MA. (1998): The meaning of pain: cancer patients' rating and recall of pain intensity and affect. Pain. 78(2):123–129.

70 Moseley, GL. (2003): Joining forces – Combining cognition-targeted motor control training with group or individual pain physiology education: A successful treatment for chronic low back pain. J Man Manip Ther. 11(2):8–94.

71 Moseley, GL. (2011): Why things hurt. TEDxAdelaide. www.youtube.com/watch?v=gwd-wLdIHjs (25.01.2018)

72 Lumley, M. et al. (2011): Pain and Emotion: A Biopsychosocial Review of Recent Research. J Clin Psychol. 67(9):942–968.

73 Moseley, GL., Butler, D. (2016): Schmerzen verstehen. S. 21.

74 Jensen, MC. et al. (1994): Magnetic resonance imaging of the lumbar spine in people without back pain. N Engl J Med. 331(2):69–73. https://www.ncbi.nlm.nih.gov/pubmed/8208267 (24.01.2018)

75 Boden, SD. et al. (1990): Abnormal magnetic-resonance scans of the lumbar spine in asymptomatic subjects. A prospective investigation. J Bone Joint Surg Am. 72(3):403–408. https://www.ncbi.nlm.nih.gov/pubmed/2312537 (24.01.2018)

76 American Orthopedic Society of Sport (2010): New study finds 70 percent of able-bodied hockey players have abnormal hip and pelvis MRIs. https://medicalxpress.com/news/2010-03-percent-able-bodied-hockey-players-abnormal.html (24.01.2018)

77 Beattie, KA. et al. (2005): Abnormalities identified in the knees of asymptomatic volunteers using peripheral magnetic resonance imaging. Osteoarthritis Cartilage. 13(3):181–186.

78 Tempelhof, S., Rupp, S., Seil, R. (1999): Age-related prevalence of rotator cuff tears in asymptomatic shoulders. J Shoulder Elbow Surg. 8(4):296–299. http://www.jshoulderelbow.org/article/S1058-2746%2899%2990148-9/abstract (24.01.2018)

79 Connor, PM., Banks, DM. et al. (2003): Magnetic resonance imaging of the asymptomatic shoulder of overhead athletes: a 5-year follow-up study. Am J Sports Med. 31(5):724–727. http://journals.sagepub.com/doi/abs/10.1177/03635465030310051501 (24.01.2018)

80 Moseley, GL. (2007): Painful Yarns: Metaphors and Stories to Help Understand the Biology of Pain. Dancing Giraffe Press.

81 Moseley, GL. (2008): Reconceptualising placebo. BMJ. 336(7653):1086. https://www.ncbi.nlm.nih.gov/pmc/articles/PMC2386632/ (24.01.2018)

82 Humphrey, N., Skoles, J. (2012): The evolutionary psychology of healing: a human success story. Curr Biol. 22(17):R695–R698. http://www.humphrey.org.uk/papers/2012healing.pdf (24.01.2018)

83 Moseley, GL., Butler, D. (2016): Schmerzen verstehen. S. 30.

84 ebd., S. 36.

85 ebd.

86 ebd.

87 Woolf, CJ. (2011): Central sensitization: implications for the diagnosis and treatment of pain. Pain. 152(Suppl 3):S. 2–15. https://www.ncbi.nlm.nih.gov/pmc/articles/PMC3268359/ (24.01.2018); Van Wilgen, CP., Keizer, D. (2012): The sensitization

model to explain how chronic pain exists without tissue damage. Pain Manag Nurs. 13(1):60.65. https://www.ncbi.nlm.nih.gov/pubmed/22341140 (24.01.2018)

88 ebd.

89 ebd.

90 ebd.

91 Bove, GM. et al. (2003): Inflammation induces ectopic mechanical sensitivity in axons of nociceptors innervating deep tissues. J Neurophysiol. 90(3):1949–1955. https://www.ncbi.nlm.nih.gov/pubmed/12724363 (24.01.2018)

92 ebd.; Butler, D. (2006): Sensitive nervous system. Orthopedic Physical Therapy & Rehabilitation.

93 Butler, D. (2006): Sensitive nervous system. Orthopedic Physical Therapy & Rehabilitation. S. 81.

94 Geuter, S., Büchel, C. (2013): Facilitation of pain in the human spinal cord by nocebo treatment. J Neurosci. 33(34):13784–13790.

95 Butler, D. (2013): Drug cabinet in the brain. www.youtube.com/watch?v=Gd2NaGZa7M4 (24.01.2018)

96 Yarnitsky, D. (2010): Conditioned pain modulation (the diffuse noxious inhibitory control-like effect): its relevance for acute and chronic pain states. Curr Opin Anaesthesiol. 23(5):611–615. https://www.ncbi.nlm.nih.gov/pubmed/20543676 (24.01.2018)

97 Goffaux, P., Redmond, WJ., Rainville, P., Marchand, S. (2007): Descending analgesia–when the spine echoes what the brain expects. Pain. 130(1-2):137–143. https://www.sciencedirect.com/science/article/pii/S0304395906006439 (24.01.2018)

98 Melzack, R., Katz, J. (2012): Pain. Wiley Interdisciplinary Reviews: Cognitive Science. 4(1):1–15. http://onlinelibrary.wiley.com/doi/10.1002/wcs.1201/abstract (24.01.2018)

99 Moseley, GL., Butler, D. (2016): Schmerzen verstehen. S. 38; 76–78.

100 Moseley, GL., Flor, H. (2012): Targeting cortical representations in the treatment of chronic pain: a review. Neurorehabil Neural Repair. 26(6):646–652. https://www.ncbi.nlm.nih.gov/pubmed/22331213 (24.01.2018)

101 ebd.

102 Moseley, GL., Butler, D., Beames, TB. (2012): The Graded Motor Imagery Handbook. Noigroup Publications.

103 Moseley, GL., Flor, H. (2012): Targeting cortical representations in the treatment of chronic pain: a review. Neurorehabil Neural Repair. 26(6):646–652.

104 ebd.

105 ebd.; Moseley, GL., Lotze, M. (2007): Role of distorted body image in pain. Curr Rheumatol Rep. 9(6):488–496. https://www.ncbi.nlm.nih.gov/pubmed/18177603 (24.01.2018)

106 Barnsley, N. et al. (2011): The rubber hand illusion increases histamine reactivity in the real arm. Curr Biology. 21(23):pR945–R946. http://www.cell.com/current-biology/abstract/S0960-9822(11)01200-0 (24.01.2018)

107 ebd.

108 Moseley, GL. (2008): I can‘t find it! Distorted body image and tactile dysfunction in patients with chronic back pain. Pain. 140(1):239–243. https://www.ncbi.nlm.nih.gov/pubmed/18786763 (24.01.2018)

109 Moseley, GL., Gallace, A., Iannetti, GD. (2012): Spatially defined modulation of skin temperature and hand ownership of both hands in patients with unilateral complex regional pain syndrome. Brain. 135(Pt12):3676–3686. https://www.ncbi.nlm.nih.gov/pubmed/23250885 (24.01.2018)

110 Moseley, GL., Gallagher, L., Gallace, A. (2012): Neglect-like tactile dysfunction in chronic back pain. Neurology. 79(4):327–332. https://www.ncbi.nlm.nih.gov/pubmed/22744662 (24.01.2018)

111 McCabe, CS., Cohen, H., Blake, DR. (2007): Somaesthetic disturbances in fibromyalgia are exaggerated by sensory motor conflict: implications for chronicity of the disease? Rheumatology. 46(10):1587–1592. https://www.ncbi.nlm.nih.gov/pubmed/17767000 (24.01.2018)
Beachten Sie, dass nach Ergebnissen anderer Studien mittels motorischer Diskrepanzen kein erhöhtes Schmerzempfinden bei gesunden Versuchspersonen erzeugt werden konnte. Vgl. Wand, BM. et al. (2014): Moving in an environment of induced sensorimotor incongruence does not influence pain sensitivity in healthy volunteers: A randomised within-subject experiment. PloS One. 9(4):e93701.

112 Kammers, MP. et al. (2010): Cooling the thermal grill illusion through self-touch. Curr Biol. 20(20):1819–1822. http://www.cell.com/current-biology/abstract/S0960-9822(10)01060-2 (24.01.2018)

113 Wand, BM. et al. (2012): Seeing it helps: movement-related back pain is reduced by visualization of the back during movement. Clin J Pain. 28(7):602–608. https://www.bodyinmind.org/wp-content/uploads/Wand-et-al-2012-CLIN-J-PAIN-seeing-it-helps-back-pain.pdf (24.01.2018)

114 Moseley, GL., Butler, D. (2016): Schmerzen verstehen. Springer.

115 Lederman, E. (2011): The fall of the postural-structural-biomechanical model in manual and physical therapies: exemplified by lower back pain. J Bodyw Mov Ther. 15(2):131–138. http://www.cpdo.net/Lederman_The_fall_of_the_postural-structural-biomechanical_model.pdf (25.01.2018)

116 Louw, A. et al. (2011): The effect of neuroscience education on pain, disability, anxiety, and stress in chronic musculoskeletal pain. Arch Phys Med Rehabil. 92(12):2041–2056. https://www.ncbi.nlm.nih.gov/pubmed/22133255 (24.01.2018)

117 Moseley, GL., Flor, H. (2012): Targeting cortical representations in the treatment of chronic pain: a review. Neurorehabil Neural Repair. 26(6):646–652. https://www.ncbi.nlm.nih.gov/pubmed/22331213 (24.01.2018); Boudreau, SA., Farina, D., Falls, D. (2010): The role of motor learning and neuroplasticity in designing rehabilitation approaches for musculoskeletal pain disorders. Man Ther. 15(5):410-414. https://www.ncbi.nlm.nih.gov/pubmed/20615749 (24.01.2018)

118 Byström, MG., Rasmussen-Barr, E., Grooten, WJ. (2013): Motor control exercises reduces pain and disability in chronic and recurrent low back pain: a meta-analysis. Spine. 38(6):E350–E358. https://www.ncbi.nlm.nih.gov/pubmed/23492976 (24.01.2018)

119 https://de.wikipedia.org/wiki/Sensorisches_Gating (24.01.2018)

120 Wise, J. (2009): When fear makes us superhuman. Scientific American. https://www.scientificamerican.com/article/extreme-fear-superhuman/ (24.01.2018)

121 Hassan, BS. et al. (2002): Effect of pain reduction on postural sway, proprioception, and quadriceps strength in subjects with knee osteoarthritis. Ann Rheum Diss. 61(5):422–428. https://www.ncbi.nlm.nih.gov/pubmed/11959766 (24.01.2018); Henriksen, M. et al (2011): Experimental knee pain reduces muscle strength. J Pain. 12(4):460–467. https://www.ncbi.nlm.nih.gov/pubmed/21146464 (24.01.2018)

122 Makofsky, H. et al. (2007): Immediate Effect of grade IV inferior hip joint mobilization on hip abductor torque: A pilot study. J Man Manip Ther. 15(2):103–110. https://www.ncbi.nlm.nih.gov/pmc/articles/PMC2565609/ (25.01.2018)

123 Weppler CH., Magnusson, SP. (2010): Increasing muscle extensibility: a matter of increasing length or

modifying sensation? Phys Ther. 90(3):438–449. Ben, M., Harvey LA. (2010): Regular stretch does not increase muscle extensibility: a randomized controlled trial. Scand J Med Sci Sports. 20(1):136–144. https://www.ncbi.nlm.nih.gov/pubmed/19497032 (25.01.2018)

124 Noakes, TD. (2012): Fatigue is a brain-derived emotion that regulates the exercise behavior to ensure the protection of whole body homeostasis. Front Physiol. 3(82):82. https://www.ncbi.nlm.nih.gov/pubmed/22514538 (25.01.2018)

125 ebd.

126 ebd.

127 Hodges, PW. (2011): Pain and motor control: From the laboratory to rehabilitation. J Electromyogr Kinesiol. 21(2):220–228. https://pdfs.semanticscholar.org/ec07/550559270d103374a1d637b-044c159c2d251.pdf (25.01.2018)

128 ebd.

129 Hodges, PW., Tucker, K. (2011): Moving differently in pain: a new theory to explain the adaptation to pain. Pain. 152(3 Suppl):S90–98. https://cor-kinetic.com/wp-content/uploads/2014/04/Movingdifferently.pdf (25.01.2018)

130 Carney, DR., Cuddy, AJ., Yap, AJ. (2010): Power posing: brief nonverbal displays affect neuroendocrine levels and risk tolerance. Psychol Sci. 21(10):1363–1368. http://faculty.haas.berkeley.edu/dana_carney/power.poses.PS.2010.pdf (25.01.2018); Huang, L. et al. (2011): Powerful postures versus powerful roles: which is the proximate correlate of thought and behavior? Psychol Sci. 22(1):95–102. https://www.ncbi.nlm.nih.gov/pubmed/21149853 (25.01.2018)

131 Strack, F., Martin, LL., Stepper, S. (1988): Inhibiting and facilitating conditions of the human smile: a nonobtrusive test of the facial feedback hypothesis. J Pers Soc Psychol. 54(5):768–777. https://pdfs.semanticscholar.org/b2cf/930730bae-01ced73ae10d4ecac244d4d9022.pdf (25.01.2018)

132 Davis, JI. et al. (2010): The effects of BOTOX injections on emotional experience. Emotion. 10(3):433–440. https://www.ncbi.nlm.nih.gov/pubmed/20515231 (25.01.2018)

133 Broaders SC. et al. (2007): Making children gesture brings out implicit knowledge and leads to learning. J Exp Psychol Gen. 136(4):539–550. https://www.ncbi.nlm.nih.gov/pubmed/17999569 (25.01.2018)

134 Zhong, CB., Liljenquist, K. (2006): Washing away your sins: threatened morality and physical cleansing. Science. 313(5792):1451–1452. https://www.ncbi.nlm.nih.gov/pubmed/16960010 (25.01.2018)

135 Casasanto, D., Jasmin, K. (2010): Good and bad in the hands of politicians: spontaneous gestures during positive and negative speech. PloS One. 5(7):e11805. https://www.ncbi.nlm.nih.gov/pubmed/20676371 (25.01.2018)

136 Spierer, L., Chavan, CF., Manuel, AL. (2013): Training-induced behavioral and brain plasticity in inhibitory control. Front Hum Neurosci. 7:427. https://www.ncbi.nlm.nih.gov/pubmed/23914169 (25.01.2018)

137 Verbruggen F, Adams, R., Chambers, CD. (2012): Proactive Motor Control Reduces Monetary Risk Taking in Gambling. Psychol Sci. 23(7):805–815. http://journals.sagepub.com/doi/abs/10.1177/0956797611434538 (24.01.2018)

138 ebd.

139 ebd.

140 Kerr CE. et al. (2013): Mindfulness starts with the body: somatosensory attention and top-down modulation of cortical alpha rhythms in mindfulness meditation. Front Hum Neurosci. 7(12):12. https://www.ncbi.nlm.nih.gov/pubmed/23408771 (25.01.218)

141 Zeidan, F. et al. (2011): Brain mechanisms supporting the modulation of pain by mindfulness meditation. J Neurosci. 31(14):5540–5548. http://www.jneurosci.org/content/31/14/5540 (24.01.2018)

142 Emerson NM. et al. (2014): Pain sensitivity is inversely related to regional grey matter density in the brain. Pain. 115(3):566–573. https://www.fmcpaware.org/fibromyalgia/research-abstracts/1466-pain-sensitivity-is-related-to-grey-matter-density.html (24.01.2018)

143 ebd.

144 ebd.

145 Craig, AD. (2003): Interoception: the sense of the physiological condition of the body. Curr Opin Neurobiol. 13(4):500–505. https://www.jsmf.org/meetings/2007/oct-nov/CONB%20Craig%202003.pdf (24.01.2018)

146 Pollatos. O., Kirsch, W., Schandry, R. (2005): On the relationship between interoceptive awareness, emotional experience, and brain processes. Brain Res Cogn Brain Res. 25(3):948–962. https://www.sciencedirect.com/science/article/pii/S0926641005002971 (24.01.2018)

147 ebd.

148 Wand, SS. (2013): Researchers study self-knowledge (literally). Wall Street Journal. www.wsj.com/articles/researchers-study-selfknowledge-literallyresearchers-study-selfknowledge-literally-1377557989 (24.01.2018)

149 ebd.

150 ebd.

Impressum

Die Deutsche Nationalbibliothek verzeichnet diese Publikation in der Deutschen Nationalbibliografie; detaillierte bibliografische Daten sind im Internet über *http://dnb.d-nb.de* abrufbar.

A Guide to Better Movement: The Science and Practice of Moving With More Skill And Less Pain.
The original English language work has been published by: Better Movement, 2113 NE 65th Street, Seattle, WA 98115, United States of America

Ein Unternehmen der Quintessenz-Verlagsgruppe
Ifenpfad 2–4, 12107 Berlin

www.kvm-medizinverlag.de

1. Auflage 2018

Projektleitung: Markus Polzer, Berlin
Übersetzung: Thomas Colshorn, Bremen
Layout & Satz: Gay & Sender, Bremen
Gesamtproduktion: KVM – Der Medizinverlag, Berlin
Druck: Druckerei Dimograf, Bielsko-Biała
ISBN: 978-3-86867-410-1
Printed in Poland

Wichtige Hinweise:
Wie jede Wissenschaft ist die Medizin ständigen Entwicklungen unterworfen. Forschung und klinische Erfahrung erweitern unsere Erkenntnisse. Soweit in diesem Werk Anwendungsempfehlungen gegeben werden, darf der Leser zwar darauf vertrauen, dass Autoren, Herausgeber und Verlag große Sorgfalt darauf verwandt haben, dass diese Angabe dem Wissensstand bei Fertigstellung des Werkes entspricht. Für Angaben über Anwendungsformen, -techniken und -häufigkeiten kann vom Verlag jedoch keine Gewähr übernommen werden.

Aus Gründen der besseren Lesbarkeit wird auf die gleichzeitige Verwendung männlicher und weiblicher Sprachformen verzichtet; in der Regel wird die männliche Schreibweise verwendet. Sämtliche Personenbezeichnungen gelten grundsätzlich für beiderlei Geschlecht.